Charles Du Bois-Melly

Voyages d'artiste en Italie 1850-1875

Récit

 Le code de la propriété intellectuelle du 1er juillet 1992 interdit en effet expressément la photocopie à usage collectif sans autorisation des ayants droit. Or, cette pratique s'est généralisée dans les établissements d'enseignement supérieur, provoquant une baisse brutale des achats de livres et de revues, au point que la possibilité même pour les auteurs de créer des œuvres nouvelles et de les faire éditer correctement est aujourd'hui menacée. En application de la loi du 11 mars 1957, il est interdit de reproduire intégralement ou partiellement le présent ouvrage, sur quelque support que ce soit, sans autorisation de l'Éditeur ou du Centre Français d'Exploitation du Droit de Copie , 20, rue Grands Augustins, 75006 Paris.

ISBN : 978-2-37976-325-0

10 9 8 7 6 5 4 3 2 1

Charles Du Bois-Melly

Voyages d'artiste en Italie 1850-1875

Récit

Table de Matières

SOUVENIRS DE 1851   7

VENISE   66

FLORENCE – ROME   135

SOUVENIRS DE 1851

I. Environs de Rome. – Lac de Nemi. – Excursion à Ostie. Castelfusano. – II. Naples, Sorrente, Pæstum, Salerne, Amalfi. – Une affaire criminelle. – Séjour à Capri.

I

— Vos campagnes romaines ne sont nullement pittoresques ! m'entendaient dire en ce temps-là quelques artistes en séjour, ainsi que moi, dans la Ville éternelle où j'étais à peine « débarqué » depuis deux ou trois semaines.

— Quoi ! répondait-on, les rives du Tibre, Ponte Nomentano, l'Acqua Acetosa, la voie Appienne et ses tombeaux, les bords du Téverone… tout cela n'est pas pittoresque ?

— Pas pour moi, qui n'entends rien à vos lignes monotones que vous dites simples, à vos plans sans détails, ainsi qu'à cette couleur de chaume de tous vos paysages d'hiver. Tout cela pour moi n'est pas à peindre, tout cela…

— Oh étranger ! déclamait alors d'une voix creuse un réaliste de la grande école, ta raison s'égare : un pan de muraille, une borne-fontaine, un chapeau-gibus, un parapluie de famille, tout fait bien dans le paysage pour un cœur sincère, tout dans la nature est délicieusement pittoresque.

Cette saillie, ou d'autres semblables, détournait l'orage que mes opinions hasardées menaçaient d'attirer sur moi ; puis on savait que j'arrivais de la Suisse, – « des montagnes de la Suisse, » comme disent les Parisiens qui n'admettent à propos du pays où chantait Guillaume Tell que les idées les plus pastorales. – Il n'en fallait pas tant pour que j'eusse à me défendre contre une grêle de quolibets, une averse de piquants reproches sur l'étrangeté de la nature alpestre, les tendances de l'école genevoise, la pauvreté de la couleur locale, le manque d'harmonie dans nos paysages et plus encore !… la rapacité proverbiale de nos aubergistes.

« D'Altorf les chemins sont *tout vert* ! » chantait pour m'accabler un ténor, abusant de la voix de tête.

« Plaisanter n'est pas répondre, » disent les sages, mais les artistes en tout pays n'ont aucun souci de cette maxime surannée et se plaisent particulièrement à se renvoyer comme une balle et le plus longtemps possible, en guise de raisonnement, les paradoxes les plus fantaisistes et les sophismes les plus captieux.

Vers minuit, mes camarades et moi nous quittions d'ordinaire le petit cercle français de la via Fratina, plus échauffés que convaincus par ces discussions esthétiques renouvelées chaque soir entre deux parties de domino. On trouvait, il est vrai, sur la table de l'antichambre un plateau chargé de verres d'eau fraîche, et « ce breuvage salutaire, » comme disaient autrefois les poètes, contribuait à calmer les violences de nos entretiens.

Heureusement pour moi, un compatriote qui m'entendait ainsi déraisonner chaque soir, eut la charitable idée de m'emmener pour quelques jours hors de Rome et voulut bien me servir de guide dans une excursion qu'il projetait de faire sur les pentes des Monts Albains, d'Albano à Tivoli par Nemi, Rocca-di-papa et Frascati d'où l'on domine toute la campagne romaine. « Et quand vous aurez vu, disait-il, les chênes verts de la galerie de Castel-Gandolfo, le chemin de Laricia, ou les rives de Nemi, vous oublierez votre atelier de la rue des Quatre-Fontaines, le café del Greco, et la place d'Espagne ; vos amis de la via Fratina seront obligés d'avoir recours à la police pour vous faire reconduire à la ville. »

C'est ainsi que nous partîmes par une belle matinée d'hiver, nous dirigeant hors des murs près de Saint-Jean de Latran vers les coteaux bleuâtres du Monte-Cavo. Ce jour-là était le 30 janvier, et pour nous la température était celle de la fin d'avril. Les alouettes montaient en chantant dans un ciel élyséen, et dans les vastes plaines que nous traversions, magnifiquement dorées de la lumière matinale, tout souriait aux regards, malgré la vue des tombeaux antiques et des ruines dont les grandes ombres se projetaient au loin dans les champs déserts.

Par moments, les troupeaux de moutons rassemblés dans les pâturages faisaient entendre les rumeurs confuses et les intonations lamentables d'une foule lointaine. Rien de plus étrange que l'ensemble de ces bêlements sans fin, et plus d'un voyageur a dû, comme moi, suspendre sa marche la première fois que ces vagissements fantastiques frappèrent ses oreilles. Çà et là nous rencontrions quelques rares passants : tantôt des gardiens de troupeaux ; ces cavaliers aux longues guêtres de cuir, aux vêtements de velours noir, poussaient leur monture sur la route en chassant devant eux les bœufs, aux cornes menaçantes, dont les tumultueuses phalanges disparaissaient bientôt dans la poussière ; tantôt apparaissaient inopinément quelques « cacciatori » de la police romaine, – tous, gens de bien, j'aime à le supposer, mais d'apparence ténébreuse et qu'on pourrait prendre sans trop se tromper, me dit-on, pour des bandits enrégimentés au nom de la loi. Enfin, des paysans de la montagne se montraient aussi sur la route, conduisant à la ville leurs grands ânes chargés de victuailles en pyramides. Ces hommes excitent la marche de leurs pauvres « somare, » en leur mordant l'oreille à belles dents, tout en poussant alors un cri féroce et d'une discordance à faire dresser les cheveux d'un caraïbe.

Parfois, dans cet *agro romano*, les regards du voyageur, encore peu familiarisés avec les grandes solitudes, sont attirés par la vue lointaine d'une bergerie ou d'une auberge isolée. Mais, si pour l'habitant de nos contrées ces mots éveillent aussitôt le souvenir de scènes animées et des riantes images, il faut ici se tenir en garde contre une analogie décevante, en avouant que les *ostéries* italiennes ressemblent aussi peu à nos joyeux cabarets de village que les bergeries de l'antique Latium aux chalets de nos pâtres. Jamais aucun massif de verdure ne protège de son ombre ces masures qui paraissent toujours abandonnées. Jamais de verger ni de culture, encore moins d'enclos fleuri, comme on en voit dans notre heureuse Suisse près des plus chétives chaumières. Rien, enfin, qui signale au voyageur, attristé de leur absence, les utiles labeurs ou les passe-temps rustiques de l'homme, aux alentours de la demeure qu'il s'est choisie. Ici, les hautes murailles couvertes de crépissure grossière, les étroites fenêtres, – quand il y a des fenêtres percées à l'extérieur, – et parfois les créneaux des *casales* romaines rappellent bien plutôt les maisons fortes de l'époque féodale que les habitations des temps modernes. Mais c'est particulièrement lorsqu'on pénètre dans ces logis, toujours dévastés en apparence, que le contraste dont je parle est le plus sensible. L'absence presque absolue de femmes et d'enfants dans les habitations du bas pays dont le séjour, on le sait, est temporaire pour le pâtre et le laboureur, cette absence communique aux intérieurs silencieux une tristesse indicible, et ce sentiment s'augmente pour l'étranger de la méfiance de ceux qui l'accueillent et de la taciturnité dont il ne peut dissiper l'influence. On trouvera peut-être que c'est trop m'arrêter à ces détails d'observation que chacun a pu recueillir ainsi que moi en parcourant les environs de Rome ; mais bien que les traits de la physionomie morale d'une contrée soient étrangers à sa description pittoresque, ils s'y rattachent par plus d'un côté peut-être, et c'est pourquoi j'ai voulu les esquisser rapidement avant de poursuivre.

L'esprit de l'homme est fait ainsi, qu'il est bien rare d'éprouver une admiration sans réserve à la vue des beautés que d'unanimes éloges nous signalèrent à l'avance. Toutefois l'aspect du lac de Nemi, vu des hauteurs de Genzano, ne m'en fit pas moins ressentir la plus pure jouissance. Maintenant encore, ce « coup de théâtre » d'un site enchanté, qu'on découvre à ses pieds, après avoir traversé de misérables ruelles de village, est présent à mes yeux, malgré le temps, l'éloignement, le contact de tant d'autres merveilles. Et cependant ! combien l'homme a peine à retrouver ses joies et ses souffrances, ses désirs et ses regrets, quand il cherche, – seulement après quelques années, – ses impressions les plus vives dans ce passé qui lui échappe et qui tout à l'heure va disparaître !

La plupart des touristes venus de Rome et se rendant à Naples après le carnaval, quittent leur chaise de poste ou leur modeste vetturino[1] sur les hauteurs de Genzano ; puis, montant la via Sforza, ils vont admirer, de la terrasse des Cesarini, les rives escarpées de Nemi qui, à leurs pieds, se réfléchissent dans les eaux comme dans un miroir fidèle. Après avoir joui quelques instants de ce tableau, ils se hâtent de rejoindre leur voiture et bientôt sont emportés loin de ce frais oasis sur la route poudreuse de Velletri. C'est ainsi que voyagent beaucoup de curieux en Italie, ceux surtout qui veulent tout voir dans un temps restreint, et laissent aux artistes rêveurs les nonchalantes excursions, les séjours prolongés dans des sites, – admirables sans doute, – mais dont il leur suffit de constater l'existence. Pour moi, plus heureux que tant de gens pressés, j'ai vu s'écouler tout un printemps au bord de ces rives solitaires, et pendant un séjour de plusieurs mois à Genzano j'ai passé mes journées sans les compter, abandonné sans réserve au charme de l'étude et de la rêverie.

Chaque site, chaque détail du paysage, est ici connu des artistes, et cependant, bien qu'il semble futile de décrire ce que chacun

---

[1] Chaise de poste, « vetturino, » tout cela n'existe plus qu'en rêve. On quitte maintenant le chemin de fer à la station d'Albano, d'où l'on se rend à Genzano… en *omnibus*.

connaît, ce que tant d'écrivains ont décrit avant moi, je ne puis résister au désir de fixer aussi ma pensée et de rendre, si je puis, ces images fugitives.

Un sentier descend rapidement au bord du lac de Nemi, et les rochers grisâtres ou colorés en tons de rouille qui le surplombent, festonnés çà et là de lierre gigantesque, apparaissent du rivage, couronnés d'arbustes et de taillis dont l'ensemble verdoyant presque en toute saison fait oublier à l'étranger la triste monotonie des campagnes romaines. Au bord de l'eau, d'un bleu noir ou d'un vert sombre, dont l'intensité de coloration signale la profondeur, des charmilles tombant de vétusté, et çà et là quelques chênes verts s'enlacent en groupes élégants ou se penchent au-dessus de l'onde qui reflète en tons sourds leur feuillage. De tous côtés s'offrent au peintre de magnifiques détails de paysage ; des quartiers de rochers, que le temps précipita des hauteurs voisines, sont épars dans la prairie ; sur le rivage envahi par les mousses, les lianes et les hautes herbes de marais, des plantes de ciguë – aussi grandes qu'un homme à cheval, – étalent au soleil leurs ombelles rosées, des bardanes colossales se pressent en masses confuses, et toute cette végétation luxuriante dispute pied à pied la rive aux champs de roseaux d'un vert pâle qui l'entourent comme une ceinture légère. Au couchant, le sentier disparaît sous les pentes escarpées de Genzano à travers les massifs sombres des chênes et des érables, tandis que du côté de Nemi il suit plus longtemps les bords qu'ombragent les légers arceaux des charmilles. Peu à peu, devenu à peu près impraticable, ce sentier mystérieux va se perdre dans les champs de roseaux ; on rejoint alors, sur la droite, le chemin très escarpé qui du moulin de Nemi remonte à travers les cultures jusque sous les rochers que domine la ville.

Mais c'est particulièrement à mi-hauteur, et près de Genzano, que les regards enchantés plongent sur toute l'enceinte circulaire surmontée par les escarpements vaporeux du Monte-Cavo. À gauche, Genzano couronne les rochers abrupts et profile sur le ciel les lignes toujours simples et grandioses des fabriques italiennes ; à droite, la vieille tour de Nemi et les maisons blanches groupées sur le rebord du plateau dominent fièrement les ravines dont les eaux du lac sont entourées. Plus loin, des cultures de vignes et d'oliviers forment les derniers gradins de cet amphithéâtre, tandis qu'au levant les bois antiques, autrefois consacrés à Diane, embellissent les sommités ondulées qui forment ici les derniers plans du tableau.

Mais, une réflexion naît pour moi de l'insuffisance de mes essais de peinture littéraire ; et je me demande en relisant ces lignes si les émotions que fait naître pour nous la contemplation du paysage ne sont pas la conséquence non seulement de la révélation du beau dans la forme, mais bien davantage celle de la conception des beautés poétiques dont la nature n'est après tout que l'éloquent interprète ? S'il nous faut reconnaître ce fait moral, n'est-ce pas avouer aussi que toute description des magnificences d'une contrée doit s'arrêter forcément à ce point où le cœur seul peut comprendre le prestige mystérieux dont je parle ?

Détournons donc les yeux, puisqu'il le faut, de ces poétiques mirages ; aussi bien les rives de Nemi me feraient oublier tout à fait les divers incidents de notre excursion pédestre, et peut-être serais-je tenté d'en abandonner le récit en contemplant sans fin le « miroir de Diane. »

Les souvenirs que je retrouve ici, s'ils m'éloignent de la poésie descriptive, me ramèneront tout au moins au sentiment de la réalité.

Quand nous arrivâmes à Genzano, deux heures environ avant la fin du jour, nous nous mîmes à la recherche d'une hôtellerie, et notre embarras fut grand en apprenant qu'il n'en existait aucune dans la petite ville[1]. Il y a seulement à Genzano deux maisons particulières où l'on consent à loger les « seigneurs forestieri » à prix d'argent, nous dit un quidam avec de belles révérences, et là vous trouverez sans doute un lit, ou même deux, à moins que vous n'en trouviez point, ce qui est aussi fort possible, car ils sont retenus quelquefois à l'avance. Cette assertion, atténuée comme on le voit par un doute philosophique, nous fit doubler le pas et nous nous dirigeâmes en hâte vers une des demeures indiquées. Ce ne fut qu'après nous être assurés d'un gîte passable pour la nuit que nos investigations se portèrent du côté des comestibles, car c'est là malheureusement aussi, comme chacun le sait, une des nécessités non moins impérieuses de la vie.

— Et comment dîne-t-on à Genzano ? demandai-je au premier

---

[1] Complétement modifié par le Progrès ! On trouve aujourd'hui à Genzano, comme à Laricia et Albano, de vastes hôtels jouissant de tout le confort moderne, salons de conversation, sommeliers frisés, service à l'anglaise, etc., voir aux annonces.

venu.

— Chacun chez soi, après l'angelus de midi, me fut-il répondu gravement, et le soir on fait la cène en famille, après l'Ave Maria.

— Très bien ; mais les étrangers, les voyageurs affamés comme nous, où trouvent-ils à manger, s'il vous plaît, entre ces deux sonneries ?

— Il y a pour les muletiers et les gens de passage une ostérie sur la place, ajouta celui que j'interrogeais, mais c'est fortune si vous y trouvez quelque petite chose excepté de la merluche…, il y en a toujours de reste dans cette saison : nous sommes en carême.

Or il est bon de savoir que, depuis Rome, nous avions dédaigné follement les rares et misérables ostéries situées sur notre chemin. « Nous mangerons à Albano, avions-nous dit à Mezza-via, ceci est un cabaret qui a décidément trop la mine d'un repaire ! » Mais à Albano nous n'avions trouvé que de la salaison faisandée. « Nous dînerons mieux à Laricia, avait dit à son tour mon compagnon de voyage qui, je ne sais pourquoi, avait une haute idée de cette petite ville ; Laricia est en été un lieu de villégiature pour les nobles romains, et ces gens-là tiennent à leurs aises comme leurs ancêtres sous les empereurs. C'est une ville de ressources, disent les itinéraires, ville de luxe et de raffinements culinaires sans doute. Poussons jusqu'à Laricia. »

En écoutant mon camarade, je songeais au loup de la fable :

Ce loup se forge une félicité

Qui le fait pleurer de tendresse.

— Pourvu que nous n'allions pas tomber dans quelque orgie renouvelée des temps antiques, lui répondis-je vertueusement en reprenant mon bâton de voyage.

Malheureusement encore, à Laricia, il ne reste rien en hiver des ressources de l'été, et je suppose qu'à l'exemple des sauterelles d'Égypte les citadins ne quittent la place en octobre qu'après l'avoir entièrement dévalisée. Un plat de figues sèches nous avait été offert sans plus, et nous avions été contraints, faute de mieux, de nous contenter de cette collation frugale.

C'est dans ces dispositions faméliques que nous fîmes enfin notre entrée dans la grande ostérie de Genzano, pavée comme une écurie, voûtée en manière de casemate, et dont le « portone » eût laissé passer facilement un char de foin.

— *Cosa avete ?* demandâmes-nous en nous installant dans ce lieu de délices.

À cette question préliminaire, l'hôtesse nous montra d'un geste superbe le foyer éteint de ses fourneaux et ses casseroles éparses, qu'elle était en train de récurer.

— J'ai pour vos Excellences de la friture de frétin, nous dit-elle, ayez patience.

— Mais vos goujons sont-ils au moins bien frais ? demandâmes-nous avec amertume.

— *Ma che !* s'écria la commère, tous pris d'hier soir et frits de ce matin.

— Comment, frits de ce matin ! préparez-vous ici les fritures plusieurs heures à l'avance ?

— Sans doute, sans doute, nous dit la dame le plus naturellement du monde, sans cela comment conserver le poisson ? Votre dîner, Excellences, nage dans l'huile depuis ce matin et n'a encore été servi qu'à trois charretiers de Terracine, qui sont partis sans régler leur compte, les birbanti ! Que Dieu les confonde !

C'est ainsi que nous fûmes édifiés complétement sur les us et coutumes genzanèses en manière de friture, et nous dûmes encore nous estimer trop heureux ce jour-là d'expédier sans autre mésaventure notre maigre pitance.

Tandis que nous perdions le souvenir de notre mauvais repas en contemplant, des bords du lac, ces sites romantiques de Nemi éclairés des derniers feux du couchant, un jeune garçon de Genzano nous suivait à distance avec cette persévérance comique du cicerone italien à la piste de deux forestiers ; l'homme s'ingéniait en nous couvant des yeux pour tirer au moins quelques plumes de ce qu'il entendait être deux précieux oiseaux de passage.

Le regret qu'il devina, en écoutant nos paroles françaises, de ne voir aucune nacelle sur ces eaux charmantes lui suffit pour s'imposer à nous, et déjà cet officieux, plein de zèle, courait à travers les roseaux du rivage et nous ramenait bientôt la carcasse délabrée d'un misérable bateau de pêche dont nous n'avions pas même soupçonné l'existence.

— À la disposition de leurs Seigneuries ! nous dit-il d'une voix triomphante, et comme s'il mettait à nos ordres le Bucentaure de Venise.

Nous montâmes en riant dans son embarcation, et le jeune gaillard, ramant vigoureusement, nous eut bientôt conduits à grande distance de la rive.

— Un instant !... votre satané batelet fait eau de tous côtés, camarade ! nous écriâmes-nous en même temps, quand notre admiration silencieuse du paysage eut cédé brusquement au sentiment beaucoup plus prosaïque de la conservation personnelle.

— Ne faites pas attention ! répondit l'obstiné rameur ; c'est ici la barque même du seigneur duc Cesarini, sa barque de promenade, Excellences ! Il est vrai qu'il l'abandonne depuis longtemps au pêcheur de Nemi, son tenancier et mon parrain, mais celui-ci me la prête à l'occasion pour conduire en promenade leurs Excellences généreuses.

— Tout cela est à merveille, jeune homme ! répliquai je ; mais pour Dieu ! j'aimerais autant en ce moment naviguer dans un panier à salade.

— Ayez patience, répartit le Genzanès, montrant en souriant ses belles dents blanches et se penchant sur les avirons comme s'il joutait pour un prix de vitesse.

— Savez-vous nager ? me demanda peu après mon camarade.

— Peu ! répondis-je laconiquement et peut-être non sans inquiétude.

— Peu !... ce n'est guère, reprit-il. Heureusement que je suis toujours un garçon de ressource, moi. Quand nous aurons sombré, ce qui ne peut tarder beaucoup, je pense, cramponnez-vous fortement à moi, qui ne sais pas nager du tout : nous irons au fond comme une ligne de sonde, et vous n'aurez pas inutilement à vous débattre.

Je remerciai du geste mon facétieux camarade, puis, dans un italien chaleureux mais élémentaire et pour tout dire impossible à deviner, je m'efforçai de faire comprendre à notre batelier que, décidément, nous trouvions suffisamment prolongée la promenade d'agrément à laquelle il nous avait conviés.

— À la volonté de leurs Excellences, répondit-il virant de bord ; puis, tant bien que mal, l'homme parvint enfin à nous ramener sur la rive avant que son embarcation, plus qu'à demi pleine, eût cédé complétement aux lois de la pesanteur.

— Je veux vous avouer en confidence ce qui me contrariait le plus dans cette mésaventure, me dit mon compagnon de route, m'arrêtant par le bras tandis que nous remontions à la nuit tombante le sentier de Genzano. Hélas ! ce n'est pas de mourir si jeune ! (il touchait alors à la cinquantaine) et loin

… Du toit champêtre
Qui m'a vu naître,

comme dit Scribe, non, non, c'est bien autre chose ! c'était de mourir après avoir si mal dîné. Pour des gens d'esprit comme vous et moi, je ne sais rien de plus désagréable.

Le lendemain, aux premières sonneries de l'angelus, nous suivions du côté de Nemi la route qui passe par les bois et contourne les pentes du Monte-Cavo.

* * *

Deux touristes français – dont un savant illustre – que je rencontrai dans le salon hospitalier de M. le directeur de l'Académie de France, m'engagèrent, après les fêtes du carnaval, à les accompagner dans une excursion du côté d'Ostie. Un artiste de mes amis se joignit à nous, et le lendemain nous montâmes dans un de ces vastes carrosses où se prélassent si volontiers les Romains de nos jours, antiques voitures de maîtres qui, après avoir promené peut-être des *Monsignori* et des *principesse*, stationnent d'ordinaire sur la place d'Espagne ou brûlent le pavé au service des curieux étrangers[1].

Après avoir traversé les quartiers déserts de l'ancienne Rome et dépassé la pyramide de Sextius et Saint-Paul hors des murs, notre véhicule atteignit bientôt les dernières masures qu'on rencontre de ce côté de la ville, et nous roulâmes enfin sur le chemin d'Ostie, qui tantôt se rapproche et tantôt s'éloigne des bords du Tibre dont il suit le cours.

Le soleil levant, dont les brillantes clartés semblaient nous promettre encore une magnifique journée, s'était voilé peu à peu sous les teintes uniformes et grisâtres qui envahissent le ciel au premier

---

[1] Ces véhicules pittoresques ont été mis à la réforme, et des cabriolets de place, comme on en voit partout, les ont depuis longtemps fait oublier.

souffle du scirocco. Ce voile léger, transparent, d'un gris perlé, qui ne ressemble nullement à nos ciels d'orage dont il n'a pas les profondeurs menaçantes, augmente par sa triste harmonie l'aspect funèbre des campagnes romaines, qui nulle part n'apparaissent plus désolées, il est vrai, que dans ce district maritime du Latium, et près des bords chantés par Virgile. Après les descriptions excellentes de M. de Bonstetten dans son *Voyage au Latium*, après celles de Charles Didier dans *Rome souterraine* (je ne cite que nos compatriotes), je ne dirais rien des plaines d'Ostie qu'on ne sache : aussi me bornerai-je à tracer une esquisse rapide du paysage aux embouchures du Tibre et dans la forêt de Castelfusano.

À la vue de la misérable ostérie d'Ostie, les deux touristes, nos compagnons de route, se décidèrent à poursuivre leur pèlerinage dans la direction d'Ardea et de Porto d'Anzio ; puis, nous promettant de venir nous chercher au retour, ou tout au moins de s'informer si nous n'étions pas morts de la fièvre, ils nous abandonnèrent aux hasards de la destinée des paysagistes. Nous prîmes congé gaiement de ces messieurs en leur recommandant de se faire assassiner le moins souvent possible durant ce voyage de deux jours qu'ils allaient entreprendre ; puis, lorsque le vieux carrosse d'archevêque dont j'ai parlé et ses petits chevaux noirs empanachés de rouge eurent disparu à nos yeux, nous pûmes nous croire, sans trop d'imagination, deux passagers abandonnés sur quelque rive inhospitalière et qui voient s'éloigner avec leur navire toute probabilité de retour.

Heureusement, ces pensées à la Robinson étaient trop lugubres pour ne pas nous mettre en joie, par leur étrangeté même, et la vivacité d'esprit, les intarissables plaisanteries de mon aimable compagnon suffisaient pour chasser bien loin toute mélancolie. Nous prîmes notre bagage de dessinateur, et contournant le mur d'enceinte de la ville actuelle, – cette cité moitié repaire et moitié *campo-santo*, – nous nous dirigeâmes au hasard, du côté du couchant, dans les vastes pâturages.

Un croquis de la tour d'Ostie et de ses remparts tombant de vétusté nous retint là jusqu'au soir, et quand nous eûmes plié nos *pinchards*[1] le soleil descendait déjà vers les plaines ; les nuées rougeâtres condensées à l'horizon laissaient apparaître sans aucun

---
1 Chaises de peintre.

rayonnement son orbe lumineux dont nous pouvions suivre d'instant en instant la déclivité, puis l'immersion majestueuse dans les vapeurs de cette apparente fournaise. L'île Sacrée, ce delta formé par les enlacements du Tibre et les flots de la mer, s'étendait au loin devant nous, et les silhouettes de quelques ruines éparses dans ces solitudes se dessinaient en tons violacés et toujours plus intenses sur les nuées en feu qu'emportait au loin le vent du soir. Des reflets d'incendie coloraient d'une teinte fauve tout le pâturage, les terrains brûlés et les berges du Tibre. Les eaux du fleuve roulaient, éternellement silencieuses, mais ces ondes, jaunâtres et sans transparence vers le milieu du jour, étaient alors illuminées et scintillantes des plus splendides couleurs.

Quelle richesse de coloration la nature déployait en ce moment dans ces plaines désertes, que la *Mal'aria* couvre nuit et jour de son souffle empesté, et auxquelles l'homme découragé semble avoir dit un dernier adieu !

Cependant, une exclamation de surprise et d'admiration, échappée à mon compagnon de promenade, vint m'arracher à la contemplation de ces beautés fugitives et me fit brusquement tourner la tête vers un autre tableau.

Comme ces villes enchantées, dont nous parlent les poètes de l'Inde, Ostie apparaissait alors tout illuminée des éblouissantes clartés de l'horizon ; murs croulants et masures, donjon crénelé, bergeries, vieux ormeaux ébranchés, pins maritimes aux colonnades élancées, tout était en pleine lumière dans cette fantastique harmonie. Quelques troupeaux de buffles noirs se rassemblaient lentement sur les bords du fleuve, et des cavaliers, leurs gardiens, excitant leur marche de la voix et de l'aiguillon, couraient çà et là à travers la plaine ; chaque objet saillant, chaque mouvement de terrain projetait au loin de grandes ombres bleuâtres sur les pelouses magnifiquement colorées, et, contrastant avec ces féeries du soir, un ciel menaçant et sombre, épaississant peu à peu ses voiles funèbres, s'étendait derrière la ville en feu.

Nous demeurions muets de surprise devant ce spectacle que je crois voir encore. Puis, tout s'éteignit peu à peu. Bientôt une écharpe de couleur sanglante et frangée d'or profila seule vers l'occident l'horizon devenu brumeux. Une rosée pénétrante, – la terrible rosée des maremmes, – inondait les campagnes et glaçait l'atmosphère, et c'est à peine si, entourés de ces vapeurs perfides, nous sûmes retrouver notre sentier dans les pâturages. Il est vrai que parfois le sourd mugissement de quelque buffle, inquiet de notre apparition nocturne et réveillé de fort méchante humeur, nous obligeait à faire prudemment un détour. La nuit était tout à fait close quand nous regagnâmes enfin l'abri assez mal famé de notre ostérie.

Ce tableau du soir dans les plaines du Latium vaut, selon moi, à lui seul le voyage d'Ostie, – je crois même qu'il vaut celui d'Italie, mais comme je donnerai sans doute la même louange à bien d'autres sites, et cela de la meilleure foi du monde, on fera sagement de se tenir en garde contre ces impressions d'artiste dont la sincérité est peut-être le seul mérite. Pour un esprit positif, aimant les itinéraires pratiques avec cartes et plans, tableaux synoptiques et nomenclature, il faut bien convenir que les impressions du peintre n'auront jamais qu'un intérêt fort médiocre, et ses jugements enthousiastes, qu'une valeur tout à fait relative.

L'intérieur de notre ostérie, voûté très bas comme une chapelle sépulcrale, éclairé par deux élégantes petites lampes romaines, offrait pendant cette veillée, à travers une atmosphère rougeâtre et puante, un ensemble de grandes figures basanées, drapées de pittoresques vêtements, de manteaux en guenilles, de loques écarlates, dont l'aspect eût inspiré sans doute le génie de Salvator ou celui de Rembrandt. On jouait à *la mora* quand nous entrâmes ; plusieurs parties étaient engagées et de gros baiocchi de cuivre rouge brillaient, étalés sur les tables, aux yeux ardents des spectateurs, au milieu des flacons et des verres emplis du vin noir de Velletri. Les appels saccadés des joueurs, dont la voix haletante tombait en cadence, tenaient en suspens l'attention des assistants, et nul, excepté l'hôte, ne parut remarquer notre arrivée.

Ce dernier était un grand drôle, aux bras velus, aux mains noires plus que de raison, selon moi, pour un cuisinier de confiance ; il était ceint d'une sorte de petit tablier vert à grande poche comme un joueur de gobelets, et hochant, je ne sais par quel tic nerveux, sa tête livide enveloppée d'un mouchoir rouge, il allait et venait autour des tables, portait et remportait ses flacons et ses bouteilles sans s'inquiéter le moins du monde en apparence des cris menaçants et des blasphèmes qui se faisaient entendre à chaque instant dans cet agréable logis.

— Si je commandais le souper ? me dit mon compagnon en posant à portée de la main nos deux grands bâtons ferrés… Ce soleil couchant m'a tellement impressionné que je meurs de faim depuis une demi-heure.

— Commandez, lui dis-je, me souvenant de nos fritures genzanèses.

Mais c'est ici que la vérité dépassa mes prévisions les plus fâcheuses. Tout manquait à l'ostérie, du moins tout ce que nous demandions, bien que l'hôte nous assurât de sa voix sinistre qu'il n'en était pas moins personnellement à la dévotion de nos Seigneuries.

— Eh quoi ! pas même des œufs frais dans ce pays dont il est si longuement parlé dans le sixième livre de l'*Énéide !* s'écriait le garçon de bon appétit qui partageait mon mauvais destin.

— Pas même une vieille poule ? demandai-je à mon tour.

— Mais à Ostie, nous fut-il répondu, on ne trouve que des renards dans la campagne. – Ce qui ne pouvait assurément être considéré, à l'heure du souper, comme une compensation suffisante.

Abrégeons le récit de nos misères : nous soupâmes, autant qu'il m'en souvient, de *cacio-cavallo* (ce mauvais fromage des bergers romains), de salaison empestée de gros poivre et d'un flacon d'Orvieto.

Comme nous achevions d'expédier ce joli repas, les sonneries de Sainte-Monique d'Ostie se firent entendre, la voix des cloches se perdait à travers les ombres et la solitude dans la campagne, tandis qu'autour de nous un silence de mort, une étrange immobilité avaient remplacé subitement l'animation et les rumeurs de l'ostérie.

Aux premiers tintements de l'angelus, tous les fronts s'étaient découverts, la plupart des assistants s'étaient agenouillés et nous entendions murmurer dévotement les Ave Maria expédiés à la douzaine par les mêmes voix qui tout à l'heure échangeaient des blasphèmes. Peu après cette scène de mœurs, nous gagnâmes l'étage supérieur de l'ostérie où de grands lits en fer nous étaient destinés dans un dortoir aussi lugubre qu'un décor de mélodrame.

Nous convînmes, à cette vue, que nous étions tombés chez le père Sournois, et que nous allions jouer pour son agrément le troisième acte des « Petites Danaïdes. »

Cependant l'hôtelier avait jeté nonchalamment deux minces grabats sur les planchettes de ses grands lits ; puis, se retournant vers nous en remarquant que nous paraissions attendre encore :

— Ces Messieurs couchent à l'ordinaire dans des draps, peut-être ?

Et sur notre réponse affirmative :

— J'en ai justement une vieille paire du temps de ma défunte, mais je les garde pour moi lorsque j'ai les fièvres. Ayez patience, je vais les chercher.

Nous nous hâtâmes de lui dire que ce renseignement suffisait et que nous dormirions fort bien dans nos manteaux.

L'homme s'en allait en hochant la tête, lorsqu'il se retourna de nouveau.

— Au moins, ne laissez pas vos chaussures sur le plancher ! nous dit-il... ici, c'est une imprudence.

— Pourquoi cela, maître Sournois ?

— A cause des scorpions que vous trouveriez demain au fond de vos bottes, et par deux ou trois. C'est une engeance dont il est bon de se garder.

Un bon avis vaut de l'or, dit-on. Cependant, nous ne voulions montrer dans ce repaire que du papier-monnaie, et pour cause. L'homme sortit enfin de la chambre, en nous souhaitant d'un air en dessous « une très heureuse nuit. »

Malheureusement, mon camarade de chambre paraissait maintenant fort peu disposé à s'abandonner au sommeil. « La porte s'ouvrait sans bruit, disait-il, et n'avait pas seulement un misérable loqueteau, à défaut de serrure ! la clientèle de l'établissement ne lui inspirait aucune confiance. Il s'était trop pressé de montrer quelques écus en demandant de la monnaie, enfin cette dernière histoire de scorpions lui donnait des sueurs froides. » J'objectai, en prenant possession de ma couche, que les scorpions n'empêchent pas les gens du pays de dormir à l'aise, mais ce fut peine perdue.

— Ils attaquent de préférence les étrangers, peut-être ! comme les chiens de garde... Mais, dites-moi ?...

— Bonne nuit ! répliquai-je, car cette fois je cédai involontairement à la fatigue, et il est vraisemblable qu'elle eût aussi raison de mon obstiné questionneur ; bien qu'il gémît encore plus d'une fois sur la déplorable destinée des paysagistes.

* * *

Le séjour du jeune peintre qui m'accompagnait ne fut pas long à l'ostérie d'Ostie, et dans la matinée du surlendemain nos touristes parisiens étant heureusement de retour, il ne put résister à la tentation de rentrer dans la vie civilisée. Prétextant, je crois, le mauvais état de son parasol (!), ce garçon impressionnable remonta lestement dans notre vieux carrosse aux balancements de gondole, en me promettant de faire savoir au palais de Monte-Citorio[1] que si l'on n'entendait plus parler de moi, il ne fallait pas trop s'en mettre en peine. C'est ainsi que je fus laissé exclusivement à moi-même dans la campagne d'Ostie, et j'en profitai cinq ou six jours pour explorer, mes crayons à la main, les environs de Castelfusano.

À l'orient de la moderne Ostie, se prolongent les pâturages marécageux où de nombreux troupeaux de bêtes à corne errent en liberté nuit et jour. Les pins maritimes s'espacent en clairières à quelque distance, puis se massent en ceinture verdoyante, coupant le paysage dès les seconds plans et sans lointain, comme on le voit dans les parcs de Hollande, et dans tous les tableaux de forêts en plaine.

Contrairement à ce que j'ai dit précédemment des sites du Latium, il me faut reconnaître que l'aspect de ce pays, aux premières heures du jour, est riant, même animé, et que la vie champêtre semble s'y réveiller enfin quelque peu sous les doux rayons du soleil levant. Les bestiaux mugissent au loin, s'appellent et se répondent, les bergers visitent les enclos, et parfois quelque magnifique taureau des maremmes, fatigué par les aboiements des féroces chiens blancs qui le harcèlent, abaisse ses grandes cornes et s'avance fièrement au-devant de ses persécuteurs. Plus loin, les buffles noirs, couchés dans la vase de leur enclos, lèvent çà et là leur tête farouche à la vue de leur gardien dont ils ont reconnu la voix, puis se dressent paresseusement sous l'aiguillon qui les malmène. Toutefois, cette docilité n'est pas sans caprice chez ces animaux plus qu'à demi sauvages ; les conducteurs de chariots ont toujours une certaine difficulté à retenir le premier couple de l'attelage, et j'ai vu les charbonniers de Castelfusano ne pouvoir maîtriser leurs buffles qu'en réunissant tous leurs efforts.

---
1 Direction générale de la police pontificale à cette époque.

Sur la lisière de la forêt, les troncs élancés et d'un jet vigoureux des pins d'Italie, éclairés en tons rougeâtres aux premiers rayons du soleil, paraissent alors une merveilleuse colonnade, œuvre fantastique des génies de ce désert. Il est vrai que ces arbres magnifiques en second plan, m'ont toujours paru, vus de près, beaucoup moins pittoresques. En réalité, ce sont les chênes verts qui forment pour l'artiste la plus belle parure de la forêt de Castelfusano. Leurs groupes sombres se détachent admirablement, en hiver, à travers le fouillis de la végétation arborescente qui les entoure. Leur feuillage noirâtre, aux reflets violacés, sur lequel glisse tristement la lumière, ajoute une sinistre grandeur au paysage. Jamais arbre ne fut plus mal nommé que le *chêne vert*, qui n'a de vert que le nom pour un peintre, et qui ressemble médiocrement à nos chênes. Son aspect est plutôt celui des érables, quand on en voit l'image dans le miroir noir, et cette coloration étrange est d'une puissance avec laquelle certains tons du Guaspre ont seuls de l'analogie. Ici, quand on s'est engagé sous bois, il semble bientôt au voyageur, égarant ses pas dans ces lieux sauvages, qu'il pénètre furtivement dans un lieu sacré ou qu'il se hasarde dans les mystérieux domaines de la nuit.

J'eus un matin, dans l'intérieur de la forêt, la chance de voir passer un maître sanglier tandis que j'étais « à l'étude. » Cet animal paraissait fort pressé de s'éloigner, et j'affirme que je n'eus pas un instant la pensée de chercher à le retenir et moins encore celle de le poursuivre.

Je revins à Rome, chassé par la famine, et cependant à regret, mais j'avais consommé consciencieusement tout ce qui me semblait mangeable à l'ostérie d'Ostie. On me dira peut-être que j'eusse pu proposer à mon hôte de jouer à « pile ou face » mon existence contre la sienne, afin de savoir lequel de nous servirait de pâture à l'autre, mais je goûtais peu ce moyen extrême, je l'avoue. Je pris donc congé de mon ténébreux cuisinier, certain jour au lever du soleil, et quelques heures après je rentrai dans la Ville éternelle, appuyé sur mon bâton de voyage, le sac sur le dos, comme un obscur pèlerin.

* * *

Cette rapide saison que je passai à Rome, dans un cercle jeune, spirituel et sans cesse renouvelé, les joies inaccoutumées du carnaval, les solennités de la semaine sainte, les richesses artistiques innombrables qui s'offraient à moi, tout se réveille dans ma pensée ; mais les impressions du peintre sont les seules que je veux rassembler ici : d'autres souvenirs, plus chers au cœur de l'homme, sont précisément ceux qu'il doit garder pour lui seul s'il est sage, car, chacun le sait, leur intimité fait tout leur charme. Adieu donc, petite maison de la rue des Quatre-Fontaines ! séjour joyeux où résonnaient à toute heure les guitares et les chansons ; adieu, mes camarades allemands, anglais, russes et français. Et vous ! respectable *signora padrona*[1], le souvenir de vos toilettes négligées du matin, portées le plus souvent jusqu'à cinq heures du soir, de ces costumes de fantaisie, qu'eût enviés chez nous plus d'une portière, est aussi présent à ma pensée que celui de vos parures des bons jours : les robes à volants, le chapeau fané de satin blanc, les marabouts et les bijoux en faux camées. Oui, je crois vous revoir, suivie de votre vieux roquet asthmatique, et noblement appuyée au bras de sieur Pippo, votre petit mari, descendre la via Felice, tandis que ce citoyen romain, ganté de filoselle et le jonc à la main, comme il convient à un galant homme, s'en va « faire Corso » avec vous sur l'esplanade du Pincio jusqu'à l'heure de l'Ave Maria. Certes, les voisins, accoudés aux fenêtres, pouvaient alors vous suivre longtemps d'un œil d'envie et compter vos atours et vos colifichets ! Quelle *padrona di casa* pouvait se glorifier comme vous d'avoir, depuis trente ans, abrité sous son aile autant de nichées d'aimables artistes, « tous illustrissimes ! tous prodigieux génies… dans leur pays, » assurait maître Pippo, qui ne connaissait en peinture que le maniement de la brosse à cirage, il est vrai, mais qui n'en avait pas moins pour ses pensionnaires et leurs chaussures diverses l'affection la plus tendre et les soins les plus consciencieux. – Sérieusement, j'ai gardé les meilleurs souvenirs de ce couple de petits bourgeois dont je fus l'hôte en ce temps-là, et, puisque c'est ici probablement la dernière fois que je parlerai d'eux, je veux dire au moins combien leur obligeance fut pour moi précieuse, leur bonhomie amusante (tous deux ne connaissaient le monde civilisé que jusqu'à la porte Saint-Pancrace) et combien aussi, en dépit des criailleries bouffonnes de leur intérieur conjugal, j'ai passé d'heureux jours dans leur demeure.

Je quittai Rome définitivement vers les derniers jours d'avril

---

[1] Hôtesse, maîtresse de maison.

(1851). On sait que j'allais habiter près des rives de Nemi, et j'ai dit, à propos de Genzano, comment pendant plusieurs mois j'oubliai là de poursuivre mon voyage.

II

... Vers la fin de juillet, je fis mon entrée triomphale à Naples, un dimanche soir, dans un affreux vetturino jaune et bleu, où j'étais moi cinquième et depuis deux jours au supplice ; le reste de la compagnie se composait, autant qu'il m'en souvient, d'un père capucin, d'une nourrice, d'un militaire à jambe de bois et d'un avocat libre penseur, qui m'avoua, chemin faisant, qu'il avait lu le *Contrat social*. Tout cela sortit, enfariné et blanc de poussière, de cette misérable boîte surchauffée où nous gémissions depuis quarante-huit heures. Chacun alors retira sa valise ou ses sacoches, sa malle, son carton à chapeau, régla ses frais de voyage avec le voiturier, et prit enfin congé gaiement de ses compagnons de souffrance en les recommandant à la madone !

Tous les bruits discordants d'une ville très populeuse et d'un port de mer du Midi assourdissent le voyageur dans la cité parthénopéenne. L'éclat d'une atmosphère embrasée, la cohue d'une population éternellement agitée, fiévreuse et courant les rues, les cris des marchands, la variété des étalages, l'incessante circulation des voitures brûlant le pavé, enfin le contraste toujours si pénible du luxe et d'une sordide misère, telle m'apparaît encore la capitale napolitaine. Ajoutons encore à ce tableau d'ensemble les bateleurs, les improvisateurs, les musiques de carrefour, les pétards et les feux de joie, toutes choses dont raffole ce peuple d'enfants, et ma description sera reconnue fidèle par ceux qui eurent, ainsi que moi, le désagrément d'arriver à Naples un jour de grande fête nationale. Il faut le dire, néanmoins, l'étranger se familisera en quelques heures avec le joyeux mouvement d'une grande cité italienne, comme aussi avec la variété des scènes qu'il y rencontre ; le soleil napolitain dore ce tumultueux ensemble d'une si magnifique harmonie, que les yeux ne sont jamais lassés d'un tableau populaire toujours éblouissant de couleur et de clarté.

Toutefois, c'est vainement que l'artiste venu de Rome, habitué au recueillement du poétique séjour qu'il regrette, chercherait ici la grandeur monumentale, la sombre majesté, la simplicité des lignes et l'élégance architecturale qu'il admirait à chaque pas dans la

Ville éternelle. C'est vainement aussi qu'il cherchera dans Naples cet ensemble harmonieux de la beauté populaire, la noblesse des proportions, la perfection des formes, la richesse des carnations féminines dont la population romaine offre seule le charme incontestable. Celle des bords de la mer présente, il est vrai, d'admirables types à la peinture, mais les *marinari* d'Ischia, de Sorrente et de Capri se reconnaissent facilement au milieu des gens du peuple, et l'infériorité de beauté de la race napolitaine n'en est peut-être que plus évidente. Aussi, malgré l'aspect pittoresque des quartiers de la Marinella, des rives de Chiaia et de Sainte-Lucie, en dépit de ces rivages de la Méditerranée qui rappellent à chaque instant les plus belles toiles de Claude Lorrain, l'artiste ne peut-il se distraire sans peine des souvenirs de Rome. Pour moi, je me sentis fort peu disposé à prolonger mon séjour à Naples, où je devais nécessairement revenir plusieurs fois pendant ce voyage. Aussi, après être demeuré dans la ville le temps strictement nécessaire pour la parcourir, j'allai passer quelques journées à Pompéi, où j'eus le plaisir de rencontrer plusieurs artistes de mes amis, venus de Rome ainsi que moi, puis je me rendis un matin à Sorrente par Castellamare.

L'air de la mer, le parfum des orangers, l'aspect d'une végétation nouvelle me charmèrent pendant cette promenade en *corricolo*, bien que la route qui suit les escarpements de la côte fût très poudreuse ; mais les paysages variés, qu'on rencontre ici à chaque contour du chemin, encadraient si bien la mer lointaine, puis les mille détails de la côte napolitaine, les sinuosités du golfe et des îles s'éclairaient d'une si riante lumière, que peu à peu je sentais se réveiller en moi le sentiment des beautés de la nature italienne et la vivacité d'impression qui, depuis les rives de Nemi, paraissaient m'avoir abandonné.

Il y a près de Sorrente, au midi de la ville, un monticule solitaire qu'envahit l'aloès épineux et dont un gazon brûlé recouvre çà et là, en plaques jaunissantes, les roches d'un ton gris et tacheté de rouille. Le ravin qu'on domine en cet endroit s'encaisse profondément et descend vers la mer au pied du promontoire de « la Villa du Tasse, » dont les cultures d'orangers, les myrtes et les oliviers cachent à demi les blanches maisonnettes de la villa des Sirènes. C'est là qu'il faut aller s'asseoir à la dernière heure du jour pour jouir, selon moi, dans toute sa plénitude, du charme qui nous séduit à la vue des grands paysages à ciel ouvert et des vastes horizons où le regard se plonge en liberté. La plaine de Sorrente, dont les versants des monts Sant-Angelo forment l'enceinte demi-circulaire, déroule sur la droite ses délicieuses campagnes, ses villages dont les clochers scintillent au soleil couchant, ses monastères, ses palais, ses *cassins* innombrables qu'environnent l'éternelle verdure des jardins, les pampres en berceaux et les bosquets d'oliviers. De Sorrente au cap de Scutolo, une suite de promontoires s'avancent fièrement au-devant de la mer ; ces roches abruptes se colorent peu à peu des tons brillants du soir et apparaissent enfin comme une ceinture rougeâtre au-dessus des ondes. Lorsqu'une légère brise s'élève, enflant les voiles blanches qui sillonnent la baie de tous côtés, la coloration des eaux profondes, d'un bleu d'outremer, rend plus lumineuses les teintes dorées du couchant sur la rive : Naples, Portici, Résine, Torre del Greco et l'Annunziata, forment, avec les sommités vaporeuses du Vésuve, les derniers plans de ce tableau où la grâce et la vie, le prestige de la lumière, les séductions d'une nature souriante et parée, émeuvent l'étranger plus encore que la majesté des lignes et le grandiose de la scène qu'il contemple.

N'est-ce pas là, n'est-ce pas cet air de fête éternelle et divine, cet épanouissement de la nature, pour ainsi parler, qui caractérisent tout particulièrement les paysages de l'heureuse contrée napolitaine ? Je retrouve cette impression embellissant tous mes souvenirs de ce pays, et chaque site dont je me souviens en a conservé l'empreinte. Mais l'attrait des solitudes du Latium, de ces grands paysages des campagnes de Rome dont j'ai dépeint les mélancoliques aspects, en sera-t-il moins cher au voyageur, même en les comparant aux tableaux enchanteurs de la côte napolitaine ? Je ne le crois pas, et, selon moi, l'artiste se surprendra toujours ainsi à ressentir une égale attraction pour les beautés les plus dissemblables de la nature italienne. Que penser de cette inconséquence apparente du cœur de l'homme et des jugements qu'il porte ? Je ne sais…, elle a pour moi sa raison d'être, dans cette poursuite inconsciente de l'idéal, de la poésie, dont nous aimons à rencontrer dans la nature, sous les formes les plus diverses, la manifestation ravissante. Ces émotions que ressent l'artiste, sans les profaner par l'analyse, elles ajoutent un regret à chacune de nos joies passées, regret plein de charme toutefois et qui me semble destiné à épurer nos plus doux souvenirs.

Pendant mon séjour à Sorrente, je visitai plusieurs fois le site que je viens de décrire, et j'y passai, sous prétexte d'aquarelle, les plus charmantes heures à rêver sans rien faire. Les paysagistes ont tous ainsi rencontré dans leurs stations de voyage quelque lieu de prédilection dont la découverte augmente l'attrait pour eux. Heureux ceux qui voyagent ainsi à l'aventure : les itinéraires et les guides n'ont pas à l'avance défloré leurs impressions, qui pour être inattendues n'en ont alors que plus de fraîcheur.

De ce côté peu fréquenté de l'enceinte, on rentre dans la ville par la porte Sant-Antonino, dont les murailles briquetées, lézardées et tombant de vétusté, sont surmontées de pâles oliviers et de pampres jaunissants qui forment avec ces ruines un pittoresque ensemble. Au premier plan, les débris d'un pont romain conduisent sous la voûte de la poterne, par où viennent à passer tantôt quelque travailleur allant aux champs la bêche sur l'épaule, des chevriers conduisant leur troupeau dans la campagne, tantôt un moine solitaire ou quelque belle fille de Sorrente marchant pieds nus sur la route poudreuse, le visage à demi caché par les plis de son voile, et portant sur l'épaule, à la manière antique, l'urne allongée de couleur rougeâtre, dont ces enfants de la race hellène ont gardé l'usage. Mais ce qui caractérise particulièrement cette entrée de ville, qu'embellissent à chaque instant les plus heureux « motifs » pour un peintre de genre, c'est la statue du saint abbé, qu'on voit dépassant à mi-corps la muraille, au-dessus de la porte. Cette figure mitrée et la crosse au poing, noircie par le temps, grossièrement sculptée, apparaît toutefois si fièrement posée comme une sentinelle vigilante qu'involontairement on s'arrête ici en évoquant le souvenir de ce gardien mystérieux de la cité. De nos jours, les croyances naïves, dont quelques débris du passé ont seuls conservé l'empreinte, éveillent à peine la curiosité du vulgaire, tant ces vertus d'enfants, – foi, naïveté, – nous sont devenues étrangères. Et cependant si fabuleuse que soit la légende populaire, dont la pierre garde ici le souvenir, elle intéresse plus encore qu'elle n'étonne ; il y a dans cette invocation nationale je ne sais quelle touchante simplicité dont on se surprend à regretter la poésie à jamais disparue[1].

---

1 Sicard, prince de Bénévent, assiégeant Sorrente (en 836), les habitants de la petite ville se trouvaient réduits aux plus cruelles extrémités, lorsqu'une nuit, saint Antonin

La porte Sant-Antonino et la vue d'ensemble dont j'ai parlé sont les deux seuls paysages qui m'aient laissé de fidèles souvenirs à Sorrente, et, bien que les environs de cette petite ville puissent offrir beaucoup d'autres agréables motifs à la peinture, ce pays si cher aux élégants de la villégiature napolitaine, aux touristes étrangers, aux hôteliers qui les hébergent, aux ciceroni qui les promènent, ce pays ne sera jamais le séjour de préférence des artistes. En effet, une certaine monotonie de détails agrestes, une succession fatigante de sentiers uniformément bordés de murs de clôture, masquant à chaque instant la vue dans les plus beaux sites, puis la régularité des cultures d'orangers qui pour être embaumées n'en font pas mieux l'affaire du peintre, ces désavantages décident presque toujours les paysagistes, aussi bien que les peintres de genre, à se rendre promptement à Capri où se retrouvent pour eux les conditions essentielles du pittoresque : la variété, l'indépendance, qu'ils n'ont rencontrées qu'exceptionnellement dans la campagne de Sorrente.

Je différai cependant de quelques jours cette excursion dans les îles napolitaines, et prenant congé de la *Rosa magra*, – cette classique station des artistes à Sorrente, – je partis pour Salerne, en compagnie de trois jeunes architectes danois, devenus « par aventure, » comme on dit là-bas, mes compagnons de voyage. Les temples de Pæstum, où nous nous rendîmes le lendemain, étaient naturellement le but principal de notre pèlerinage dans la « cité des roses. »

Mais, depuis un siècle, que n'a-t-on pas écrit au sujet de ces lieux renommés que j'allais visiter après tant d'autres voyageurs ! et comment prétendre ici à quelques impressions « personnelles » qui ne soient pas celles de tout le monde ? Je tiens Pæstum pour connu de reste, chanté par les poètes, décrit par les savants, gravé, lithographié, photographié, mis en dissertations par les doctes, grâce aux revues sérieuses, – en images pour les simples, grâce aux journaux illustrés, – enfin connu de ceux qui n'y furent jamais, au moins aussi bien que de ceux qui n'ont pour eux que leurs souvenirs. C'est pourquoi, loin de hasarder des descriptions surannées, je laisse-

---

apparut devant leur persécuteur, et, le frappant violemment de son bâton pastoral, lui enjoignit de respecter le faible troupeau dont il avait la garde. Dès que le jour parut, Sicard se hâta de se retirer avec son armée et conclut peu après avec le duché de Naples un traité de paix qui nous a été conservé.
Acta Sanctorum. – Muratori. – De Sismondi.

rai prudemment ces trois temples antiques au second plan dans la plaine, me bornant à noter en passant à distance quelques réminiscences du paysage que j'eus sous les yeux en contemplant ces ruines, près des bords de la mer.

Depuis quelques heures le ciel avait perdu sa sérénité et vers le milieu du jour le vent d'ouest s'était levé peu à peu, chassant dans le haut du ciel, devenu d'un bleu sombre, de grandes nuées frangées d'argent dont les ombres couraient çà et là sur la plaine éclairée sous les feux du midi en tons éclatants et blafards. Tandis que sur la gauche, au delà du Selsum, les lointains se dessinaient en masses lumineuses et rougeâtres, ces vapeurs demeuraient condensées et suspendues sur les sommités les plus rapprochées de la mer, couvrant ainsi d'un voile tout le versant des collines au pied desquelles s'espaçaient les temples. Par moments les colonnades gigantesques de la basilique et du temple de Neptune apparaissaient en pleine lumière, se détachant merveilleusement sur les tons sourds des plans montagneux, puis tout s'éteignait brusquement et pendant quelques instants l'ombre envahissait la plaine. Ce contraste, d'un grand effet dans le paysage et que certains vieux maîtres hollandais, tels que Hobbema, ont rendu avec un rare bonheur, ne me parut jamais plus saisissant que dans ces campagnes de Pæstum, sous le ciel nuageux incessamment mouvementé par la brise, dont les formes étranges donnaient au caractère de la contrée une plus sauvage énergie.

Près de moi, le bruit du flot expirant sur la grève résonnait comme un souffle haletant, entrecoupé, et par moment le vent de la mer secouant les herbes desséchées et les ronces faisait entendre un léger frémissement sur la plaine « morne comme un été stérile, » dit le poète ; magnifique image et à laquelle ces souvenirs de Pæstum m'ont souvent fait penser.

On vante beaucoup le spectacle du couchant sur ces campagnes et l'aspect grandiose des temples se détachant alors en silhouette sur la mer splendidement dorée des derniers feux du jour. Ce spectacle est sublime, il est vrai, et jamais l'homme ne pourra s'en lasser devant la réalité. Malheureusement cet effet, toujours un peu théâtral en peinture, s'il inspira quelques chefs-d'œuvre à de grands artistes modernes, a donné lieu d'autre part à tant d'œuvres banales, qu'on aime à surprendre ici la nature sous un autre aspect. Puis le désert et les ruines n'ont-ils pas à toute heure, pour le peintre, leur grandeur désolée, leur muet langage, et n'est-ce pas affaire à chacun de rencontrer l'heure propice, l'effet momentané qui lui révélera, par certaines beautés inattendues, le véritable caractère du site qu'il contemple ? C'est ainsi que je revois toujours, en songeant à Pæstum, ce beau ciel d'orage et le paysage tantôt sombre et tantôt lumineux dont je parle, et, bien que d'autres images soient présentes à l'esprit de chaque voyageur, quelque différentes que puissent être pour les artistes les impressions de ce pèlerinage, elles n'en sont pas moins, diront-ils ainsi que moi, un des grands souvenirs du voyage en Italie.

Vers le soir, je rejoignis à l'hôtellerie « mes trois compagnons du silence, » car c'était bien ainsi, malheureusement, qu'il me fallait nommer ces étrangers. Le peu de connaissance de ces messieurs dans la langue française, mon ignorance absolue de celle qu'ils parlaient, et d'autre part l'embarras qu'ils éprouvaient à s'exprimer en italien, ces fâcheuses circonstances sans nous séparer absolument devaient nuire beaucoup, on le comprend assez, à nos relations momentanées. Mes architectes me montrèrent leurs esquisses récentes, je leur ouvris mon portefeuille, puis après ces courtoisies silencieuses et quelques essais du plus primitif langage, nous nous hâtâmes de remonter en voiture, car on sait quelle crainte inspire dans cette saison brûlante la mal'aria, dont la rosée du soir est particulièrement l'agent destructeur. Au coucher du soleil, chacun ne songe plus qu'à fuir de ces lieux empestés, et la vue des malheureux habitants de l'ostérie, semblables à des spectres livides, que l'intérêt y retient seul, n'est pas propre à calmer ces appréhensions peut-être exagérées. Quoi qu'il en soit, l'inquiétude du touriste ajoute encore, selon moi, au moment où l'on se hâte de fuir, au charme singulier de ce paysage de Pæstum devenu merveilleusement beau sous les derniers rayons du soleil qui va disparaître.

Nous revînmes à Salerne, – mais l'impression qu'on emporte des grandes solitudes n'est pas favorable au tableau des villes, à l'agitation qu'on y rencontre, et ce contraste des poétiques rêveries avec les réalités de la vie sociale, pour être trop heurté, ne peut être ici que désagréable. Le Corso, les bains de mer, la belle société qui s'y rassemble, les élégants de province se prélassant devant les cafés, les jeunes abbés en petit collet, les dames jouant de l'éventail, enfin l'exhibition vaniteuse des modes françaises, dont il faut subir en tous lieux de nos jours la sotte caricature, ces petits tableaux de genre de la société italienne, empruntent au souvenir d'une civilisation disparue, à ces ruines majestueuses que nous venions de quitter, une mesquinerie dont on a peine à se défendre. Je ne sais ce que pensaient de ce contraste mes voyageurs danois, mais ils ne se trouvaient pas trop disposés à prolonger leur séjour à Salerne. Nous prîmes congé assez promptement de la ville de Robert Guiscard et des chevaliers normands, pour suivre notre voyage en visitant la côte. Des mariniers d'Amalfi devaient mettre à la voile le lendemain au point du jour, et pour quelques carlins nous convînmes de faire avec eux la traversée.

C'est une charmante promenade que cette excursion par mer de Salerne à Amalfi, bien que je ne trouve aucun itinéraire en Italie qui daigne seulement la recommander aux touristes. Peut-être cette omission est-elle volontaire, tant il est de gens qui préféreront toujours l'indication d'une bonne route carrossable à la plus poétique navigation. Puis, ce qui plaît aux artistes n'est pas du goût du plus grand nombre en pareil cas, et bien des touristes estimeraient fort médiocre le plaisir que j'ai toujours ressenti en Italie à voyager avec le populaire, – bourgeois, paysans, mariniers, pèlerins, soldats, hommes d'église, – à m'égayer avec eux, à suivre leurs gestes rapides, à deviner leurs paroles accentuées, leurs joyeuses chansons. Ma préférence n'en est pas moins décidée pour ces pittoresques passagers des barques napolitaines, à l'exclusion des sociétés qu'on rencontre sur les paquebots à vapeur, des voyageurs de première classe, et de premier choix, gens partout les mêmes dans notre Europe civilisée, partout gardés à vue par l'hôtelier, le sommelier, le cicerone, le vetturino, et partout confortablement isolés de la foule à laquelle il ne me plaît nulle part de demeurer étranger.

* * *

Amalfi. – Une affaire criminelle. – Traversée. – Capri. La fête patronale. Tarentelles et chansonnettes. – Deux merlans en villégiature.

Vue de la mer et brillamment éclairée au soleil levant, la vieille cité d'Amalfi apparaît au voyageur comme les débris irréguliers d'un vaste amphithéâtre. Ses murailles délabrées, d'une chaude couleur, ses cultures d'un vert sombre recouvrant les deux versants de la côte, tous ces jolis détails donnent au paysage une physionomie très particulière. Les stériles escarpements qui l'avoisinent ajoutent aussi à la grandeur du tableau, puis les ruines normandes aux murailles crénelées qui couronnent les hauteurs sont ici d'un très bel effet. En réalité la contrée d'Amalfi, bien mieux que les environs de Salerne a, selon moi, la poésie des sites où l'on retrouve à chaque pas les monuments du passé et les vestiges de l'histoire.

Les cris des enfants, se jouant sur le sable du rivage, accueillirent notre embarcation ; ces marmots bronzés, cuivrés, toujours nus, toujours courant et se dispersant sur la grève, ou semblables à de bruyants oiseaux de mer se berçant sur les flots, sont pour moi un des curieux détails des petits ports d'Italie. De Castellamare à Sorrente, de Salerne à Amalfi, comme aussi chez les pêcheurs des îles, partout ces bandes criardes sont en vue depuis l'aube à la fin du jour. Nul n'y prend garde et ne songe à s'étonner de leur innocente nudité, et, pour eux, l'amulette qu'ils portent au cou suffit à toutes les exigences de la morale. Comme nous touchions au port d'Amalfi, de vieux mariniers au bonnet phrygien, semblables aux admirables figures de Léopold Robert, chantaient en hissant leur voile et partaient pour Sorrente. Sur le rivage, les gens de loisir de la petite ville s'étaient déjà rassemblés sur la jetée tombant en ruine, pour assister à ce départ qui piquait médiocrement leur curiosité ; mais, à la vue de quatre *forestieri*, ils nous suivirent des yeux exclusivement, – nous et nos portefeuilles, nos bottes à peindre et nos sacs de voyage, – avec l'intérêt qu'inspire toujours en Italie aux facchini, aux ciceroni, aux sommeliers d'hôtel, comme aussi aux gens de la douane, aux hommes de la police, la vue touchante de l'étranger que Jupiter-hospitalier leur envoie.

Tandis que les curieux s'enquéraient ainsi de nous, et suivaient nos pas en psalmodiant leurs offres variées, nous cherchions un logis d'honnête apparence et consultions des yeux l'extérieur des ostéries et des *locande*. Il faut qu'un astronome ait été peintre d'enseignes au service des hôteliers d'Amalfi : la lune s'épanouit sur la place voisine du port, le soleil n'est pas loin, bien que moins heureusement situé, et des étoiles de diverses grandeurs se distinguent à l'œil nu dans toutes les ruelles des environs. Nous ne suivîmes cependant aucune de ces constellations brillantes, et, distançant les officieux qui persistaient à nous accompagner, nous montâmes aux *Cappuccini* dont l'agréable situation sur la hauteur nous avait séduits à première vue.

* * *

Le monastère *dei Cappucini*, transformé en hôtellerie, je ne sais pourquoi, était certes à cette époque une des plus agréables demeures que des artistes pussent rencontrer en Italie. Ses blanches et fraîches cellules, la vue délicieuse sur le golfe de Salerne dont on jouit de la terrasse du couvent, puis le paisible cloître intérieur, avec ses rangées de colonnettes accouplées, ses ogives normandes festonnées par les myrtes et les grenadiers, tout faisait pour nous de ce logis un lieu de prédilection. Nos hôtes étaient de jeunes mariés, désireux de nous bien recevoir, habitant en famille avec la mère et les sœurs du mari, et je dois reconnaître que, pour nous, la vue de ces belles filles aux élégants corsages de soie brodés d'or, aux magnifiques cheveux noirs, ne gâtaient rien à l'agrément de cet extérieur où chacun, selon l'usage du pays, nous souhaitait déjà la bienvenue.

Heureux, de nos jours, les voyageurs qui peuvent former encore avec ceux qui les reçoivent dans leur demeure ces relations passagères, mais bienveillantes et toujours regrettées, qui font oublier pendant quelques jours à l'étranger les insupportables banalités de la vie d'hôtel et cet isolement ridicule dont je parlais tantôt ! Mais combien ces rencontres sont devenues rares et fugitives ! Toutefois, la vie d'artiste a cela d'heureux qu'elle peut les faire retrouver mieux que toute autre. En effet, le séjour prolongé des peintres, ces enfants de la fantaisie, dans les sites qui leur plaisent, les allures modestes de leur façon de vivre et le sans-gêne de l'atelier, rapprochent d'eux ceux qui les hébergent. Puis, je dois le dire pour l'avoir éprouvé maintes fois en Italie, il y a chez les habitants de ce pays un sentiment particulièrement affectueux, confiant et désintéressé qui les dispose mieux que d'autres gens aux relations vraiment hospitalières dont je parle. En gardent-ils le souvenir ?… je l'ignore, et ne voudrais pas trop l'affirmer, tant le proverbe italien « loin des yeux, loin du cœur, » m'est demeuré gravé dans la mémoire. L'excursion par la vallée des moulins jusqu'aux villages de la montagne : Ravello, Scala, Pontone, est celle dont on emporte les plus agréables impressions en visitant les ruines d'Amalfi, et bien que les itinéraires et les gens du pays en parlent aux étrangers, je dois encore la recommander particulièrement aux artistes qui trouveront à chaque contour du sentier d'heureux motifs de paysage embellis par les débris les plus curieux de l'architecture normano-moresque. Ici, les tours en ruine des Sarrasins d'Afrique, les manoirs contemporains des premiers siècles de la chevalerie normande, éveillent un si puissant intérêt qu'on est tenté d'oublier la vie présente en retrouvant tant de monuments du passé. Les pèlerins-soldats qui suivirent Tancrède de Hauteville, plantèrent sur ces rochers leur étendard, et cette race de héros et de bandits, dont l'histoire aventureuse nous semble à peine croyable, a laissé partout les traces de sa puissance. Que de fois, au son lointain de la campanella, signalant les pirates en mer, le tocsin a retenti dans ces montagnes ! Chacune de ces bourgades couronnant les hauteurs fut prise et reprise, livrée par la trahison, défendue par le désespoir ; l'incendie a noirci ces murailles énormes, l'huile bouillante et la poix enflammée ont coulé sur les mâchicoulis des tours, et les carreaux d'arbalète, les pierres des frondeurs, ont sifflé et ricoché maintes fois sur leurs plates-formes démantelées. Mais ces images tumultueuses qu'on évoque, et dont les chroniques du XIIème siècle nous donnent une si naïve peinture, ne rendent que plus vive l'impression de solitude qu'on ressent en visitant ces retraites montagneuses ou mieux encore ces « repaires. » Il semble, à distance, que la plupart des bourgades dont j'ai parlé sont abandonnées, tant sont déserts les âpres sentiers des alentours ; leurs pittoresques masures aux toitures moresques légèrement cintrées, se profilant en tons lumineux sur l'azur du ciel, donnent encore au paysage le caractère des sites de l'Orient ; mais aujourd'hui le figuier d'Inde défend seul de ses raquettes épineuses leurs murs d'enceinte à demi renversés.

Nous restâmes quelques jours aux *Cappuccini* d'Amalfi, – moins que nous n'aurions voulu, sans doute ; mais, en voyage, le touriste même le plus libre en apparence ne fait jamais absolument comme il lui plaît, et divers projets nous obligeaient à quitter bientôt ce séjour.

Un soir, comme nous étions rassemblés sur la terrasse du vieux couvent avec la famille de notre hôte, ce dernier se prit à dire, comme se parlant à lui-même, en regardant le ciel magnifiquement étoilé :

— Il y a une année, nous étions tous en prison, nous autres !

— Cela est vrai, répondit sa mère.

— Tous en prison, répéta Gaëtano en s'adressant à moi, qui l'écoutais avec surprise. Mais pourquoi cette disgrâce ? l'avions-nous méritée le moins du monde ? Je veux ce soir en faire juges vos Seigneuries.

« Un voyageur allemand s'était présenté chez nous certain jour, en ce temps-là. D'où venait-il et que venait-il faire ? c'est assurément ce que personne ne pouvait dire. Ce pauvre vieux se disait organiste et cherchait quelque emploi, je pense. La misère et les chagrins l'avaient engagé peut-être à s'en aller ainsi bien loin des siens à l'aventure. C'est pitié d'y songer seulement, car il doit y avoir loin, bien loin, du pays des Allemands et de leur ville « Allemagne » jusqu'au port d'Amalfi. Qu'en pense votre Excellence ?

(Je répondis à cette interpellation par un geste d'une grande éloquence, indiquant que la distance devait être en effet incommensurable.)

» Notre homme fuyait les gens et se détournait dès qu'on faisait mine seulement de lui parler, en sorte qu'il n'y avait pas moyen de prendre confidence avec lui et de le consoler comme nous aurions voulu par quelques bonnes paroles. C'est ainsi qu'il vécut seul, inconnu, adressant parfois aux enfants qu'il rencontrait une caresse furtive, échangeant quelques mots à peine avec nous autres de la maison et s'obstinant à prendre son triste repas dans sa cellule. On l'aurait gardé longtemps ainsi, le pauvre homme ! sans lui parler de paiement bien entendu, car il faisait peu de dépense, se contentait de notre ordinaire, et puisqu'il était venu sans argent chez nous il était bien inutile de lui en demander.

» Mais un soir de malheur, l'étranger disparut du logis, après la cène, son dernier repas. Comme on savait qu'il aimait à se promener longtemps en suivant les sentiers de la côte, personne alors n'en fut inquiet. Toutefois, les heures de nuit se passèrent vainement à l'attendre, et l'homme ne revint jamais aux *Cappuccini*. »

— Mais quelqu'un l'avait-il vu s'embarquer ?

— Plût à Dieu qu'il fût parti pour Naples ou pour Salerne ! mais non ! Je suppose qu'il avait suivi la plage en se dirigeant vers les

SOUVENIRS DE 1851

rochers escarpés qui dominent la mer au couchant de la ville. Peut-être ce malheureux a regardé ces étoiles brillantes qui, là-haut, scintillent en ce moment sur nos têtes !... Que Dieu pardonne au pauvret que le désespoir a poussé dans l'abîme ! Deux jours après, la mer déposait son corps sur le rivage...

» C'est ici que le mauvais sort nous en veut, Excellences, ou plutôt ce garnement de Tommaso, comme je vous le prouverai bien tout à l'heure !

— Un instant ! quel est celui-ci, patron ?

— C'est Maso Musca, le juge d'Amalfi ! cet hérétique ! ce mécréant, que le ciel confonde ! ou, s'il vous plaît mieux ainsi, c'est l'hôtelier de la *Luna*, mon vieux confrère. Oui, ce gargotier nous en voulait alors, plus que tout autre, non pas seulement qu'il fût envieux, cupide et plein de convoitise à cause des seigneurs étrangers qui se rendent volontiers chez nous, mais, pour tout dire, depuis longtemps le barbon prétendait en conter à ma sœur Rosella, qui l'avait éconduit sans gêne. Belle merveille ! il avait quelque trente ans de plus qu'elle, le vieux drôle, et d'ailleurs... (il est inutile de me faire tant de signes, petite fille, ces *forestieri* peuvent bien entendre cela), – d'ailleurs, Rosella en aimait un autre !

» Bientôt arrêté et jeté dans la prison de la ville, je comparus devant le juge. Ah ! c'est alors qu'il me tortura l'esprit de questions auxquelles je ne pouvais répondre, s'efforçant diaboliquement de me trouver en faute, le mécréant ! Mais c'était peine perdue, et je ne pouvais rien lui dire. Le lendemain, celles-ci qui m'écoutent, mère, femme et jeunes filles, furent emprisonnées comme moi, interrogées longuement, puis enfin nous fûmes confrontés ensemble. – Tu persistes ? dit le juge, interrogeant Rosella la dernière et la regardant d'un air qu'elle crut comprendre, et comme elle le bravait encore : – Vous tous, méchante race *dei Cappuccini*, prenez garde, dit-il d'une voix menaçante.

» Je sais bien que, jusqu'ici, aucune charge grave ne pesait sur nous et, malgré celles qui étaient amassées sur nos têtes par ce damné Tommaso, il aurait bien été contraint de nous rendre enfin la liberté ; mais une prétendue découverte de l'instruction judiciaire vint alors nous incriminer cent fois davantage : Un vieux pêcheur d'Amalfi déclara avoir trouvé en mer ma nacelle abandonnée, et dans ce canot le chapeau du vieillard disparu. – Gaëtano aura conduit lui-même l'étranger pour le voler et s'en défaire impunément, criait le misérable. On n'a plus trouvé un seul carlin sur le cadavre, Excellence ! rien aux *Cappuccini* ! rien dans ses poches ! et j'ai cependant pris la peine de les retourner, moi qui parle, c'est cela qui est scandaleux ! Ne sait-on pas que tous ces étrangers qui visitent le pays ont nécessairement de l'or dans la ceinture, un galant homme ne voyage pas les mains vides en Italie ! c'est se moquer des gens ! – Et toi, que dis-tu ? me demandait le juge. – Est-ce que je sais ! répondais-je, perdant la tête cette fois ; s'il plaît à quelqu'un de me voler ma barque pour s'aller commodément jeter à l'eau, en suis-je responsable ? et si un vieux chapeau, que le ciel confonde ! se trouve jeté dans mon canot, suis-je pour cela un homme à pendre ?

» Pour toute réponse, Maso Musca leva lentement son index menaçant, et sa face s'éclaira d'un sourire sinistre. Jamais cette vieille figure de cire jaune de l'hôtelier de la *Luna* ne m'a semblé plus laide, vous pouvez m'en croire. Les femmes perdaient courage et se lamentaient en ce moment, mais comme Tommaso voulut encore retenir Rosella et lui parler en secret : — Prends garde au couteau de mon Raphaël ! lui dit-elle en repoussant fièrement le méchant homme.

» Le lendemain, nous étions conduits en barque aux prisons de Salerne, prévenus de meurtre prémédité et sans doute bien recommandés par le juge d'Amalfi, nous allions comparaître tous devant la cour criminelle.

» Je ne sais, Excellences, si je vous ennuie de notre histoire, mais assurément j'avais alors la plus grande chance de la voir se terminer, pour moi, sur la place de Salerne par un simple nœud coulant, ce qui m'ennuyait bien davantage ! lorsque, peu de temps après l'introduction de la cause à la cour provinciale, un accident mortel, survenu au pêcheur qui nous avait accablé de son témoignage, amena le désaveu de ce misérable. Sentant la mort venir, l'homme demanda les secours de l'Église, et sa confession dernière révéla enfin la part odieuse que le juge avait prise à cette affaire. À l'instigation de Tommaso, ma barque, furtivement dérobée le lendemain du suicide, avait été conduite de nuit près du lieu de la scène, et le chapeau de l'inconnu, retrouvé par notre accusateur dans les rochers de la côte, avait servi à corroborer sa déclaration mensongère.

» Vous pensez peut-être que tout est fini maintenant et qu'il ne me reste plus qu'à aller ouvrir de nouveau ma maison fermée ! Par les os de saint André martyr ! cela ne va point si vite que vous croyez chez nous. C'est une belle chose d'être innocent peut-être, mais c'est encore mieux de n'avoir rien à démêler avec la justice. Il fallut six mois à la cour criminelle pour nous relâcher tout à fait nous autres ; bien que notre innocence fût maintenant avérée. Oui, six mois ! « Une si belle procédure !... » disaient les avocats en amateurs désappointés, et je laisse encore sans les compter les jours passés dans la prison préventive ! Cependant le vieux couvent *dei Cappuccini* était sans gardien, la locanda abandonnée, le désordre et la gêne dans nos affaires de famille. Enfin,... enfin nous fûmes libres ! »

Je voudrais pouvoir ajouter, en terminant ici le récit de mon hôte, que Maso Musca vint sans délai prendre la place de Gaëtano dans les cachots de Salerne.

Malheureusement pour ce dernier, le juge d'Amalfi était un peu parent de l'archiprêtre : il fallait laisser en paix ce galant homme. Gaëtano était, au contraire, un pauvre diable, un homme à pendre tout à fait sans conséquence. On exigea qu'il acquittât tous les frais de la procédure avant de quitter la geôle, – la justice avant tout ! – puis on lui fit solder une amende raisonnable pour avoir occasionné le dérangement des honnêtes gens de la cour provinciale, puisque par sa faute la justice avait failli se fourvoyer dans cette affaire. C'est ainsi que l'innocence dut s'estimer suffisamment récompensée. Pour le juge d'Amalfi, le sournois aubergiste de la *Lune*, je ne saurais dire s'il fut seulement réprimandé de cette facétie, et comme châtiment du coupable cette histoire de mon hôte laisse à désirer, j'en conviens, à moins que les esprits vertueux ne considèrent comme une punition suffisante du juge la peur horrible que ressentait le pauvre homme chaque fois qu'il rencontrait solitairement Raphaël, son heureux rival, dans les sentiers escarpés de la côte.

Quelques nuits après ce récit, je dormais en paix dans ma cellule, lorsque je fus réveillé par les accords d'une guitare et la voix d'un jeune homme. C'était Raphaël, l'amant de Rosella : il se mariait le lendemain, cet heureux garçon, et donnait encore une sérénade à *l'innamorata :*

« Je veux me faire un anneau à cinq perles et je veux me le mettre à l'oreille. – Je vais me marier dans ce petit chemin, mais pour le moment je ne connais pas le logis. – Je connais le sentier et non le logis !

» Il y a une fillette qui cueille des cerises ; si elle ne m'en donne pas un bouquet, – un bouquet ce n'est guère ! elle me donne un baiser de ses lèvres de rose. »

C'était une tarentelle caprèse connue de tous les pêcheurs, de Naples à Salerne, en ce temps-là, et que cent fois j'ai entendu chanter par les *ragazzine*[1] pendant mon séjour dans les îles napolitaines, mais jamais aussi bien « en situation, » comme on dit au théâtre. Sous ma fenêtre, la fiancée silencieuse, attentive, était comme moi accoudée à la croisée de sa chambrette, et je pouvais distinguer dans l'ombre sa magnifique chevelure noire en désordre couvrant ses épaules nues. Aucun bruit ne se faisait entendre sur la plage endormie, et la pleine lune répandait sa douce lumière sur toute la côte et sur la mer lointaine. Quant à moi, j'eus cette nuit quelque peine à me rendormir, je le confesse, et longtemps je prêtai l'oreille à la voix sonore du chanteur unie aux trilles stridents de sa guitare :

« Si elle ne m'en donne pas un bouquet, – un bouquet ce n'est guère ! – elle me donne un baiser de ses lèvres de rose. »

Le lendemain, nous quittions à regret la locanda *dei Cappuccini*, Gaëtano et sa famille, et vers minuit nous montions en barque au clair de lune pour aller aborder sur le rivage de l'antique Caprée.

* * *

La sonore harmonie d'un langage étranger rappelle certaines fois nos souvenirs de voyage mieux que tous les efforts de la mémoire ne pourraient le faire. C'est ainsi qu'il me semble, en retrouvant ici quelques vers oubliés d'une chanson d'Amalfi, vivre encore sous ce beau ciel constellé d'étoiles ; je crois respirer l'air frais de la nuit sur mer, et, doucement balancé par la houle, j'entends nos rameurs penchés sur les avirons qui répètent à demi voix leur expressive mélodie :

---

[1] Fillettes.

SOUVENIRS DE 1851

Je te donne ce petit bouquet,
Je te donne aussi mon cœur.
De toi, mon cher amour,
Je ne perdrai jamais le souvenir.

Qui n'a pas éprouvé, au moins une fois, en quittant un séjour aimé, un pays qu'on aurait voulu mieux connaître, les mélancoliques retours de la pensée sur les joies fugitives de la vie ? et qui ne sait aussi combien ces regrets, ces aspirations qu'on ne saurait définir disposent le cœur aux douces impressions de l'harmonie ?

— Reverrai-je ce pays ? reviendrai-je ici ? me demandai-je, cherchant à distinguer dans les demi-clartés de cette nuit sereine les promontoires, les châteaux-forts et les ruines normandes du rivage que nous côtoyions à la rame. Italie !…

De toi, mon cher amour,
Je ne perdrai jamais le souvenir.

Tandis que je m'abandonnais à cette rêverie, nous approchions des *Galli*, ces îlots – l'antique Scylla – autrefois chantés par Virgile, et de nos jours signalés aux touristes par tous les cicérones. Plusieurs feux brillaient sur ces noirs récifs autour desquels des pêcheurs étaient occupés, je le suppose, à recueillir des cendres de varech. La flamme, s'élevant en spirales capricieuses, se prolongeait dans le ciel en nuée rougeâtre, sur laquelle couraient çà et là de pétillantes étincelles. On eût dit la fournaise d'un volcan sous-marin. Sur les flots, les lueurs du foyer se prolongeaient en reflets pourprés ; aucun souffle de vent ne contrariait la houle et nous pouvions entendre, discourant entre eux, les pêcheurs dont les ombres fantastiques passaient à chaque instant devant la flamme. Nous restâmes longtemps à considérer en silence cette belle scène de nuit, et pendant que nos rameurs se reposaient sur les avirons, peu à peu les étoiles pâlirent sur nos têtes et disparurent.

* * *

Le ciel, devenu insensiblement bleu cendré au zénith, se frangeait d'un sillon blafard à l'horizon ; bientôt l'incertaine lueur de la naissance du jour, colorée de jaune pâle, puis étincelante comme une écharpe d'or, s'élargissait d'instant en instant en nuances rosées, violacées et gris de perle. Autour de nous, les eaux encore endormies se coloraient peu à peu des tons inimitables de l'aurore, et déjà les vagues folles, avant-courrières de la brise, soulevant notre canot avec mollesse, clapotaient gaiement au pied des récifs. En ce moment, la mer antique des galères tyrrhéniennes nous semblait frémir de plaisir, éveillée sous le premier souffle du zéphir matinal, – cet Eurus des poètes, – dont un large sillon bleu nous signalait la venue prochaine.

Pourquoi faut-il que *les roses de l'aurore*, ces roses chantées depuis deux mille ans, soient pour nous tellement surannées qu'on puisse à peine les rappeler aujourd'hui sans faire sourire le lecteur ! Et cependant, quoi de plus caractéristique à la naissance du jour, – même pour le réaliste le plus ennemi de toute poétique image, – que cette harmonie rosée se perdant sur les eaux en tons chatoyants et nacrés ! Les rochers de Capri se dessinant au loin sur les flots, les hauteurs du cap Campanella, la mer, les îlots des Galli, tout participait de cette coloration d'autant plus enchanteresse qu'elle s'évanouit presque instantanément, bien différente en cela des effets prolongés de la lumière des beaux soirs. Au lever du soleil, un trait lumineux scintille à l'horizon, une flèche d'or s'élance à l'orient et traverse le ciel, l'astre-roi s'est levé !… Quel regard peut alors le contempler dans sa gloire ? La mer semble rouler des flots d'or à l'orient, mais déjà dans les plaines du ciel toutes les splendeurs de l'aurore se sont évanouies.

* * *

C'est au contact des gens du peuple, c'est chez les natures primitives qu'il est intéressant de suivre le développement des impressions produites sur l'homme par les grandes scènes de la nature. Les pauvres gens qui, pour quelque monnaie, nous conduisaient à la *marine* de Capri, venaient de hisser leur voile, magnifiquement dorée en transparent par les premiers rayons du soleil ; déjà notre légère embarcation fendait les ondes, et tandis que nous suivions d'un dernier regard les rochers des Galli qui semblaient fuir loin de nous, les robustes enfants d'Amalfi chantaient en chœur *Luisella la giardiniera*, une de ces chansonnettes napolitaines dont le caprice populaire s'empare exclusivement pendant un certain temps et qui sont répétées à toute heure sur la terre et sur les eaux, tant que dure leur vogue éphémère. Mais où retrouver en ce moment parmi ces voix joyeuses, unies en tierce sur un rythme léger, celles qui nous avaient charmés pendant la nuit et résonnaient alors en molles cantilènes ? Comment s'étaient évanouies avec les ombres les émouvantes intonations mineures de ces chants nocturnes ?... Toute mélancolie avait fui de notre bord et nous pouvions, en quelque sorte, nous demander si c'étaient les mêmes hommes qui chantaient en ce moment et saluaient le jour.

Peu après, nous touchions au but de la traversée, notre canot demeurait ensablé à quelques pas du bord, et les Amalfitains nous enlevant dans leurs bras vigoureux déposaient « leurs forestieri, » ainsi que des enfants, sur la grève.

* * *

Rien de plus riant, dans cette contrée napolitaine où tout sourit aux yeux, que la vue de la *marine* de Capri telle qu'elle se présente lorsqu'on aborde au rivage. À quelques cents pas de la mer s'élèvent les blanches maisonnettes des pêcheurs, adossées aux vignobles en terrasses, superposées en gradins et aux cultures d'orangers qui recouvrent ici le versant de la montagne. Ces jolies habitations d'un étage avec leurs petits escaliers extérieurs, leur crépissure à la chaux et leurs galeries cintrées toujours ornées de fleurs, sont alignées parallèlement aux sinuosités de la rive dont une double ceinture de galet et de sable fin les sépare. Un promontoire, couronné par les jardins et les bosquets d'oliviers d'une villa, termine sur la droite cette enceinte demi-circulaire et la protège contre le vent du nord ; à gauche, un fortin à demi démantelé domine le port : son tertre solitaire, au pied duquel le flot soupire, et quelques vieux pins d'Italie, croissant à travers les murailles moussues, doivent en faire pour tous les artistes le plus pittoresque des corps de garde, et sans doute vu son inutilité, c'est à la considération de ces messieurs qu'il a été conservé par l'autorité napolitaine. Pour se rendre au village, on gravit, à travers les pentes cultivées, un sentier tortueux dont le pavé, façonné en escalier, échauffé à toute heure du jour par un ardent soleil et plus glissant que le marbre, doit désespérer les conducteurs d'ânes, dont les malheureuses bêtes toujours pesamment chargées butent à chaque pas, soit qu'elles veuillent monter ou descendre.

Plus on s'élève dans l'intérieur de l'île, plus le regard embrasse les agréables détails d'une vallée parsemée de cassines et de cultures, de bosquets de citronniers d'un vert sombre et de moissons jaunissantes. Ces plaines, fermées au couchant par les monts d'Anacapri, au levant par les escarpements du mont Tibère, sont dominées au sud par les murs crénelés d'une forteresse, et tantôt s'abaissent en profondes ravines vers la plage, tantôt se terminent par des précipices. Elles s'ouvrent brusquement alors au-dessus des abîmes de la mer, dont les teintes bleu-noir ou vert-émeraude s'enlèvent en force sur les terrains brûlés et les ombres de ce blond paysage en pleine lumière. La plupart des touristes suivent cette route dès leur arrivée et se rendent au village, puis vont demeurer chez Pagano ou chez quelque autre aubergiste en renom, dont leur itinéraire leur a signalé la locanda. Pour moi, – que mes trois compagnons de Salerne venaient encore de quitter pour retourner à Naples, – contrairement à l'usage des artistes, j'allai m'installer à la marine, chez Costanza, bonne vieille matrone dont je parlerai plus loin. L'aspect pittoresque du hameau des pêcheurs m'avait séduit à première vue, et soit pour la commodité des bains de mer ou des sites que je voulais peindre, soit pour l'attrayant aspect de ce séjour, je me disposai à vivre là quelques semaines, tout à fait selon mes goûts, et bien que ce logis ne fût, au demeurant, qu'un chétif cabaret de village.

Cette grève de la marine, que de ma fenêtre j'avais sous les yeux, est animée à toute heure par les scènes les plus attrayantes pour un peintre de genre, soit qu'il manie les pinceaux ou la plume. C'est un canot de Sorrente ou d'Amalfi qui touche au rivage, amenant des étrangers en promenade ; ce sont des pêcheurs au grand filet, réparant patiemment leur tramail ou se partageant le butin de la journée ; c'est une grosse barque caprèse, prête à mettre à la voile pour le marché de Santa-Lucia, et qui va transporter à Naples une cargaison de denrées. Les paysannes, les marchands, les enfants, les mariniers s'empressent autour du bâtiment que l'on charge à grands cris, car ici le bruit c'est la vie. Déjà le vent de tramontane fraîchit sur la mer et le soleil levant dore le sable du rivage, où se trouvent confondus dans un étrange pêle-mêle les piles de limons, d'oranges et de pastèques, les raisins en corbeilles, les tas prodigieux de cailles encore vivantes, enveloppées d'un léger réseau, puis les monceaux de poisson de mer, homards, langoustes, saumons et lamproies, soles, poulpes et oursins, frétillant, se contractant et s'agglutinant l'un sur l'autre. Lorsqu'enfin tout est prêt et que les derniers passagers retardataires, courant pieds nus et portant leur fardeau sur la tête, sont près du bâtiment qui va mettre à la voile, les femmes et les enfants s'entassent autour du bordage, puis les hommes, à force de bras, poussent l'embarcation qui s'ébranle, glisse sur les madriers inclinés, placés en coulisses, et prend la mer. En ce moment, les robustes mariniers s'élancent à leur tour sur l'arrière et le patron, agitant son bonnet rouge, donne le signal de partance en poussant un cri strident que répètent les échos du rivage.

Cette jolie scène se renouvelle deux ou trois fois par semaine et m'a beaucoup frappé ; car c'est un tableau riche de lumière matinale, brillant de costumes aux vives couleurs et toujours semblable à quelque joyeux rendez-vous de fête. Cependant, il est un autre motif de composition plus dramatique et dont l'aspect tumultueux demande au peintre une touche plus fière, comme aussi elle réveille pour ceux qui l'ont eue sous les yeux de plus émouvants souvenirs.

Lorsqu'au soleil couchant le ciel se charge d'épaisses nuées, dont les reflets empourprés s'éteignent rapidement, puis se transforment en tons violacés et livides, si la mer, devenue d'un vert noir et sans transparence, blanchit au loin entre le cap Misène et les rochers d'Ischia, les pêcheurs de Capri se rassemblent sur le rivage, consultant en silence dans le ciel et sur les flots les mystérieux augures des marins. Tandis qu'une forte houle soulève mollement leurs embarcations et que le flot court en se jouant sur la grève, à l'horizon les noires dentelures des îles et les promontoires de la côte se dessinent en silhouette fantastique sur les dernières rayures d'or et de feu du crépuscule. Les oiseaux de mer se poursuivent avec des cris aigus, volant circulairement autour des flots sombres, et le ressac, écumant aux pieds des récifs, commence à faire entendre ce bruit sourd, ou plutôt ces battements réguliers et terribles qui, d'ordinaire, précèdent sur les côtes le déchaînement de la tempête.

À ces avant-coureurs d'une nuit orageuse, chacun sort des maisons et court en hâte sur le rivage. Les fortes amarres goudronnées et les grelins sont fixés à l'arrière des barques, puis toutes ces pauvres familles, mères, jeunes filles, enfants et vieillards, les tirent au halage en remontant la grève. Tous entonnent alors, au bruit des premières rafales, l'antique mélopée des marins à la manœuvre et mesurent leurs efforts sur ce rythme accentué.

Les gens de Capri possédaient alors, autant qu'il m'en souvient, trois de ces grosses barques de transport, chacune d'elles représentant une valeur de quelques mille écus, me dit-on. La plupart des pêcheurs et même des propriétaires du pays s'étaient associés pour les construire, et leur perte eût été dans l'île un désastre public.

Cette communauté d'intérêt chez ces pauvres gens emprunte ici des dangers incessants qui menacent les hommes de mer une poésie touchante, singulièrement exceptionnelle il faut en convenir, lorsqu'on parle d'une société d'actionnaires. Mais à ne voir ici que le tableau, je ne pense pas qu'un artiste puisse jamais demeurer spectateur indifférent de cette scène.

Les peintres de genre et d'histoire affectionnent, au moins autant que les paysagistes, le séjour de cette île, car la population leur offre des types séduisants et des scènes variées, comme aussi les intérieurs de villages motivent pour eux les compositions les plus intéressantes. Puis la bonhomie ou plutôt la petite gloriole avec laquelle chacun se prête ici aux travaux d'après nature de l'artiste, ajoute certainement aux plaisirs de ce dernier. On voudrait tout crayonner, tout mettre en portefeuille et tout peindre, dans ce pays fortuné où la peinture est encore si facile. Peut-être cette verve sera-t-elle comprise non seulement des artistes qui me liront, mais de beaucoup de voyageurs qui, pour ne savoir peindre, n'en ont que mieux ressenti en Italie leur regrettable impuissance en présence des richesses sans nombre qu'il leur fallait abandonner, les mains vides.

La beauté des hommes, particulièrement chez les pêcheurs, le ton chaud de leur carnation et leurs proportions irréprochables, me semblent un trait distinctif de la population de cette île ; quant aux femmes, presque toutes destinées un peu trop tôt à l'embonpoint des matrones, ce qu'il faut admirer en elles ce sont leur abondante chevelure, leur teint aux reflets dorés, mat sans pâleur maladive et que relève encore l'éclat de leur collier à six rangs de coraux, puis ces yeux noirs et pleins de feu, ces dents semblables à des perles, beautés enviées en tous pays, car elles suffisent pour donner de la grâce aux visages les moins réguliers. Il est vrai que les riches costumes, les vêtements d'or et de soie qui florissaient encore il y a soixante ans dans les îles napolitaines, ne se retrouvent plus de nos jours que dans les académies d'artistes et sur le dos des belles poseuses, qui s'en revêtent chaque soir chez Luidgi[1]. Faut-il regretter cet abandon de la mode ? Je ne le pense pas, car tout ce qui tend à l'uniforme est, de sa nature, peu favorable aux études artistiques, et le pittoresque, pour le peintre, sera toujours bien moins dans le costume lui-même que dans l'incomparable façon dont le portent en Italie les gens du peuple.

Cependant, comme il est, après tout, parmi les voyageurs quantité d'honnêtes gens qui n'entendent pas raillerie à ce propos, tiennent au costume, ont rêvé costume et ne veulent point en démordre, on montre à ces obstinés, pour leur argent, certaines fillettes de Procida, d'Ischia, de Sorrente ou de Capri, lesquelles ont conservé l'habit du *spozalizio*[2] de leurs grand'mères et qui, louées à l'heure, dansent au besoin la tarentelle pour le plus grand amusement des seigneurs *forestieri*. Cette farce de carnaval, bien digne, à tout prendre, des sots qui s'en contentent, n'est qu'un des mille exemples des scènes de théâtre et des tableaux de mœurs factices dont on entoure en tous pays, – et particulièrement en Italie, – l'étranger peu soucieux d'observations personnelles, encore moins d'études morales, artistiques ou littéraires, mais très désireux qu'on lui serve des impressions de voyage sur commande et des jouissances esthétiques à la portée du premier venu.

* * *

À Capri, c'est le jour de la fête patronale, – le second ou troisième dimanche du mois d'août, autant qu'il m'en souvient, – qu'il faut monter le soir, avec toute la jeunesse de l'île, sur les hauteurs du Mont-Tibère, – rapprochement curieux ! à deux pas de ces ruines des palais impériaux, témoins des crimes sans nom dont Suétone nous a transmis le souvenir. C'est là qu'on danse encore la tarentelle[3] !

À l'heure où le soleil couchant resplendit sur la mer lointaine, les familles et les petites sociétés de promeneurs viennent se reposer sur la pelouse, à l'ombre des pins et des oliviers ; la gaieté sans licence et les bouffonneries de carnaval sans grossièreté animent

---

1 Luidgi, familièrement appelé Sor Dji-dji ! était depuis longtemps à Rome l'entrepreneur fameux d'une académie de dessin d'après nature, via Babbuino. J'ai encore eu le plaisir de retrouver, l'an passé, « ce galant homme » à son poste d'honneur : c'est-à-dire président à la séance.
2 Mariage.
3 Voir au frontispice.

ces réunions joyeuses, auprès desquelles nos fêtes villageoises paraîtraient singulièrement brutales. Bientôt les couples de danseuses s'organisent de tous côtés et sautillent en cadence au son du tambourin national. Quelque matrone au teint bistré, aux cheveux blancs, à la veste d'écarlate, est toujours disposée à faire retentir l'instrument sous sa main agile, et rappelle dans sa mémoire toutes les petites chansonnettes populaires qui peuvent se chanter sur ce rythme facile. Le tambourin passe ainsi de main en main jusqu'à la nuit close, et, tant qu'il se fait entendre, quelque fillette ou quelque joli garçon est prêt à prendre la place de la danseuse qui se retire en cédant à la fatigue. La tarentelle n'est pas même interrompue pour si peu, et le nouveau venu ne fait pas plus de façon pour entrer en danse que nos écoliers, lorsqu'ils prennent leur temps et s'élancent dans le cercle pour sauter à la cordelle.

On se tromperait, du reste, en supposant qu'il est nécessaire dans le pays napolitain d'une occasion de fête pour exciter les femmes à la danse, car la danse est ici un plaisir de chaque jour, une expression habituelle de la joie, comme autre part les chansons et le rire. Les petites filles de cinq ou six ans se livrent, deux à deux, à des tarentelles qui, pour être en miniature, n'en sont pas moins très vives. Les pêcheurs s'ébattent de la même manière, le soir sur la grève, au son grêle de leur mandoline, ou, ce qui est beaucoup moins harmonieux, au fredon nasillard de quelque abominable harmonica. Les *contadine*, occupées aux travaux des champs, ne quitteraient pas, après la sieste, le bosquet d'oliviers qui les protégea de son ombre, sans se provoquer de la voix et du geste à leur passe-temps de prédilection ; enfin, les vieilles matrones, – et je fus témoin de ceci plus d'une fois, – ne résistent pas toujours à l'entraînement général, à la vue de ces ébats qui leur rappellent tous les joyeux souvenirs de la jeunesse.

* * *

L'industrie locale, dans ce pays où l'on n'en voit guère, la seule qui rapporte quelque salaire aux filles caprèses, c'est la fabrication des pailles tressées à jour pour les chapeaux de paille, tels qu'en portent les élégantes d'Italie, puis la broderie des légers tissus ornés de paillettes, qu'utilisent encore les modistes et les couturières. Il est, cependant, une autre occupation beaucoup plus dans le goût des insulaires, si j'en juge par le nombre de celles que j'ai vu s'y livrer, mais ce labeur, moins sédentaire, ne demande, il est vrai, ni grande aptitude, ni forte contention d'esprit et laisse ainsi toute liberté de langue à celles qui s'en occupent en courant sur les toits du matin au soir : je veux parler de la manutention des figues.

Chaque habitation du pays est recouverte d'une plate-forme en ciment, légèrement cintrée sur ses bords. Autant de compartiments intérieurs, autant de ces terrasses primitives, dont le niveau varie selon les caprices du maçon ou les convenances du propriétaire. De petites échelles portatives, ou quelques degrés taillés dans la muraille, font communiquer entre elles toutes ces plate-formes, et comme les maisonnettes du village sont étroitement serrées l'une près de l'autre, il suffit d'une enjambée pour rendre visite au voisin, puis au voisin de son voisin, ainsi de suite jusqu'au bout de la ruelle. Aussi, l'on pense bien que les commères de la marine ne se font pas faute de profiter à toute heure de cette facilité de locomotion « supertectaire. » Qu'on me pardonne ce néologisme !

Dès le matin, au temps de la récolte des figues, qui se renouvelle plusieurs fois ici dans l'année, les fruits sont exposés au soleil sur toutes les terrasses du village, où l'on peut dire qu'ils seraient à moitié cuits en quelques heures si l'on n'avait pas soin de les enlever de temps en temps et de les retourner sans cesse. Aussi, n'est-ce pas un léger souci de mener à bien cette dessiccation des figues, pour les femmes et les enfants qui s'en occupent sans relâche. Quant à ces derniers, comme on ne compte pas les fruits qu'on leur confie, j'ai toujours pensé qu'ils prélevaient un droit d'aubaine sur la marchandise, puis encore une forte dîme lorsqu'elle est emballée par eux pour l'exportation.

C'est durant ces travaux domestiques qu'il faut entendre les bruyants caquets échangés d'une terrasse à l'autre et qu'on peut apprécier la volubilité sans égale des Italiennes. C'est alors aussi qu'on entend ces chansons villageoises, où se retrouve le vrai génie de la langue nationale. Je fus toujours séduit en Italie par les chants qu'on entend ainsi répéter de tous côtés, car ils sont la naïve expression de la poésie populaire. Aussi je les transcrivais de mon mieux en ce temps-là, imitant en cela mon compatriote Charles Didier, le poétique auteur de *Rome souterraine*, lequel a rassemblé les jolies *ritornelle* du Latium, qu'il nous a fait apprécier en maître. Mais ce n'est point chose facile de se livrer à ces investigations littéraires, et vous diriez en vain, à quelque paysanne étonnée, de vous réciter la chanson qu'elle chantait de grand courage, tout à l'heure, se croyant seule. Puis, à supposer qu'elle y consente sans se déconcerter, votre inintelligence des expressions locales se mettant de la partie, vous arrivez à des méprises, à des contre-sens, à des platitudes littéraires ou, – ce qui est pis encore, – votre version littérale devient poétique comme une déposition au commissariat de police.

Néanmoins, en dépit des petites difficultés inhérentes à ce travail, ce sera toujours pour l'artiste et le poète une des plus agréables distractions du voyage que la recherche en Italie des fragments de la poésie populaire.

On chante encore, j'aime à le croire, à la marine de Capri, la chanson suivante, car, bien que très ancienne, elle était toujours en vogue pendant mon séjour dans l'île. Malheureusement, la traduction que j'en fis à la hâte « de auditu » ne peut rendre que très imparfaitement sa facture originale :

« Je voudrais trouver une femme au gré de mon cœur – mais qui sût faire l'amour, sans l'avoir jamais appris.

» Je voudrais que ses yeux fussent – à la fois bruns, bleu céleste et noirs, – et que ses lèvres ne s'entr'ouvrissent, – ne s'entr'ouvrissent que pour soupirer, – non pour déchirer le prochain, comme c'est l'usage.

» Je ne voudrais pas d'une statue – qui ne se remue jamais – ni d'une de ces pointilleuses qui sont maussades et revêches, – ou de celles qui passent tout le jour à se peigner devant le miroir. – Qu'il aille s'y frotter, celui qui voudra de celles-ci, – oui, qu'il aille s'y frotter celui qui en voudra !

» Je voudrais qu'elle fût simplette, joyeuse et non rêveuse, – et que toujours à celui qui lui parlera – elle répondît avec grâce.

» Il y en avait autrefois comme cela chez nous, – mais aujourd'hui qui trouvera ! – hélas ! aujourd'hui qui trouvera ? »

* * *

Sora Costanza, chez laquelle je demeurai, était une bonne grand'mère, d'un embonpoint très remarquable, d'une taille informe, avec la voix d'un sergent de grenadiers, des bagues de cuivre à tous les doigts, un foulard de soie jaune en manière de coiffure, et pour plus d'aise ne mettant de chaussure que le dimanche matin pour aller à l'église. Le mari était un pauvre souffreteux, autrefois pêcheur de profession, qui se traînait à l'ombre dans les allées de son jardin et n'avait plus d'autre souci que de compter les barques sur la mer ou de regarder mûrir le raisin de ses magnifiques treilles. Les filles, mariées dans le village, ne paraissaient dans l'enclos paternel que le soir ou les jours de fêtes. Les rires et les propos joyeux se faisaient entendre alors dans le vieux jardin, puis tambourin et guitares en avant ! deux ou trois générations sautaient au clair de lune sous la tonnelle. Mais, d'ordinaire, cette maison était paisible, comme devait l'être la cabane de Philémon et de Baucis. Costanza était à la fois ma chambrière, mon cuisinier, mon cicerone ; elle avait son « Eccellenza » en grande dévotion et me soignait avec des prévenances maternelles. Les plus magnifiques homards, les fruits les plus savoureux arrivaient chaque jour sur ma table ; et, ce qui me touchait bien davantage, cette pauvre hôtesse, cette ignorante paysanne, devinant en moi, au milieu de ce paisible bien-être et même en dépit de mes dénégations, le vague regret de la patrie, avait toujours quelque question à m'adresser sur ma famille, ma ville natale, ceux dont la mort ou l'absence m'avaient déjà séparé, donnant ainsi à mes secrètes pensées l'occasion de s'adoucir en se faisant connaître. Secours charmant, intervention bienfaisante de la charité féminine ! et dont il faut quelque jour avoir goûté les douceurs pour les comprendre !

Costanza ! encore un de ces noms qui me seront éternellement chers au souvenir de l'Italie !

* * *

Dans les derniers jours du mois d'août, – on était alors au beau moment de la maturité des fruits, – nous vîmes arriver, chez mon hôtesse, deux jeunes Napolitains en costume de ville, habits noirs et souliers vernis, gants et badines de promenade, lorgnons et manchettes, enfin tous ces élégants accessoires de la toilette qu'après deux ou trois mois d'existence aux champs l'artiste, faisant un modeste retour sur lui-même, reconnaît avoir complètement négligés.

Il est vrai que cette prétendue recherche me semblait être, à première vue, de bien mauvais aloi ; les vêtements devaient sortir des friperies du mont-de-piété, et la conversation de ces deux jeunes cavaliers, avec lesquels j'échangeai quelques paroles, donnait l'idée de deux aimables garçons coiffeurs en vacances, « deux merlans ! » comme dit, je crois, en France le populaire.

Ces messieurs ne dînèrent au logis qu'une seule fois en quinze jours, bien qu'ils fussent à demeure chez Costanza. Ils partaient dès le matin « pour explorer la campagne, » disaient-ils, et ne rentraient que le soir à la nuit close. Puis ils nous quittèrent, non sans marchander longuement sur le prix minime de leur couchée, et, profitant d'une barque de Santa-Lucia, tous les deux retournèrent dans la capitale, enchantés de leur petite villégiature.

Comme ces façons de vivre m'étonnaient un peu, n'ayant jamais connu de touristes assez enthousiastes pour oublier si longtemps le manger et le boire, les gens me donnèrent, comme toute naturelle, l'explication suivante : Nos deux « signori cavalieri » avaient vécu, sans aucun doute, de picorée, passant d'un clos à l'autre, parcourant chaque jour tous les vignobles en connaisseurs et faisant aux bons endroits la cueillette des figues et des oranges. Chaque année, les cultivateurs de Capri voient ainsi arriver quelques amateurs venus de la capitale. Le citadin, l'homme en costume de ville, exerce encore[1] un tel empire sur le paysan d'Italie, que personne ne songe à se plaindre de leurs nombreuses déprédations, et la présence annuelle des maraudeurs n'étonne pas plus les gens ici que celle des grives vendangeuses.

Cependant, j'objectais l'influence des surveillants de communes, ainsi qu'on en trouve en tous pays au temps des récoltes, et celle du garde champêtre, – ce type remarquable de la vigilance, déjà redouté des anciens qui l'ont caractérisé, comme chacun sait, dans la fable du dragon des Hespérides. – Il me fallut reconnaître que rien de semblable n'existait chez les habitants de Capri, et que, dans ce véritable Éden où les pommes d'or se gardent elles-mêmes, l'ignorance populaire avait relégué le garde champêtre dans la compagnie des demi-dieux antiques qu'on vénérait, sans trop les connaître, et dont l'influence tutélaire ne se fait plus sentir parmi les hommes.

… Au commencement de septembre, je quittai Capri pour retourner à Naples, puis, après un séjour passager dans l'île d'Ischia, je m'embarquai vers la fin du mois pour la Sicile.

---

1 Écrit en 1852 !

SOUVENIRS DE 1851

Fragments de correspondance[1]
Ischia
À MA MÈRE.

Naples, 29 septembre 1851.

... Au soleil couchant, j'étais sur les hauteurs qui avoisinent le cap Misène. Toute cette contrée est d'un aspect mélancolique, la mal'aria en rend le séjour dangereux, aussi les peintres ne peuvent guère y travailler. À la nuit tombante, je suis redescendu vers le rivage et me suis fait conduire en barque à Pouzzoles, en traversant le golfe près du pont de Caligula. – Le lendemain, je partais pour Ischia ; nous avons déposé quelques passagers dans l'île de Procida, mais nous ne nous sommes pas autrement arrêtés dans ce port. L'aspect n'en est pas pittoresque. À Ischia, je me suis fait conduire dans un petit village sur la hauteur, nommé Casa-Miciola, et j'y suis demeuré seize jours chez d'honnêtes gens, ayant au service des *forestieri* quelques chambrettes pas trop mal « garnies. » Car ici, comme sur les bords du lac de Genève, à Montreux, Clarens ou Veytaux, il n'est pas un citoyen propriétaire qui ne soit quelque peu aubergiste ou tout au moins « logeur en garni, » le passage habituel de Messieurs les étrangers étant pour eux la manne d'Israël, qu'un galant homme s'empresse toujours de recueillir.

Vous connaissez ma vie habituelle, d'après mes lettres précédentes. Je peignais matin et soir d'après nature, et, après le souper, je recueillais des chansonnettes, des villanelles, des ritournelles, ou bien je faisais la conversation avec mes hôtes, composés d'un jeune ménage et de son premier-né, celui-ci garçon de quatre ou cinq ans, résolu, tapageur et l'air ouvert, – comme je les aime. Parfois je faisais danser, au son du tambourin, ce marmot avec lequel j'étais dès le second jour « en confidence, » comme on dit ici. Ce danseur précoce s'est montré inconsolable quand il a vu partir pour tout à fait son sonneur de tambourin.

Je m'embarque demain pour la Sicile, et je pense en revenir dans cinq ou six semaines au plus tard. Mon frère m'écrit de lui rapporter des escargots vivants ! Y songe-t-il ? ma complaisance ne peut aller jusque-là, bien que je recueille, à l'intention de notre

---

1 À défaut de notes de voyage, que l'auteur se reproche de n'avoir pas conservées, il transcrit dans les pages suivantes ses dernières lettres de famille.

jeune étudiant, les petites curiosités naturelles que je suppose lui être agréables ! Mais, pour Dieu ! qu'il ne compte pas trop sur ces mollusques. On voyage à cheval en Sicile, et ce régime ne vaut rien pour les escargots… ça les échauffe !

Adieu ! j'ai déjà, je le sens, par-dessus les yeux et les oreilles de cette cité napolitaine, tant elle est bruyante, et cependant je n'y suis de retour que depuis ce matin. Vous le voyez, il faut que je retourne encore au désert !

Excursion et séjour en Sicile
À MON FRÈRE.

Catane, 13 octobre 1851.

J'ai quitté Naples, le dernier jour de septembre, à bord de la *Marie-Christine*, se rendant à Palerme. La traversée a été fatigante pour tous les passagers, car nous avions le vent contraire. Un détachement d'environ soixante soldats étaient à bord et couchaient sur le pont, comme des moutons à l'étable. Puis nous avions encore des touristes, des négociants du pays, des femmes et des enfants pleureurs, des cages à poulets avec leurs hôtes emplumés, un cheval vivant, lié et garrotté aux palans comme une momie, plus encore un carrosse de Monsignori, et quantité d'autres choses intéressantes. Heureusement la traversée n'est pas longue, et dès le lendemain, au soleil couchant, nous étions devant Palerme. Cette ville m'a paru plus remarquable encore par sa situation que par sa beauté : les montagnes qui l'entourent sont d'un beau dessin, et la couleur générale du paysage est vraiment admirable. On m'avait, pendant la traversée, fait faire la connaissance d'un jeune homme (un de ceux que l'académie des Inscriptions envoie, lorsqu'ils sortent de l'école normale, passer deux ans en Grèce). Cette rencontre a été pour moi une bonne fortune, car l'expédition, dans les parties les plus sauvages de la Sicile, ne doit pas se faire lorsqu'on est tout à fait isolé, il est bon d'être au moins deux en cas de surprises désagréables. Elle ne doit pas être conseillée non plus aux hommes d'âge mûr, aimant déjà le confortable, car elle demande l'entrain de la jeunesse, une vigoureuse santé et, pour tout dire, une certaine énergie. Du reste, – bien que ce ne soit pas ici le voyage de Tombouctou, – vous en jugerez sans doute, ainsi que moi, par la description que je vais en faire.

L'itinéraire de ma nouvelle connaissance était le même que le mien, seulement ce voyageur était plus pressé que moi ; mais je désirais trop visiter, avec un homme instruit, les villes antiques dont je me proposais de traverser les ruines, pour que cette obligation de se hâter me fît renoncer à l'avantage que le hasard m'avait ici ménagé. Nos arrangements furent bientôt pris : dès notre arrivée à Palerme nous étions logés dans le même hôtel, et nous partagions assez gaiement le vivre, le couvert et les hasards du voyage. – La chapelle royale, chef-d'œuvre de l'ornementation byzantine, puis la cathédrale, dont j'ai dessiné la façade, sont, pour moi, les plus intéressants monuments de cette ville. Ce dernier édifice serait superbe sans un dôme beaucoup plus moderne que le reste, et construit dans le style dit « des jésuites ; » ce manque d'harmonie fait assurément le plus fâcheux effet ; mais les jésuites n'en ont jamais fait d'autres,… voilà des architectes que je ne puis souffrir !

Le lendemain, nous partions avec trois chevaux et un guide. – Celui-ci était un vieux drôle, l'air obséquieux, l'œil rusé et le sourire à demi insolent avec la gent *forestieri*, – il ne m'oubliera pas de sitôt, je pense. – Cet homme, dont nous aurions dû nous méfier dès la première heure, était, par convention signée, chargé de nous nourrir et de nous loger, nous et nos montures, pendant sept journées de voyage, encore devions-nous le payer d'avance. Telle est la coutume du pays, nous dit-on, apparemment pour le plus grand avantage des fripons qu'on y rencontre.

Mais revenons à notre chevauchée :

À une lieue de Palerme, nous avons visité la cathédrale de Montréal, de ce style sarrasin-byzantin-roman, en honneur dans ce pays vers la fin du XIIème siècle ; l'intérieur en est enrichi de mosaïques d'une grande beauté et d'un curieux archaïsme. J'ai surtout été frappé par l'aspect imposant de la colossale figure du Christ, dans la demi-coupole qui termine la nef principale ; beaucoup d'autres figures en mosaïque sont aussi d'une étude très intéressante.

De Montréal, où nous quittions la vallée de Palerme, toute couverte de bosquets d'orangers et parsemée de jolies villas, nous nous sommes engagés dans un pays moins fréquenté, plus aride et d'aspect assez sauvage. Le soir, nous arrivions à Alcamo, petite ville arabe, – du moins en apparence. – On prétend qu'il convient de se tenir en garde contre la population de cette contrée, avec laquelle nous nous sommes peu liés, je le reconnais, puisque nous l'avons quittée le lendemain au point du jour. J'avais été passablement fatigué de ma chevauchée sur un bât de mulet pour venir ici ; mais, dès la seconde journée de notre expédition, j'aurais au besoin enfourché un dromadaire, et mes forces étaient entièrement revenues. Le second jour, nous avons été jusqu'à Castelvetrano. Il paraît étrange, pour nous, habitués à la physionomie des campagnes de France, de Suisse et d'Allemagne, de passer ainsi d'une ville de vingt mille habitants à une autre ville de quinze mille, sans rencontrer sur tout notre parcours ni maisons, ni troupeaux, ni sentiers tracés, et à peine quelques masures d'assez sombre apparence. Mon compagnon comparait cette contrée déserte aux campagnes de la Grèce, dont elle lui rappelait aussi la couleur et la monotonie. Nous avons visité ce jour-là le temple de Ségeste. Cet édifice, qu'on voit apparaître tout à coup dans une âpre solitude d'un pays montagneux, est d'un bel effet, bien qu'il soit moins important peut-être que les ruines de Pæstum. Puis le ciel était orageux, de grandes ombres couraient sur les champs déserts et sur les ruines silencieuses, tout cela était pour moi d'une vraie poésie. – Je dis pour moi, car M. Alfred M. m'avait quitté, aussitôt que nous avions mis pied à terre, pour se mettre à la recherche de la ville antique et s'assurer s'il était vrai que le proconsul Verrès avait tout emporté[1].

Tandis que, sans songer à mal, je faisais une rapide aquarelle du tableau que j'avais sous les yeux, un garçon à demi sauvage est arrivé, hors d'haleine, près de moi et m'a fait comprendre, en me tendant la main ouverte, qu'il avait une communication à me faire de la dernière importance. Cet homme était le gardien du monument... conçoit-on cela : *gardien du temple de Ségeste !* crainte des voleurs, sans doute ! Il compte chaque soir ses trente-six colonnes doriques, pour s'assurer que rien ne lui manque. Pour moi, je me suis empressé, cela s'entend, de rémunérer comme il convenait les soins de cet employé de l'État, qui n'a pas d'autre salaire, m'a-t-il avoué, que les largesses des seigneurs étrangers, y compris les aquarellistes. Nous avons ri pendant longtemps, ce jour-là, au sou-

---
[1] Cicer. In Verrem, IV, 35.

venir de cette plaisanterie administrative.

Le troisième jour nous étions, vers dix heures du matin, aux ruines de Sélinonte. Ce n'est plus aujourd'hui qu'un admirable entassement de colonnes gigantesques et de débris de murs cyclopéens dispersés dans une plaine marécageuse, à quelque distance de la mer. Ces ruines n'ont pas la belle couleur dorée de Pæstum ou de Ségeste ; mais, semblables à des ossements, elles blanchissent sous un soleil ardent, au murmure éternel des flots qui viennent expirer sur la grève. Sélinonte et Ségeste, nous disent les historiens, furent continuellement en guerre au sujet des limites de leur territoire. Mais alors le pays devait être beaucoup moins aride que de nos jours, car on a peine à comprendre, en le traversant, que sa possession ait jamais tenté personne. Le quatrième jour, nous suivions les sables de la côte jusqu'à Siculiano, et la chaleur était plus accablante encore au bord de la mer que dans l'intérieur du pays. – Enfin, le cinquième jour, nous étions vers midi à Girgenti, l'antique Agrigente, et nous déjeunions avec appétit dans la cella du temple de la Concorde. Les pensionnaires de l'école d'Athènes ont le soin de « préparer » leur voyage, et d'étudier tous les documents historiques et littéraires qui peuvent faciliter leurs recherches sur place ; aussi la société de mon compagnon de voyage était-elle doublement précieuse pour moi, au milieu des ruines de la plus grande cité grecque qui nous soit connue. Nous avons visité, lui en cicerone habile et moi en simple curieux, pour ne pas dire en ignorant artiste, les grands temples de Junon et de la Concorde, – ce dernier est le mieux conservé, – puis le temple de Castor et Pollux, et les ruines colossales du temple de Jupiter, enfin beaucoup d'autres vestiges intéressants de cette cité fameuse dont les murailles avaient, si je ne me trompe, un périmètre d'environ trois lieues. On se demande ici comment ces villes antiques, – simples colonies d'aventuriers, au début de leur existence, – pouvaient naître, se développer, atteindre une prospérité qui paraît avoir été somptueuse et tomber dans une ruine si complète, qu'il nous faut aujourd'hui en chercher les traces dans le désert ? Nos sociétés modernes renferment, heureusement pour la civilisation, bien plus d'éléments de stabilité, et je ne saurais me représenter, quels que soient les désastres qui puissent frapper l'humanité future, l'Angleterre ou la France, présentant jamais au voyageur l'aspect désolé du pays que nous traversons. Cependant, tout est possible… et, toutes réflexions faites, je ne veux pas répondre de l'événement.

En quittant Agrigente, nous n'avions plus rien d'intéressant à visiter sur la côte qui regarde la mer d'Afrique, et le sixième jour nous sommes rentrés dans l'intérieur de l'île, en traversant un pays de collines où se profilent çà et là quelques lignes de palmiers, ces monticules se succèdent à l'infini jusqu'à l'horizon. – Ce jour-là nous avons couché… je ne sais plus où, car, en vérité, les bourgades à demi ruinées de ce triste pays, sans culture et sans industrie, ne méritent pas qu'on retienne leurs noms obscurs. Le septième jour, nous étions, à la nuit close, à Caltanizetta. C'est ici une petite ville d'une certaine importance. Il y a un jardin public, une musique militaire, de beaux messieurs gantés et de belles dames en mantilles, pour qui l'entrée de trois aventuriers comme nous dut être un étrange spectacle. Je crois qu'il existe ici des établissements de limonadiers, un bureau de poste et des boutiques d'apothicaires, enfin c'est une ville d'agrément. Nous avons traversé cette société civilisée en traînant par la bride nos chevaux exténués, mais heureusement notre tenue de demi-brigands, couverts de poussière, était dissimulée par les ombres du crépuscule, et nous avons pu gagner notre ostérie en trébuchant sur d'affreux pavés sans exciter trop d'inquiétude. Ici notre guide, dont le marché était à son terme, avait un désir bien naturel de nous extorquer encore quelques piastres avant de se séparer de nous pour toujours ; mais nous étions disposés à nous défendre, et le lendemain nous eûmes avec ce vieux renard une altercation à la manière antique, c'est-à-dire en présence des gens du peuple, qui s'étaient groupés autour de nous sur la place publique et se disposaient à donner leur avis dans cette grave affaire. Tandis que notre effronté coquin jurait, par le sang du Christ, qu'il nous avait pendant sept jours nourris de friandises qu'il s'était procurées à tout prix et sans regarder à la dépense, j'attestais les dieux que nous avions, au contraire, été affamés depuis une semaine, sous prétexte que le pays où nous passions manquait absolument de ressources culinaires, et que même les poules se refusaient à faire des œufs par une telle chaleur. Il paraît que mon éloquence fut entraînante, car « le peuple » ne tarda pas à donner ici des signes d'indignation (il y a du bon sens dans les masses !) ; enfin, la police, représentée par deux agents vêtus de calicot bleu, vint signifier à notre Palermitain d'avoir à décamper, lui et ses chevaux, sans plus attendre, et de laisser en sainte paix nos Excellences. C'est ainsi que nous nous séparâmes définitivement de ce « galant homme. »

Nous voilà donc rendus à notre libre arbitre, mais dans quelles circonstances défavorables ! L'affaire importante pour nous était de nous rendre à Catane dans un bref délai, et cependant aucune rosse de louage n'était disponible à dix lieues à la ronde ; nous décidâmes alors, dans notre sagesse, d'aller attendre à Sainte-Catherine la voiture de Palerme qui passe dans cette infime bourgade trois fois par semaine. Malheureusement le temps était au scirocco, et bientôt nous eûmes à endurer une pluie… sicilienne, une pluie qui semblait devoir durer quarante jours. À Sainte-Catherine, nouvelle contrariété : vingt personnes attendaient la voiture de Palerme, qui arriva bondée de voyageurs, et dont le conducteur ne fit que nous saluer cordialement au passage. Non seulement il n'était pas question, pour nous, d'obtenir une voiture supplémentaire, mais tous les chevaux de poste étaient retenus, d'ordre supérieur, nous dit-on : un grand personnage « étant signalé sur la voie, » comme on dit aujourd'hui dans nos stations de chemin de fer. Il fallut reprendre encore le chemin, ou plutôt la direction de Caltanizetta, après cette spéculation malheureuse et malgré la pluie qui faisait rage.

Mais le sort se lassait de nous accabler, et le lendemain nous finîmes par traiter avec un muletier, un peu moins fripon que notre Palermitain, pour être conduits en deux jours à Catane par Aïdone.

N'avais-je pas raison de vous dire, au début de cette lettre, qu'il faut être bien portant et vigoureux pour se risquer ainsi dans un pays à demi sauvage ? Et toutefois, nous avons rencontré, pendant cette seconde chevauchée et dans je ne sais plus quelle bourgade, une jeune dame française accompagnée de deux cavaliers, voyageant ainsi que nous et « gagnant pays » par monts et par vaux. Passe pour des filles d'Albion, passe encore pour des misses américaines, mais une Française !… celle-ci devait être intrépide !

De Caltanizetta on se dirige, à l'est, dans un pays montagneux, où vont rarement les voyageurs et où les gens du pays ne vont pas du tout, car ils n'ont rien de bon à y faire. Nous avons rencontré cependant, ce jour-là, un facteur de la poste aux lettres, chevauchant au grand trot sur sa mule, au bruit joyeux des grelots ornant la têtière brodée de son coursier. L'homme était armé d'une belle paire de pistolets et d'un long couteau calabrais passé à la ceinture. C'est le premier « homme de lettres » que j'aie jamais vu dans cet équipage guerrier, qui doit faciliter la perception, je le reconnais, pour les plis qu'on a négligé d'affranchir.

Le soir, un peu après le soleil couché, nous avons atteint une petite bourgade située, comme toutes les précédentes, dans un site montagneux et très escarpé ! Ce lieu se nomme Aïdone, et il nous était facile de deviner que nous n'étions pas attendus ici, d'après la curiosité avide et le grand étonnement des gamins qui nous entouraient tandis que nous mettions pied à terre. Deux guerriers Cherokœs, en costume des bons jours, ne feraient pas plus de sensation en traversant la cité de Calvin et venant faire halte, un dimanche, devant la Chapelle anglaise.

« Pas d'hôtellerie, et pas de restaurant ! » tels furent les premiers mots siciliens que nous pûmes comprendre d'une façon intelligible. Il était sept heures du soir, ou, comme on dit ici, une heure de nuit ; nous avions chevauché tout le jour sans manger ; il faisait froid, me semblait-il, comme en Suisse au couvent du mont Saint-Bernard, et nous restions à nous consulter sans trouver de grandes ressources dans notre imagination, tandis que notre guide conduisait ses mulets dans quelque masure. Enfin, après avoir déterminé un marchand de fruits, plus hardi que les autres spectateurs, à nous régaler dans son échoppe, dussions-nous manger tout son fonds de commerce avant l'aube du jour, nous nous disposions gaiement à passer la nuit couchés dans ses corbeilles, lorsque plusieurs notables, qui sans doute avaient observé la scène à distance, se rapprochèrent de nous, et s'informèrent poliment du motif de notre venue (car depuis dix ans au moins, nous dirent-ils, aucun seigneur français n'avait passé dans la ville).

Ces messieurs voulurent bien, après quelques instants d'entretien, ne pas prendre de nous, sur l'apparence, une opinion trop défavorable. Ils étaient confus, disaient-ils, qu'il n'existât pas seulement un hôtel dans leur ville au service de MM. les touristes étrangers qui leur faisaient l'honneur de visiter Aïdone ; et, l'amour-propre national entrant en jeu, ce fut à qui s'emploierait à nous faire avoir à dîner, – à qui nous ferait ensuite les honneurs du café de la place…

enfin nous fûmes invités à passer la soirée dans une maison particulière.

Il y a donc des salons, direz-vous, dans cette ville ignorée ? Oui, vraiment, il y en a, et, grâce à l'hospitalité bienveillante de M. le comte R., nous avons passé là, pour la première et la dernière fois sans doute, une soirée très agréable dans une société sicilienne. – Il est vrai que, par moment, les sons du piano, le chant des romances, l'aspect des dorures, des bougies et des fleurs, et surtout la présence des dames de l'assemblée, nous faisait croire que nous étions le jouet d'un rêve. Plusieurs personnes nous parurent avoir une conversation intéressante et enjouée et toutes avaient le ton des gens bien élevés.

J'aurais voulu trouver quelques paroles aimables à l'adresse de la maîtresse de la maison, avant de prendre congé d'elle, et la prier encore d'excuser notre toilette extravagante et plus que négligée… Ai-je été compris de cette bienveillante Sicilienne, je l'ignore, car elle n'entendait pas grand'chose à mon dialecte romain. Quoi qu'il en soit, les jeunes femmes devinent en pareil cas ce qu'elles ne peuvent comprendre, cela suffit. Il faut se résigner à se faire entendre à demi-mot quand on est en pays étranger.

Vers minuit, nous avons quitté « la conversation, » et, comme nous voulions retourner chez notre marchand d'herbes, on nous dit qu'il n'était plus question de cela, et que tout était préparé depuis une heure pour nous recevoir à coucher dans un couvent de la ville. – Enfin, comblés de prévenances, nous n'avons pris congé de nos hôtes qu'en leur faisant la promesse solennelle de leur faire connaître, par le retour du guide, si nous étions arrivés sans mésaventure à Catane. Quelques heures après, – c'est-à-dire au point du jour, – et à la suite d'un sommeil que j'eusse volontiers prolongé, nous étions de nouveau en selle.

C'est un fort beau spectacle que celui du lever du soleil sur les plaines siciliennes, en descendant des hauteurs d'Aïdone, mais il fallait faire une longue traite ce jour-là, et nous eûmes à supporter une chaleur accablante dès la matinée et jusqu'au soleil couchant. Le seul incident que j'aie noté, en chemin, c'est la rencontre d'une litière, portée par deux mules et conduite par un homme enveloppé dans sa cape noire, lequel était muni d'un aiguillon de bouvier. Deux serviteurs suivaient, armés jusqu'aux dents, et le tout formait un convoi, pour nous, très extraordinaire. La litière, dorée comme les chaises du temps de Louis XIV, était ornée de rideaux rouges, et, comme ils étaient relevés à cause de la grande chaleur, nous avons pu entrevoir au passage deux dames en mante noire et jouant à force de l'éventail. L'une était assez jolie, une fleur de grenade brillait dans ses cheveux, l'autre… devait peser au moins cent kilos. Ce sont les premières Catanèses que nous ayons rencontrées.

À la nuit close, nous entrions dans Catane, traînant par la bride nos chevaux qui semblaient disposés à s'arrêter tout à fait en chemin. (Il paraît que c'est ainsi que nous sommes destinés maintenant à pénétrer dans toutes les villes.) Nous voici donc rentrés dans la vie civilisée qu'on retrouve toujours avec plaisir, même quand on vient de traverser la Sicile. Malheureusement, j'ai dû me séparer ici de mon regrettable compagnon de route, M. Alfred M. – Ce jeune homme, dont j'étais en train de faire un ami, a dû partir cette nuit même pour Messine, où le bâtiment des messageries qui touche à Malte doit être demain, nous dit-on, et sans doute mon Pylade court la poste tandis que j'écris ces lignes.

… Deux mots encore : je renonce à l'ascension de l'Etna, la saison est trop avancée, puis je suis un peu fatigué. La gloriole d'avoir gravi le Vésuve doit me suffire, et je me propose fort sagement de m'en contenter le reste de mes jours. Demain je pars pour Taormine, où je pense séjourner quelques semaines, car cette localité est très vantée par tous les artistes. Adieu, je ne puis pas maintenant espérer recevoir de vos nouvelles avant d'être de retour à Naples.

À MON FRÈRE.

Naples, 3 novembre 1851.

… Catane est une ville très peu animée, le port est abandonné, et les faubourgs, que les derniers tremblements de terre ont à demi ruinés, n'embellissent pas cette ville. Des coulées de laves et des champs de scories lui font une triste ceinture, et vont jusqu'à la mer. Une seule chose m'a plu beaucoup dans ce pays : ce ne sont pas les élégants de café et les militaires qui circulent dans la ville, à dos d'âne et au grand trot, comme à Palerme ; ce n'est pas la mamelle de sainte Agathe, que l'on peut voir à la cathédrale moyennant finance, et que je n'ai pas vue (je ne paie jamais pour voir ces choses-là) ; non, c'est la mantille noire des Catanèses, qui m'a séduit particulièrement. Ce costume, uniforme pour toutes les femmes, est toujours bien porté : jeunes et vieilles, riches et pauvres, et jusqu'aux marchandes d'oranges, toutes ont une certaine grâce à s'en draper en cheminant dans la rue, l'éventail fait le reste, et le diable ne perd rien, je suppose, à cette obligation pour les femmes d'être toujours à demi voilées hors du logis.

De Catane, où je me suis reposé deux jours, au milieu de tous les raffinements de la vie civilisée qu'on m'offrait d'heure en heure, je me suis fait conduire à Giardine : affreux taudis, nid poussiéreux, mauvais gîte s'il en fût, – même pour un paysagiste ! Après une nuit d'insomnie… et pour cause, j'ai quitté ce repaire le lendemain matin, précédé d'un négrillon demi-nu, portant mon modeste bagage. Nous avons pris la direction de Taormine où, pour la dernière fois de ce beau voyage, je voulais aller planter ma tente !

Taormine est une admirable petite ville, fortifiée par les Normands, et, comme plusieurs autres bourgades du littoral, elle domine fièrement les rochers escarpés de la côte ; – trop fièrement, peut-être, car le sentier qui conduit à ce vieux nid d'aigles est, par endroit, d'une rapidité vraiment extraordinaire.

Quoi qu'il en soit, Taormine est une ville d'une grande originalité d'aspect et d'une couleur superbe, dont les récits de mes amis ne m'avaient pas exagéré le charme. Ses ruines normano-moresques m'ont beaucoup rappelé celles de la côte d'Amalfi ; puis, ses tombes arabes, qui blanchissent au soleil, exposées au vent d'Afrique, sont d'un grand intérêt pour les curieux, pour les peintres et pour les rêveurs.

Que de fois je suis venu m'asseoir dans ce lieu solitaire pour contempler la vaste mer, scintillant à l'horizon, comme l'acier poli, sous un ciel en feu ! – Le Théâtre est aussi une des curiosités de Taormine. Ce joli monument grec est un des mieux conservés qu'on possède encore, disent les doctes ; mais ce qui lui donne un intérêt tout particulier, selon moi, c'est que la vue du mont Etna y remplace avantageusement ce que nous appelons « la toile de fond » dans nos petites salles de spectacle. J'allais peindre ici chaque jour, dès les premières heures de la matinée, et le soir j'errais à la découverte, et le portefeuille sous le bras, dans les bosquets d'oliviers chantés par Théocrite, et dans les vergers où butine l'abeille sauvage.

Mais oublions un instant la poésie antique, et déposons le chalumeau champêtre dont je n'ai jamais su jouer qu'en amateur.

Ma mauvaise étoile m'avait conduit ici chez deux abominables vieilles filles, indigentes, nobles et rapaces, qui pendant quatorze jours m'ont nourri de coquilles et de noyaux, logé sur un grabat et finalement plumé, à dire d'expert, en ma qualité d'oiseau de passage. Douze jours de scirocco, sur quatorze de séjour, n'étaient pas faits pour me donner beaucoup de patience, et, pour achever de me désespérer, toutes les vitres de mes fenêtres étaient brisées. Comme j'avais observé ce détail pittoresque dans la plupart des maisons de la ville, je finis par demander la cause d'une négligence si générale. On me dit avec amertume qu'on avait laissé tout en état depuis l'assaut donné, en 1848, par les régiments suisses (contre lesquels il est évident qu'on a conservé une certaine rancune). Je me tins pour bien avisé et m'annonçai, dès ce jour, pour un seigneur français de Genève, ville importante et bien peuplée, située, comme chacun sait, dans l'ancienne Bourgogne transjurane. Les notables de Taormine, qui se réunissent le soir chez l'apothicaire, pour conjecturer sur les affaires du jour, voulurent bien se contenter de mes explications sommaires : les changements politiques survenus dans ma ville natale, depuis la mort du feu roi Gondebaud, étant encore très peu connus dans cette partie de la Sicile.

Le 24 octobre, je quittais Taormine par une très belle matinée. Un gamin de l'endroit, aussi déguenillé que tous ses congénères, conduisait par la bride un petit ânon qui, trottinant en serrant les oreilles, portait mon attirail de peinture et mon bagage de touriste. Je suivais, la pique à la main et le manteau sous le bras, veillant, comme une mère sur le berceau de son nouveau-né, au « paquetage » qui, dans le voisinage du précipice, me donnait, je l'avoue, de grandes inquiétudes. C'est ainsi que les seigneurs français, venus de la Bourgogne transjurane, quittent sans aucun apparat les villes siciliennes. À Furia, j'ai trouvé place dans une patache à rideaux de cotonnade rouge, traînée par trois misérables mules, dont le harnachement était orné de plumes de coq, de verroterie et d'un jeu complet de clochettes du plus grand effet. Les voleurs des environs, nous prenant sans doute pour des saltimbanques, ne sont pas sortis de leur embuscade et nous ont laissé aller où il plairait à Dieu. En réalité, je n'ai vu ce jour-là, sur la route horriblement poudreuse, d'autres humains à figure patibulaire que des paysans calabrais, tous grands gaillards vêtus d'étoffe noire, et venus en Sicile par sociétés de dix ou quinze pèlerins, – soit pour quelque dévotion, soit pour trouver de l'ouvrage dans ces villes comme « manœuvres. »

Un groupe de ces passagers, que nous rencontrâmes ainsi, attira particulièrement mon attention : celui qui ouvrait le cortège était un grand drôle armé de son bon couteau ; l'homme était noir-violet comme un teinturier, et tenait une lanterne allumée, bien qu'il fût près de midi ; ce galant tenait par la bride un âne que montait une jeune femme. – Celle-ci portait dans ses bras un enfant malade, et l'abritait dans son « devantier » contre le soleil, les mouches et les flots de poussière ; une vieille, couleur pain d'épice, suivait en disant ses patenôtres. Tout cela était très pittoresque, et – en supprimant le couteau calabrais (accessoire inutile et même dangereux) – il y avait là, pour les peintres de sainteté, une vague réminiscence de fuite en Égypte, qui me parut très intéressante par la simplicité de la composition et la mélancolie de ces figures expressives. Le même soir, j'étais à Messine.

Le séjour de ce port de mer est toujours très animé ; il contraste singulièrement avec celui de Catane, et la situation de la ville, au pied des montagnes, est aussi d'un heureux effet. Il est vrai qu'ici j'ai retrouvé, dans maints endroits, la trace des boulets et de la mitraille, bien des murs sont effondrés, des toitures enfoncées et des fenêtres en « capilotade. » Cependant, malgré la vue toujours fâcheuse des vestiges d'une guerre civile, j'aime Messine, je me plais dans la colonie des anciens Messéniens. Puis j'étais logé, cette fois, chez d'honnêtes gens, et de ma fenêtre je jouissais d'une vue très belle sur la place de la cathédrale. Pourquoi faut-il que ces dernières heures de doux loisirs, dans cette jolie ville sicilienne que je ne reverrai jamais sans doute, se soient si rapidement écoulées. Pour me distraire de la tristesse qui me gagnait aux approches du départ, j'ai été, pour la troisième fois, entendre un des plus mauvais opéras del maestro Verdi « Luisa Miller. » On ne chante que cela cette année dans toute l'Italie. Mais, enfin, entendre de la musique d'orchestre et des chœurs d'opéras, – même très mauvais, – cela n'est pas à dédaigner quand on vient de Taormine et de Sélimonte !

Le 31 octobre je me suis embarqué, à onze heures du soir, à bord d'un des vapeurs des Messageries nationales se rendant à Naples. La soirée était fort belle, et tandis que les touristes gantés et les belles dames conjuraient en vain le mal de mer dans leurs cabines, les passagers d'entre-pont, les gens du pays chantaient en chœur leurs cantilènes. À trois heures après midi, le lendemain, nous étions en rade, à quatre heures dans le port, à cinq heures en douane, et j'étais enfin à l'heure du dîner « rendu posé, » comme disent les menuisiers, à l'hôtel de Lombardie, d'où j'écris ces lignes.

Adieu, mon cher Léonce ! ou plutôt à bientôt, mon ami. C'est une belle chose que la vie de voyage, c'est un temps qu'un homme ne regrettera jamais qu'une année de jeunesse passée à courir l'Italie, mais c'est une belle chose aussi que la terre natale : C'est un grand bonheur, c'est une bénédiction, de retrouver au logis « ceux qu'on aime. »

VENISE

1863

I. Lac Majeur. – Varèse. – Lac de Como. – Milan. – La Certosa. – Vérone.

Je descendais, un soir de septembre 1863, les dernières pentes du val d'Ossola. Une excursion, faite avec trop de hâte l'année précédente, me donnait un vif désir de revoir la Lombardie et la Vénétie (on ne manque jamais de sérieux prétextes pour motiver la convenance d'un nouveau pèlerinage en ce pays). Cependant, retrouverais-je les mêmes impressions que précédemment, maintenant que le charme de l'imprévu et l'attrait de la surprise ne devaient plus les embellir ? Triste question, assurément, car c'est toujours avec mélancolie que nous voyons s'éloigner de nous la jeunesse morale, la spontanéité des émotions, et les élans de tous les généreux instincts. Il est vrai que la crainte du mal suffirait ici pour le donner, me disais-je. Laissons donc toute inquiétude, et gardons les examens de conscience pour les jours de pluie. En voyage, – et surtout en voyage de plaisir, – la sérénité d'esprit (ce vêtement léger, que tant de gens chez nous ne mettent pas même le dimanche) est absolument indispensable aussitôt qu'on s'est mis en route.

J'entrais, pour la première fois, en Italie, par le passage du Simplon, et depuis longtemps il était nuit close quand nous eûmes passé les derniers défilés des montagnes ; aussi, tandis que nos chevaux de poste couraient à grande carrière, mes yeux se fatiguaient-ils à deviner, sous un ciel constellé d'étoiles, les formes incertaines d'un paysage qui m'était inconnu. Ici, les ruines d'un château féodal se dressent sur la colline, plus bas un village disparait à demi dans les massifs de châtaigniers, et les aboiements des chiens de garde, répondant au bruit des grelots de nos chevaux, signalent dans l'éloignement quelque ferme isolée. Là, des bois sombres, des prairies solitaires, des rochers éboulés, donnent au tableau nocturne un aspect plus sauvage ; et parfois de grands arbres, aux formes fantastiques, tordent leurs branches noires sous le vent de la nuit et font songer à la ballade :

« Mon père, là-bas, je viens de le voir !

Le roi des aulnes, le spectre noir.

— Mon fils ! mon fils ! c'est le brouillard du soir. »

Je ne saurais dire si c'était le *brouillard du soir*, mais depuis une heure j'étais très désireux d'échanger le plus tôt possible ma place, dans le « courrier de Milan, » contre une tasse de thé et un bon lit. Heureusement, la fraîcheur de l'air nous indiquait enfin le voisinage du lac Majeur, et le clapotement des vagues commençait à se faire entendre ; au premier contour du chemin, nous vîmes se développer devant nous les rives de Pallanza et de Laveno, où scintillaient encore quelques lumières. Vers minuit la lune s'était levée, et maintenant ses reflets traçaient sur les ondes un large sillon d'argent. Peu à peu nous distinguions le classique paysage, aux formes estompées, dans l'harmonie bleuâtre de la nuit : Baveno, l'île des Pêcheurs, et l'Isola-Bella… Mais il fallait suspendre ces investigations faites à heures indues : nous approchions de l'hôtel où de malheureux sommeliers, à face blême, mais correctement vêtus de leur habit noir, attendent à une heure du matin les voyageurs que leur adresse chaque nuit la destinée, par l'intermédiaire de la diligence fédérale.

À demain les plaisirs ! pensâmes-nous alors, en parodiant le mot d'Archias !

* * *

Dans les localités où je fais un court séjour j'apprécie, en voyage, un logement bien exposé, car les premières impressions ont leur importance, et rien ne dispose mieux l'esprit aux incidents de la journée que la contemplation matinale d'un site agréable. Mais si j'ai conservé le meilleur souvenir de l'hôtel de Baveno, trop décrié peut-être par un de nos spirituels écrivains[1], je ne vais pas, toutefois, m'attacher à décrire la vue ravissante qu'on a de ce logis, car il est convenu que tout le monde (ou peu s'en faut) a visité les lacs de Lombardie, et que personne n'égalera jamais l'exactitude descriptive de MM. Joanne, Dupays, Bædeker, et *tutti quanti*.

Dans la matinée, nous quittions Baveno pour nous rendre à Pallanza : les eaux, d'un gris perlé comme le ciel, reflétaient les deux rives, et déjà plusieurs embarcations légères, conduites à la rame comme la nôtre, voguaient autour des îles et laissaient après elles un long sillage d'un bleu intense.

Tandis que nous approchions de l'île des Pêcheurs, des hommes étendaient leurs filets sur la grève, des enfants recueillaient les débris de bois flotté, et quelques femmes suspendaient leur lessive aux arbres du rivage : c'était un joli tableau de genre. Nous eûmes la fantaisie de visiter ce coin de terre et de pénétrer dans l'unique ruelle de l'endroit, où bien des crinolines auraient peine à se frayer un passage[2]. Une vieille au chef branlant et presque chauve, ornée de colliers et de boucles d'oreilles, nous apparut la première ; puis quelques hommes endimanchés se montrèrent à nous, car c'était jour de fête. Ces braves gens nous suivaient des yeux avec bienveillance dans notre petite exploration dont ils avaient peine à trouver la cause, surtout la vieille, puis ils nous adressèrent au départ tous les saluts d'usage dans ce pays hospitalier.

On aime à se trouver quelques instants au milieu de cette petite communauté de travailleurs qui n'attendent directement rien des étrangers, – à quelques cents pas de ces rives parsemées de villas et d'hôtels, où l'incessant passage des voyageurs a nécessairement transformé toute chose à leur usage. – Je recommande aux artistes cette station tranquille où, sans trop chercher, le peintre doit trouver le peu qui lui suffit pour être pleinement heureux en voyage :

---

1 R. Töpffer.
2 Écrit en 1863.

une belle nature et partout un accueil hospitalier.

Certaine maisonnette, d'assez élégante apparence, attirait nos regards pendant que nous contournions l'île des Pêcheurs. « C'est la maison d'un des nôtres ! dit un de nos bateliers avec une satisfaction naïve. Puis il nous raconta l'histoire d'un honnête garçon qui partit pour Londres, sans ressources, à dix ou douze ans, et commença le pèlerinage de la vie comme sous-aide de cuisine dans une taverne ; plus tard, le jeune élève de Vatel et de Carême devint marchand de tableaux, bien que la transition puisse paraître un peu risquée, et, vers la fin d'une longue carrière, l'homme riche venait finir ses jours au pays natal, où l'on se plaît encore aujourd'hui à rappeler son souvenir.

L'Isola-Bella, dont nous approchions alors, sera toujours d'un merveilleux aspect, bien qu'on ait écrit les plus judicieuses pages pour prouver le contraire. La limpidité des eaux, qui reflètent les grandes façades du palais Borromée, l'église et les constructions voisines, comme aussi les heureux détails de cette corbeille de fleurs et de verdure, donnent à l'ensemble du tableau un air de fête, une riante harmonie qui peut échapper à la peinture, sans doute, et demeure, néanmoins, inséparable des souvenirs de l'étranger. Quant à l'intérieur du palais, – très remarquable, il est vrai, par ses proportions grandioses, ses dorures et son luxe d'ornementation, – il n'offre, en résumé, qu'un petit nombre d'objets d'art de quelque mérite ; encore faut-il prendre le temps de la réflexion pour s'en convaincre, tant on demeure frappé de l'ensemble en parcourant cette demeure princière.

Mais ce n'est pas seulement l'admiration qui, selon moi, demeure inséparable du souvenir de l'Isola-Bella, c'est aussi une respectueuse estime pour l'hospitalité sans bornes d'une opulente famille ouvrant chaque jour les portes de son palais aux nombreux curieux étrangers qui les assiègent. Cette façon d'entendre un des devoirs importants de la richesse, ce soin de convier ceux qui ne possèdent pas aux jouissances de celui qui possède, se retrouvent dans toute l'Italie, que ces grandes traditions libérales suffiraient à me faire aimer. Nulle part mieux qu'à l'Isola-Bella elles ne m'ont paru fidèlement observées. Les Borromée ne se contentent pas de faire ouvrir leur demeure pendant leur absence à tous venants et sans présentation, car ils habitent ce palais plusieurs mois de l'année et précisément à l'époque de la plus grande affluence des étrangers. Ils ne prennent aucun souci des indiscrets, – il s'en trouve toujours, cependant, – aucune peine pour conserver le séquestre de la vie domestique, et chaque jour ils s'imposent volontiers une gêne particulière pour n'apporter aucune restriction aux plaisirs de la foule. C'est cela qu'il faut louer sans réserve, car cette hospitalité magnifique rend singulièrement mesquine, il faut le dire, celle qu'en d'autres pays on rencontre d'ordinaire.

L'Isola-Madre, dont on restaurait le palais pour un des fils de la famille, n'est pas un moins beau séjour, peut-être, que celui que nous venions de parcourir. Avec moins de recherche décorative, cette île charme les yeux par ses massifs de verdure, ses pins d'Italie, ses corbeilles de fleurs embaumées, ses pelouses doucement inclinées vers la grève, et les échappées d'une vue merveilleuse sur les coteaux de Pallanza et les montagnes plus éloignées.

Peu après cette station, qu'on voudrait prolonger plusieurs jours, nous quittions nos bateliers devant l'hôtel de Pallanza et nous réglions leur salaire sous les yeux du patron de la cité, saint Stefano, dont la statue de marbre s'élève à l'entrée du port et bénit les eaux qui l'entourent, d'un geste superbe.

Pallanza est une petite ville aux élégants clochers lombards, aux maisons blanches adossées aux pentes d'un coteau tout parsemé de villas et d'hôtels qu'habitent en automne de riches familles en villégiature. Toutefois, ici comme ailleurs, il convient de jouir de la poésie à quelques cents pas du rivage, je veux dire à quelque distance de la réalité, car la civilisation s'installe partout et fait aux rêveurs une rude guerre : à Pallanza, il y a des brasseries de bière « gazeuse, » comme disent les gens, il y a des modistes piémontaises affublant les têtes féminines des affreux produits de leur industrie, il y a l'assurance anglaise du « Gresham » et son enseigne bleu de ciel, il y a des casernes, des bureaux de tabac, des chancelleries, enfin nous avons rencontré, sur le revers du coteau, des détachements de soldats de ligne qui s'exerçaient au maniement des armes (nouveau modèle), tandis que leurs tambours charmaient l'écho des campagnes de leurs roulements prolongés.

Du sommet de la colline la vue s'étend sur Intra et le golfe de Locarno, sur Laveno et sa montagne escarpée : puis, du côté opposé, sur Baveno et les îles que nous venions de quitter, et plus à l'est sur les pentes déchirées du mont Orfano et les rives marécageuses de Feriolo. Au soleil couchant, surtout, c'est un très beau spectacle.

De la colline on peut descendre, par de jolis sentiers traversant les cultures, à Madonna di Campagna, très vieille église dont la façade lombarde attenant, je crois, à quelque habitation religieuse, disparaît à demi derrière les grands arbres qui l'entourent. À la dernière heure du jour, ce lieu solitaire est d'un grand charme : le calme qu'on respire ici dispose l'âme au recueillement, à la paix, les oiseaux se sont tus dans le feuillage, les bruits ont cessé dans la campagne, et seulement quelque chanson lointaine parvient encore à l'oreille du voyageur. Parfois des villageoises, marchant pieds nus et se tenant par la main, viennent à passer sur la route poudreuse ; ces filles arrivent des villages voisins pour entendre l'office du soir à la Madone. Leur coiffure, retenue par de longues épingles d'argent, placées en éventail derrière la tête, attire par son élégance l'attention des voyageurs que ces gracieuses *contadine* saluent de leur belle voix sonore.

La nuit tombait tout à fait quand nous revînmes au logis par Sunna et la grande route bordée de beaux arbres qui suit la rive.

Tant de bateaux à vapeur vont et viennent, matin et soir, sur le lac Majeur, qu'il est bien difficile au voyageur de ne pas se laisser entraîner à entreprendre ici quelques petites excursions non prévues par son itinéraire. Nous voulions le lendemain, en quittant Pallanza, nous rendre à Laveno, que nous distinguions sur l'autre rivage, et nous demandâmes nos billets… pour Locarno, – pensant qu'il serait toujours temps de débarquer au port d'où nous devions nous rendre à Varèse. – Ces rives du lac de Locarno ont quelque rapport avec le paysage du lac de Como, dont j'aurai l'occasion de parler plus loin, aussi en dirai-je peu de chose ici.

En approchant de la frontière suisse, on voit, à regret, les villages devenir plus rares, les maisons de plaisance disparaître peu à peu. Bientôt la route cesse brusquement sur les pentes de la montagne, dont les escarpements n'offrent plus qu'un aspect monotone. Les eaux du lac sont troublées par les flots limoneux de la Maggia. De Locarno à Magadino, le paysage a la tristesse des lieux où plane la fièvre, et cependant Locarno est encore une jolie ville de la Suisse italienne, bien assise au soleil levant, au pied de collines cultivées, et tout Helvétien doit être satisfait que la Confédération possède, elle aussi, quelques pieds de territoire au bord de ces eaux si justement admirées.

Le bateau à vapeur allant à Magadino et devant toucher Locarno au retour, plusieurs voyageurs étaient descendus, ainsi que nous, pour visiter la ville.

— Avons-nous le temps de monter jusqu'à la Madone del Sasso ? demandait un touriste au capitaine.

— Oui ! répondit brusquement celui-ci, si vous y tenez absolument, vous avez le temps d'y aller,… mais je vous préviens que vous n'avez pas celui d'en revenir.

J'ai longtemps gardé un souvenir joyeux de cette réserve inattendue.

Dans l'après-midi nous débarquions à Laveno, jolie petite ville se mirant coquettement au bord de l'eau. Des collines, couvertes de beaux ombrages, la dominent, et je suis étonné que ce site n'ait pas encore éveillé la convoitise d'un touriste millionnaire, d'un Crésus de la tribu de Lévi : on s'attend à chaque instant à découvrir quelque villa royale sur le promontoire d'où la vue doit être très étendue.

Ce jour-là, notre léger cabriolet était conduit par un vieillard, sans regard et sans voix, paraissant, vu son âge avancé, avoir oublié tous les soucis mondains, – y compris celui de ne pas verser sa voiture sur les talus de la route. – Ce personnage muet offrait décidément trop peu de ressources à l'observation pour éveiller bien longtemps notre intérêt ; nous dirigeâmes donc notre attention sur le pays cultivé que nous traversions et sur les groupes variés de piétons et de gens en cabriolet dont nous faisions à chaque instant la rencontre.

La grande route monte en se rapprochant de Varèse. Lorsqu'on atteint Galvirata, on découvre brusquement, au-dessous de soi, le petit lac de Varèse, au pied des collines dont le prolongement se perd à l'horizon et se confond avec les plaines de Lombardie. En se retournant vers la route qu'on vient de suivre, on contemple une dernière fois les rives du lac Majeur ; bientôt Varèse étale aux regards ses maisons blanches, ses terrasses et ses jardins en amphithéâtre que domine le palais Litta ; plus haut, sur la gauche, apparaît la Madone del Monte, ce célèbre sanctuaire dont la situation suffirait, à mon avis, pour assurer la renommée.

Une chose me plaît singulièrement en Italie, et je veux en parler à propos de Varèse, quoique ce ne soit qu'une petite ville : tout est spacieux en ce pays, places, villas, églises et jusqu'aux maisons de ferme disséminées dans la campagne.

Il résulte de cette grandeur des proportions une harmonie élégante qui se retrouve partout et qui doit augmenter certainement le prestige de la couleur et de la lumière. Telle fut notre première impression en entrant dans Varèse, où nous avions pensé dormir au moins quelques heures la nuit suivante ; mais, nous dit-on, les habitants achevaient de célébrer une fête religieuse dont la solennité avait attiré un très grand concours de gens en pèlerinage. Les hôtels étaient pleins de joyeuses compagnies (on sait qu'il n'est pas de bonne fête sans lendemain), un mouvement extraordinaire animait les rues, et toute la nuit les ostéries et les cafés rassemblèrent une foule de pèlerins des deux sexes dont la ferveur bruyante ne peut se décrire.

La Madone del Monte est la grande célébrité de Varèse, et nul voyageur, fût-il plus incrédule que Voltaire, Helvétius et Diderot, ne peut traverser la ville sans être tenté de visiter, après tant d'autres, ce lieu vénéré. Nous y rencontrâmes, entre autres, un pauvre paysan venu de Bavière et vêtu comme un pèlerin d'opéra-comique. Beaucoup de familles milanaises viennent ici deux fois chaque année. Les citadins de Varèse et des environs s'y rendent beaucoup plus fréquemment, il est vrai, mais leur dévotion trouve trop aisément à se satisfaire. Ce n'est pas là un pèlerinage sérieux ! et la Madone tient compte des distances,… du moins j'aime à le supposer. D'ordinaire, les dames font cette jolie promenade à cheval, car la grande route pavée, qui gravit la montagne, sans être très rapide, est cependant impraticable aux voitures. Cette voie, d'une largeur monumentale, s'élève à travers les pentes couvertes de magnifiques châtaigniers dont l'ombrage ne laisse pénétrer qu'un jour mystérieux sur le pavé moussu du chemin. Plus loin un portique, dans le style du XVIIème siècle, indique l'entrée d'un calvaire, et bientôt, à quelques centaines de pas l'une de l'autre, apparaissent comme autant de belvédères les diverses chapelles élevées en l'honneur des stations de la croix.

Ces monuments, d'un style maniéré mais d'un bel ensemble, transforment, on peut le dire sans exagération, le chemin du calvaire en voie triomphale. Mais cette impression de grandeur, qu'augmente encore la beauté de la perspective, est trop en harmonie avec le sentiment religieux des Italiens pour ne pas leur plaire. Quant aux groupes de figures colossales, qu'on voit exposés dans l'intérieur des chapelles, je ne puis dire que j'aie fort goûté ces représentations théâtrales des scènes de la Passion. Il y a, sans doute, de la verve, de l'habileté, un grand mouvement dans ces moulages peints, vernis et dorés, mais la statuaire polychrome, – produisît-elle un chef-d'œuvre d'exécution, – n'en reste pas moins pour moi un vestige curieux des temps barbares et rien de plus : une dégénérescence de l'art et comme une absolue négation de ses principes. Si quelqu'un peut encore contester la vérité de cette thèse, que d'autres ont démontrée, je l'invite à visiter le sanctuaire de Varèse, où bientôt la vue des œuvres hybrides, produites par deux arts de procédés divers, l'aura convaincu de l'insuccès de cette tentative.

On s'attend, après cette entrée si majestueuse, à trouver au sommet quelque dernière magnificence : le monastère d'Einsiedeln, peut-être ? Il n'en est rien ; les petites échoppes des marchands d'images, de cierges bénits et de chapelets, rappellent seules le sanctuaire des cantons forestiers. Ici l'église est plus que médiocre, les maisons du village sont des masures, et le couvent de femmes attenant à l'église n'a qu'une chétive apparence. On n'aperçoit jamais aucune des sœurs de la communauté, pas même aux offices, qu'elles écoutent à l'église derrière le treillis de leur tribune ; néanmoins, le cœur du visiteur s'attriste à la vue de ces grilles et de ces murailles élevées, derrière lesquelles végètent tant de pauvres créatures. Elles ne connaîtront jamais, nous dit-on, les combats, les déceptions, les misères, parfois déchirantes, de notre existence… Il est vrai ! mais jamais aussi les joies de la famille, les douceurs de la vie sociale, et les naturelles destinées d'un cœur aimant, d'une intelligente nature. Qui peut oublier ce renoncement de chaque jour à la vue d'un monastère ?

Le canon grondait sourdement dans la campagne tandis que nous redescendions à Varèse. Ces bruits guerriers partaient du camp de Somma, où le roi commandait alors de grandes manœuvres, et nous ramenèrent bien loin du cloître vers les grands souvenirs d'une guerre récente. C'est à Varèse, et dans le pays d'alentour que

Garibaldi et ses chasseurs des Alpes ont glorieusement combattu l'étranger ; aussi les habitants de Varèse ne se montrent-ils pas ingrats envers leur libérateur : la place Garibaldi, la rue Garibaldi, le café-billard Garibaldi, témoignent assez de leur reconnaissance. Notre guide seul se montrait fort réservé dans ses appréciations politiques : « Garibaldi avait eu raison d'attaquer, disait-il, mais les Autrichiens n'avaient pas eu tort de se défendre ; puis, il n'y a qu'heur et malheur dans la guerre, c'est un triste métier que celui de soldat, et presque toujours à ce jeu du chassepot la peine passe le plaisir. » Je ne pus obtenir rien de plus précis de ce Sancho Pança de Lombardie, dont les réticences amusantes cachaient sans doute quelque rancune qu'il ne jugea pas à propos de nous faire connaître.

Dans l'après-midi de ce même jour, nous quittions Varèse, et vers le soir, après avoir dépassé la tour de Camerlata, nous descendions à Como, où se rendaient également quantité d'omnibus venant de la station. À certaines heures, l'aspect de ces véhicules de toutes sortes, roulant au milieu des nuages de poussière et cherchant mutuellement à se dépasser, doit paraître aux amis de l'antiquité une agréable réminiscence de la course des chars d'Olympie, telle que nous l'ont décrite les poètes.

Cependant, l'animation de la route et des faubourgs n'est rien auprès de celle du port de Como, où vont débarquer les voyageurs venus de Milan. Ces malheureux, à peine descendus de voiture, sont conduits, moitié de gré, moitié de force, les uns dans les hôtels, les autres à bord du bateau à vapeur dont le départ correspond avec l'arrivée du train. En ce moment, les voitures sont prises d'assaut par tous les portefaix, qui se partagent à grands cris, comme un butin légitime, les bagages qui leur tombent sous la main. Les propriétaires ne songent pas à réclamer contre cette invasion, ayant assez à faire pour se défendre eux-mêmes contre les importunités des sommeliers, des bateliers et des voituriers. D'ordinaire, les familles les plus unies sont divisées dans cette bagarre, les époux se cherchent, les mères et les filles s'appellent, les offres de service et les réclamations s'entre-croisent, et si, pour surcroît de misère, la scène se passe le jour du marché, au milieu des paysans et de leurs denrées encombrantes, alors le désordre est indescriptible. Nous n'étions pas, heureusement, de ces gens pressés qui voyagent à grand renfort de locomotives en coïncidence, et c'est du balcon de l'hôtel d'Italie que j'assistai à ce spectacle en observateur curieux mais désintéressé.

Como m'a laissé deux précieux souvenirs : la vue du port et celle du Dôme. Selon moi, lorsqu'on a suffisamment regardé l'une de ces perspectives, on doit aller jouir de l'autre, et recommencer plusieurs fois cette alternative, s'il est possible. L'exiguïté du port de la petite ville n'ôte rien à l'agrément du tableau qu'il présente. Il est vrai que beaucoup de propriétaires ont dans leur parc des étangs plus considérables, mais les maisons à balcons et les terrasses qui l'entourent ont un riant aspect, les abords en sont toujours animés et les embarcations s'y pressent en tel nombre qu'on les amarre sur deux rangs, les dernières venues ne pouvant toucher au rivage ; les montagnes forment, à cette extrémité du lac qu'elles enserrent, une crique charmante, toute parsemée de villas, de maisonnettes et de pêcheries qui se mirent dans les eaux, et dont les plus rapprochées se confondent avec les faubourgs de la ville. Des villages, des chapelles, des couvents à demi cachés dans la verdure, apparaissent au loin sur les pentes cultivées des montagnes, et le regard se plaît à suivre jusque sur les sommités, les petits sentiers qui les relient aux habitations les plus éloignées.

Le soir, quand les mille détails du paysage se distinguent nettement dans une atmosphère très pure, ce grand tableau éclairé, sur les hauteurs, des derniers feux du jour, ne peut lasser les yeux. Une certaine impression de bonheur, que je ne puis exprimer, semble planer sur ces rives, toutes brillantes des splendeurs du couchant. L'artiste voyageur se sent alors en pleine Italie : les bruits de la petite ville, les voix lointaines sur les eaux, les sonneries de l'Angelus, tout nous parle des joies de la terre et se confond dans une délicieuse harmonie.

Ce paysage ne doit pas, toutefois, nous faire oublier la vue de la cathédrale et de l'hôtel de ville, car ces deux édifices méritent d'avoir aussi leur place dans nos souvenirs.

Le Dôme, avec ses trois portes lombardes à plein cintre, ses quatre pilastres, ornés jusqu'au sommet de statues bibliques, ses longues fenêtres gothiques, sa magnifique rose et ses légers pinacles, sera toujours d'un bel aspect monumental, quoiqu'on reproche à cette œuvre le manque d'unité architecturale, mais ce défaut est, en quelque sorte, inhérent aux lentes constructions du moyen âge. La maison de commune, attenante à la cathédrale, rappelle plus complètement, nous dit-on, le vrai style des vieux maîtres de Como. Elle se fait remarquer par les assises de pierre, de trois couleurs, qui se répètent sur les piliers et la façade. On sait qu'il existe plusieurs constructions semblables en Italie et surtout en Sicile. Malheureusement, ici la détrempe s'unit au marbre dans le haut de l'édifice, car les Vandales ne détruisent plus les monuments comme autrefois. Tout est bien changé ! ils se mêlent actuellement de restaurations municipales, crépissent en jaune clair les murs que les siècles ont respectés, ils badigeonnent avec complaisance sur les fresques des vieux maîtres, et ne manquent pas d'embellir, par le stuc moderne, les œuvres trop naïves de l'antiquité.

Nous partions pour Bellaggio, vers le milieu du jour ; mais je voudrais vainement retrouver dans ma pensée l'image de tous les agréables sites qui passent devant les yeux du voyageur, allant de Como à Gravedona. Les deux rives, encaissées par des montagnes verdoyantes, attirent également les regards, pendant cette rapide traversée ; et ce que j'ai dit des environs de Como doit suffire pour caractériser ce pays, dont le seul défaut est d'avoir été cent fois décrit par tous les commis voyageurs de la littérature.

Je ne dépasserai pas, cependant, le promontoire que couronne la villa Serbelloni et la jolie ville aux maisons blanches qui s'étend à ses pieds, sans en prendre une esquisse rapide.

Bellaggio est situé à la jonction des lacs de Como et de Lecco, et la vue s'étend de tous côtés quand on gravit les hauteurs voisines. En face, et sur la rive opposée, Cadenabbia, Majolica, Tremezzo, la villa Carlotta, et quantité d'autres palais sont groupés ou disséminés au pied des coteaux. Au couchant, le village de San-Giovanni s'abrite au-dessous des escarpements boisés de la montagne. La villa Melzi, qui touche au village, se mire dans les eaux tranquilles et forme avec les lointains un riant ensemble. Du côté de Lecco, le lac, très profondément encaissé par les montagnes, est d'un aspect plus sévère. Les cascatelles et les fabriques de Fiume-di-Latte attirent surtout les yeux sur la rive opposée ; mais, plus au sud, le paysage devient aride, solitaire et s'empreint de mélancolie. Ce contraste est d'un grand effet, soit que les regards s'attachent aux rives, de Menaggio à la Tremezzina, soit qu'ils errent de la villa du roi des Belges jusqu'aux montagnes de Lecco. On ne peut se lasser de ce grand spectacle : le parc des Serbelloni forme les premiers plans du tableau, et ses grands arbres, croissant au bord du précipice, se dessinent sur le bleu changeant des eaux qu'on domine au sommet du sentier, d'une hauteur vertigineuse.

Dirai-je que l'hôtel Genazzini, sa double terrasse et son bosquet de jasmins et de citronniers captivent invinciblement le voyageur, et qu'à peine installé dans cette corbeille de fleurs, au bord de l'eau, on comprend qu'ici la vie est légère, les gens d'humeur facile, et les journées consacrées seulement aux promenades sur l'eau, aux rêveries, aux chansons, à tout ce qu'inspire une si belle nature ?... Non, car ceux qui séjournèrent à Bellaggio peuvent dire ainsi que moi, comment on s'éprend en ce lieu des vacances indéterminées et des douceurs de la vie contemplative.

Peut-être est-il bon que le voyageur, tourmenté du désir de tout voir à la fois, aussitôt qu'il est en Italie, s'arrête, de temps en temps, pour goûter cette existence passive qui renouvelle ses forces morales et dispose mieux son intelligence à l'étude de la nature et des arts, à l'observation des œuvres humaines et des œuvres divines.

* * *

C'est à Milan que nous voulions demeurer quelques jours en quittant le lac de Como. Malheureusement pour nous, un nombre considérable de voyageurs, venus de tous côtés, nous avaient devancés dans la ville de saint Ambroise : vingt mille étrangers s'étaient installés depuis une semaine dans tous les hôtels, nous dit-on. Les aubergistes, les sommeliers, poursuivis dans les mansardes, avaient cédé jusqu'aux derniers lits de leur établissement, des familles anglaises dormaient la nuit dans les cafés, sur les banquettes, et l'hôtelier de la *Belle-Venise* m'avoua qu'il couchait depuis trois nuits dans sa loge de rez-de-chaussée, façonnée en lanterne, réalisant ainsi le vœu de cet ancien qui demandait aux dieux, je ne sais pourquoi, « une maison de verre » : la prochaine venue du roi, qu'on attendait au retour du camp de Somma, était la seule cause de cette affluence extraordinaire.

On comprend que nous eûmes beaucoup de difficulté à nous loger, en arrivant un soir à Milan par le dernier convoi de Camerlata ; les hôteliers nous renvoyaient de l'un à l'autre et, de guerre lasse, je songeais à passer la nuit dans l'omnibus du chemin de fer qui s'en allait à la remise, mais on me refusa cette faveur insigne. Vainement j'invoquai Jupiter-hospitalier. Enfin, nous trouvâmes un gîte chez un petit aubergiste compatissant, dont je regrette de ne pas avoir au moins la photographie, et nous pûmes oublier, après quelques heures de repos, les contrariétés de cette arrivée malencontreuse. Le lendemain, de bonne heure, nous déjeunions à l'italienne sur la place du Dôme, devant un café dont le seul mérite est d'être bien situé. Tandis que le palais royal et la place étaient encore dans l'ombre, un soleil voilé éclairait la cathédrale et coloriait en rose ses aiguilles innombrables qui se détachaient sur le ciel d'un bleu tendre. C'était un dimanche, la ville s'éveillait avec un air de fête, les broughams et les carrosses découverts commençaient à circuler, les petites familles bourgeoises se rendaient au chemin de fer qui devait les transporter à la campagne, en partie de plaisir, d'autres groupes se dirigeaient vers l'église. De tous côtés les cloches bourdonnaient dans les tours, les martinets tournoyaient dans le ciel en chantant, et sur la terre, – c'est-à-dire devant notre café, – les petites bouquetières nous souhaitaient déjà la bienvenue et nous *fleurissaient* pour toute la journée.

On le sait, j'aime les grandes villes et les mille spectacles de la ruche humaine ; je le reconnais, je les aime au moins autant que les grandes scènes de la nature et l'harmonie des paysages solitaires. Faut-il pour cela me taxer d'inconséquence ? Je ne le pense pas. L'artiste et l'écrivain, le poète et le philosophe, ont partout ici-bas un champ magnifique d'observation et d'étude, et les contrastes de la vie de voyage ne font qu'en augmenter l'intérêt pour eux. Mais revenons à la cathédrale, d'où cette profession de foi personnelle, et dont le lecteur n'a que faire, tend en ce moment à m'éloigner à grands pas.

Je voudrais pouvoir dire que le dôme de Milan me paraît irréprochable, aussi bien dans ses détails que dans son ensemble, et que rien n'amoindrit l'admiration qui s'impose à sa vue. Cependant, je ne puis souscrire à cet éloge. La cathédrale, œuvre grandiose, – une des plus complètes, nous dit-on, du style gothique, – manque absolument, il me semble, de naïveté d'exécution, à tel point qu'il suffit d'avoir vu les cathédrales de Flandre ou d'Allemagne pour nier la ressemblance de style qu'on prétend exister entre ces monuments et la cathédrale milanaise. Peut-être aussi le regard est-il surpris de rencontrer les formes anguleuses, les cristallisations pyramidales du style gothique en Italie, où tout est simple dans les lignes du paysage et dans celles de l'architecture nationale. Peut-être aussi la sérénité du ciel, la clarté de l'atmosphère communiquent aux monuments une grâce qui ne peut se concilier avec la sévérité du style originaire de la Germanie. Cette dernière conjecture doit paraître d'autant plus vraisemblable, que les sensations du fâcheux contraste dont je parle ne se produisent plus dès qu'on a pénétré dans l'intérieur du Dôme. Ici, l'harmonie de l'ensemble est saisissante, l'obscurité qu'on reproche à la nef, ainsi qu'aux bas côtés, n'ôte rien à cette impression favorable au recueillement ; aussi le visiteur, mesurant d'un regard émerveillé la hauteur des voûtes ogivales et des piliers, la hardiesse des colonnettes et des nervures entrelacées, pourrait-il oublier qu'il est dans une église italienne si la physionomie particulière de la foule, le style de la musique sacrée, le clinquant des dorures, ne venaient promptement le lui rappeler.

C'est le soir, au soleil couchant, qu'il faut aller admirer l'intérieur du Dôme : à cette dernière heure du jour, tous les tons du prisme illuminent tour à tour le parvis, les piliers octogones, les chapiteaux de formes étranges supportant les grandes voûtes. Ces touches lumineuses et fantastiques, ces reflets colorant les hauteurs du cintre, glissent et se jouent à travers les ombres enveloppant déjà le vaisseau de l'église. Une lumière dorée baigne en tons vaporeux l'abside, le chœur et le transept, tandis que, du côté opposé, le vitrail de la grande rose, semblable à quelque gigantesque tapis de Smyrne, s'empourpre de tons incandescents, de fulgurations éblouissantes, et jette dans cette partie de la nef les rouges lueurs de l'incendie.

Tel est le spectacle grandiose dont jouissent, tous les jours de soleil, les heureux Milanais, s'il leur plaît d'aller à l'église, et je reconnais que cette vue d'intérieur m'a fait oublier le mausolée des Médicis, le tombeau de saint Charles, les verrières de l'abside et quantité d'autres belles choses qu'on admire dans le Dôme. Mais ce qui m'a non moins vivement frappé, c'est le baptême d'un enfant de famille indigente, auquel j'assistai par hasard certain jour, au milieu de toutes ces magnificences. Après la cérémonie, pour laquelle on ne fit pas trop de façons, ce marmot avait été déposé, selon l'usage, dans sa corbeille, et demeurait en présentation dans l'église, la face tournée vers le maître-autel. Les curieux s'étaient dispersés ; une des femmes, qui venaient de présenter l'enfant, s'entretenait avec le sacristain qui serrait lestement sa vaisselle en plaqué, ses burettes en composition, tout ce qu'on emploie pour un baptême de troisième classe ; l'autre vieille avait suivi le prêtre qui devait, je suppose, lui remettre le certificat d'usage. L'isolement apparent du nouveau-né, qui gisait inerte et sans voix sous ces voûtes colossales, était si pénible à voir que je ne pus me résoudre à m'éloigner tout à fait avant de m'être assuré qu'on ne l'oublierait pas (!). Assurément, ma préoccupation secrète ressemblait beaucoup à un enfantillage, et je ne prétends pas la justifier ; toutefois, il n'en est pas moins vrai que je demeurai non loin de « ma corbeille » jusqu'au moment où l'on vint enfin la reprendre. Pendant ces quelques instants de garde volontaire, j'eus ainsi le temps de réfléchir au contraste qui s'offrait à moi, je veux dire à celui qui résulte de la fragilité de notre existence et de l'immuable grandeur apparente des œuvres architecturales. J'en vins à ne plus voir dans ce monument superbe que la trace du court passage des générations qui l'avaient péniblement édifié. Que sont les élans du génie vers la gloire éternelle, tandis que le bronze et la pierre nous disent que tout périt ici-bas ! Combien, me demandais-je, de pauvres artistes, oubliés de nous, avaient mis leurs plus nobles aspirations, leurs plus belles pensées dans ce monument qui, lui aussi, doit un jour disparaître ! Mais ces réflexions mêmes sur le néant des vanités terrestres, bien loin de m'ôter l'espérance, me rappelaient avec plus de force, lorsque je quittai le Dôme, la divine Patrie où tout ce qui est beau, tout ce qui est noble et grand, tout ce qui est généreux et tendre dans notre âme immortelle, doit refleurir un jour pour l'éternité !…

Ces considérations religieuses, à propos d'une œuvre architecturale, se lient mal, je le reconnais, avec le simple récit d'un voyage d'artiste en Italie. Mais, sous peine de n'être pas sincère, je ne saurais éviter parfois ces écarts inattendus de la pensée, car ils naissent des hasards de la vie de touriste, surtout dans ce pays où l'on passe le même jour de l'église au musée de peinture, du couvent au Corso, et du Campo-Santo à quelque représentation théâtrale. Aussi j'espère qu'on voudra bien ne pas trop me reprocher ces contrastes, que je ne veux ni chercher ni fuir, mais que je présente au lecteur tels qu'ils se sont offerts à moi et sans aucun souci du procédé littéraire.

Après le Dôme, l'Académie de peinture de Bréra préoccupe, à juste titre, les voyageurs de tous pays et particulièrement les artistes. Mais une exposition de peinture et de sculpture moderne avait envahi, depuis quelques jours, plusieurs galeries du palais, à notre grand déplaisir, comme aussi au grand contentement de la foule, qui se pressait dans les salles où s'étalaient les produits manufacturés de la peinture moderne. Je déclare que je ne veux point dire de mal de toutes ces toiles tapageuses et vulgaires, qui nous cachaient les œuvres discrètes des grands maîtres, car rien n'est plus agaçant que la contrariété qu'on éprouve en pareil cas, et je serais injuste, je le prévois. Mais je dirai quelques mots de l'ancienne école du XVème siècle, dont les peintures étaient encore visibles pour qui tenait absolument à les voir. Je pus retrouver ainsi les œuvres de Vivarini, de Mantegna, de Bernardino Luini, et suivre pas à pas les modifications apportées dans l'art pendant les deux siècles suivants par les Ferrari, Procacini et les Daniel Crespi ; l'habileté pratique de ces derniers maîtres, la largeur d'exécution de leur peinture étonnent par le contraste quand on revient au point de départ de cette étude.

L'époque la plus intéressante de l'ancienne école milanaise, ou, pour mieux dire, de toute la peinture lombarde, c'est celle où se manifestent chez les artistes les premières tentatives de l'individualité pour s'affranchir des types uniformes de la peinture traditionnelle, telle que l'art byzantin l'avait immobilisée. À ce titre, bien des œuvres gothiques sont empreintes pour nous du plus grand charme, et bien des noms peu connus de la foule méritent un éternel hommage. Je choisis, pour exemple, les fresques de Luini, peintre d'une suavité de contours, d'une élégance naturelle et cependant d'une naïveté d'observation qu'on ne peut apprécier qu'après avoir visité son œuvre dans le monastère Maggiore et plus particulièrement *le Martyre de sainte Catherine*. En rapprochant ces peintures délicieuses de la grande peinture murale de Sainte-Marie des Grâces, *la Cène*, de Léonard de Vinci, on est frappé de l'union intime du vrai et du beau dans ces œuvres d'autre part si dissemblables. Jamais les tendances du matérialisme naissant ne paraissent avoir porté atteinte, pour ces peintres, aux aspirations de la poésie, et leur chaste talent semble avoir ignoré jusqu'à l'existence d'un grossier réalisme. Faut-il conjecturer, avec certains artistes, que la beauté plastique et la pureté d'expression se rencontraient beaucoup plus fréquemment dans la société italienne du XVème siècle que dans la nôtre ? Je ne m'engage point dans l'examen de la première partie de cette assertion, car le plus ou le moins de probabilité d'une dégénérescence de la forme me paraît, en somme, de médiocre importance ; mais je m'attache au second point, non pour le combattre, mais parce qu'il me suggère quelques réflexions :

La physionomie humaine paraît avoir, pour les peuples civilisés et dans chaque siècle, des caractères généraux qui lui sont propres. Elle nous présente un reflet des passions qui exercèrent plus particulièrement leur empire sur la société, la famille, l'individu[1]. N'est-ce pas là, peut-on se demander, un signe du temps, un vestige auquel se reconnaît l'évolution morale des générations ? Pour moi, je n'hésite pas à le croire, en voyant les peintres de toutes les écoles nous présenter, dès la fin du XVème siècle, des types de la beauté dont ils chercheraient vainement les modèles s'ils revenaient parmi nous. Et cependant ces types n'en sont pas moins l'incontestable résultat du naturalisme et non celui d'une conception froidement idéale.

On ne peut oublier, j'en conviens, combien la tradition liturgique asservissait encore profondément la pensée du peintre à l'époque dont je m'occupe, et, pour citer un exemple, *le Mariage de la Vierge*, ce beau spécimen de la première manière de Raphaël, en est une manifestation très évidente : qui pourrait le nier ? Il a fallu de nombreuses années aux artistes pour rompre définitivement avec les règles austères de l'ancienne iconographie, car l'homme ne brise pas les chaînes morales comme les fers de la tyrannie ; mais en tenant compte de ces réminiscences inévitables, il faut encore admettre la vérité de mon assertion pour y chercher l'explication du fait que j'ai signalé.

---

1 Qu'on se souvienne, à ce propos, de l'œuvre d'Holbein, au musée de Bâle, et de la similitude de physionomie de ses nombreux portraits, tous cependant d'une si grande originalité.

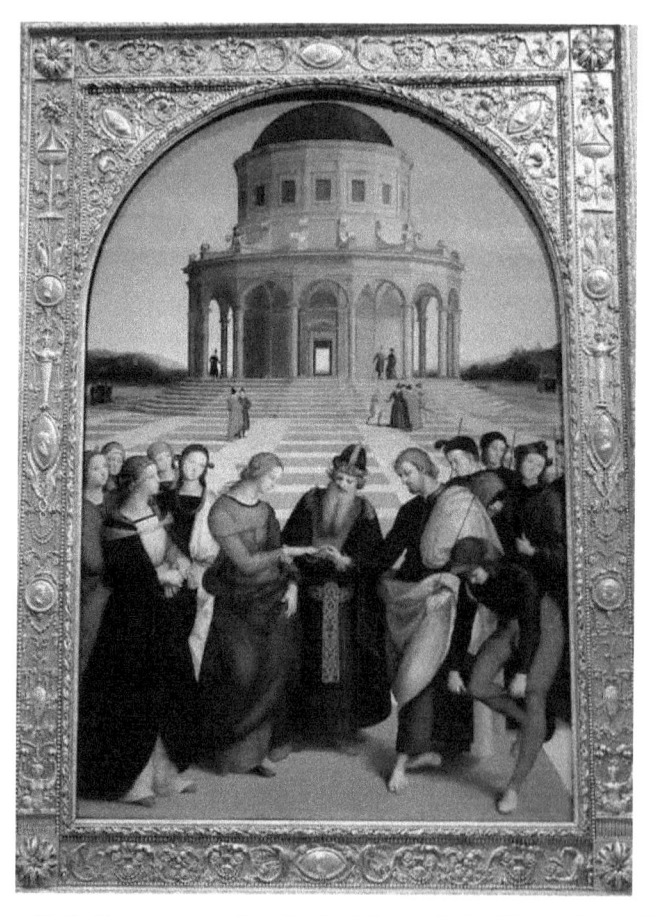

J'ai parlé de l'œuvre magistrale de Léonard de Vinci, dont, il est vrai, les dégradations et, – ce qui est bien pis, – les restaurations successives diminuent beaucoup le charme, sinon le mérite. Les fresques du monastère Maggiore, peintes par Luini, sont, au contraire, d'une conservation qui les rend doublement attrayantes. Pourtant c'était un géant, l'artiste florentin, dont le réfectoire de Sainte-Marie des Grâces a conservé l'œuvre trop retouchée ! De nos jours, les copistes et les photographes, acharnés à leurs re-productions, à leurs réductions, ont fait de ce sanctuaire de l'art une boutique d'imageries pour les amateurs de peintures à prix réduit. On ne peut que déplorer cet étalage de l'industrie, qui se retrouve trop souvent en Italie en présence des plus immortels chefs-d'œuvre de l'art.

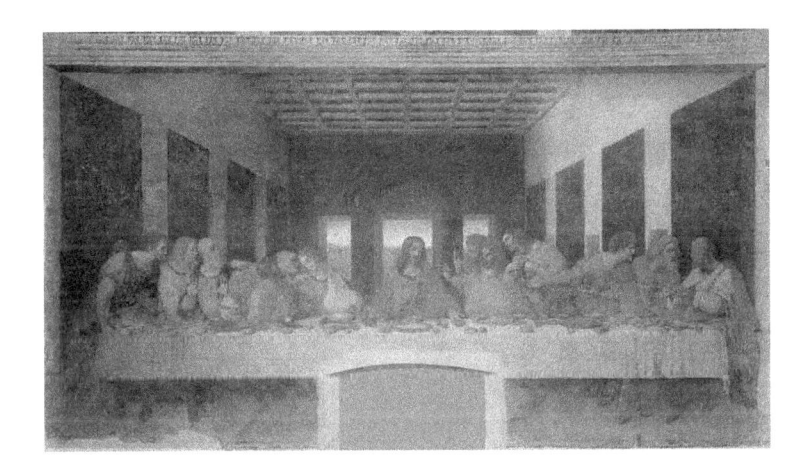

Je ne puis quitter l'église de Sainte-Marie des Grâces sans parler de la parfaite élégance de sa coupole octogone et de tous les fins ornements de cette construction faite, non de marbres précieux, mais de simple briquetage. L'œuvre, d'un goût si pur, du Bramante m'a séduit bien plus que les magnificences du Dôme, mais c'est là une opinion toute personnelle, sans valeur pour le plus grand nombre, et que je n'ai jamais eu la pensée d'imposer à personne par la violence.

La Madone de San-Celso, à l'autre extrémité de la ville, est également chère aux artistes, car, dans un autre style, sa façade, d'un grand luxe d'ornementation, est du plus bel ensemble ; puis on aime à rencontrer ici l'épanouissement de l'architecture de la renaissance, qui contraste si fortement avec l'école des vieux maîtres lombards. Mais je me borne à citer ces monuments qui m'ont plus particulièrement intéressé ; car, bien loin de viser à l'énumération des chefs-d'œuvre, dont tant d'écrivains prennent la peine chaque année de dresser l'inventaire, je ne prends pour guide ici que la plus capricieuse fantaisie et n'entend parler dans ces pages que des choses dont j'ai gardé très nettement le souvenir. On le comprend, cette vivacité d'impressions personnelles, que je recherche, si elle est vraiment de bon aloi, peut seule donner quelque valeur à ce qu'on serait tenté d'écrire encore sur l'Italie, ce pays des grands souvenirs, des grands hommes, des excellents tableaux et des mauvaises copies, ce pays où fleurirent longtemps tous les arts et où fleurissent de nos jours les banalités qu'ils inspirent.

Quand on a passé en revue, à Milan, les monuments les plus dignes d'attention et compté les trésors artistiques qu'ils renferment, il faut nécessairement parcourir la ville, il faut entendre la musique militaire au jardin et la grande messe chantée dans le Dôme. Puis, si l'on a suffisamment fait *corso* à la suite des voitures, visité les cafés, les restaurants dorés, les magasins de grand luxe, on peut changer de spectacle en suivant à l'aventure les rues populeuses, les marchés encombrés, les carrefours où se croisent les piétons, les charrettes et les omnibus. De ces excursions à la recherche du pittoresque et de l'inconnu, que je ne manque jamais de faire à l'occasion, on emporte l'impression que Milan est une ville de commerce et de luxe, plus animée que réellement d'aspect original, séjour préféré, nous dit-on, de la richesse et des plaisirs, et séjour aussi d'une garnison nombreuse dont les uniformes chamarrés, les tambours, les clairons, les manœuvres et les parades tiennent en éveil la curiosité des citadins, lesquels se rassemblent en tous lieux sur le passage de quelques soldats.

Dans un précédent voyage j'assistai, certain jour, sur la place d'armes, aux manœuvres de tir de douze batteries d'artillerie dont le feu tonnant assourdit, pendant deux heures, quarante mille spectateurs enveloppés dans les tourbillons de la fumée. Par un beau jour de soleil d'automne, c'était un grand spectacle que présentait alors cette vaste plaine quand une éclaircie permettait d'entrevoir la fourmilière humaine qui se pressait à l'entour, les armes étincelantes, les attelages, les uniformes aux brillantes couleurs, et les chevaux caracolant à travers cette apparente mêlée. Les Arènes et l'arc de Triomphe se distinguaient alors dans les seconds plans en tons fauves, en reflets cuivrés et dominaient la scène. Oui, c'était un grand spectacle ! Il est vrai que, pour en jouir pleinement, il fallait n'être pas trop distrait de l'observation du pittoresque par le concerto furieux de la canonnade.

On ne peut quitter Milan sans avoir fait une excursion à la Chartreuse de Pavie, mais, pour les touristes qui ont visité la Grande-Chartreuse de Grenoble et qui n'ont pas manqué d'aller entendre les offices de nuit chantés par les pères dans leur chapelle sépulcrale, rien ne rappelle ici le silencieux monastère à demi ruiné, le site sauvage et les sombres forêts choisis par saint Bruno pour Thébaïde. Il faut même reconnaître que la Certosa donne plutôt l'idée d'une riche villa seigneuriale que d'un couvent, et qu'en définitive cette maison religieuse, entourée de ses belles fermes et de ses riches plantations, est une étrange retraite pour les cénobites d'une vocation quelque peu sérieuse.

Mais en Italie tout est d'un aspect riant, même le champ du repos, et la religion a gardé, dès son origine, – soit dans ses monuments, soit dans ses cérémonies, – le caractère de la grâce unie à la magnificence. La somptuosité de la grande façade de marbre blanc de l'église émerveille dès qu'on a pénétré dans l'enceinte du monastère ; mais ces richesses de détail, ces marqueteries de porphyre et de serpentine, et les excellentes sculptures dont un ciel clément conserve la blancheur, toutes ces magnificences n'ont de valeur que parce qu'elles font mieux sentir la pureté des grandes lignes principales. On sait que cette façade fut ajoutée, vers la fin du XVème siècle, au monument expiatoire fondé par Galéas Visconti, et que cette œuvre, – une des plus belles de la renaissance, – précède une église ogivale dont certaines parties sont même d'architecture lombarde ; mais qu'importe ! la Chartreuse de Pavie, à laquelle on a travaillé jusqu'à la fin du XVIIIème siècle, est plutôt un vaste musée qu'une église ; c'est un trésor artistique dont les richesses éblouissent et charment les yeux. Son seul défaut est d'être inaccessible aux femmes, car sur ce point saint Bruno est inexorable. Les curieuses suivent donc, en dehors des chapelles, messieurs les visiteurs, conduits à l'intérieur par un frère chartreux d'assez belle apparence, et s'efforcent d'entrevoir, le visage collé contre les grilles, les chefs-d'œuvre de Luini, de Crespi, de Mantegna et toutes les merveilles de statuaire, de bronze et d'orfèvrerie dont ces dames sont impitoyablement tenues éloignées. Ce qu'on ne dit pas à la Chartreuse, c'est que le mausolée de Galéas Visconti devait être son tombeau, si l'on s'était souvenu, soixante-douze ans après sa mort, de l'emplacement provisoire où les restes de cet assassin réhabilité par sa munificence avaient été déposés. Mais, par une étourderie un peu forte pour des héritiers, jamais les moines ne retrouvèrent l'objet malencontreux de leurs recherches, et ils durent se contenter d'avoir élevé à bonne intention ce monument superbe. J'enregistre cette anecdote qui traîne, malheureusement pour moi, dans plus d'un livre, car, vraie ou fausse, elle donne à penser sur la vaniteuse comédie dont la mort est le prétexte, et nous montre avec une incisive ironie ce qu'on voudrait vainement nier : l'égalité devant le trépas et l'impuissance de ceux qui prétendent échapper à ce fatal niveau.

Après le mausolée, dont je viens de parler, il faut encore admirer le maître-autel du chœur et les délicieux ornements des candélabres de Fontana, – le triptyque de la vieille sacristie, – la grille dorée du transept, – le lavoir des moines, et bien d'autres merveilles dont je n'ai plus qu'un souvenir confus. Une seule peinture : une fresque de Luini, est demeurée présente à mes yeux. C'est *la Vierge et l'enfant Jésus voulant cueillir un œillet*. Je n'ai rien vu de l'école lombarde, au musée de Bréra, qui vaille cette peinture ou tout au moins qui l'égale en grâce naïve, en pureté virginale, en mystérieuse et divine beauté. L'artiste voyageur est heureux d'échapper ici aux magnificences des marbres et des dorures pour se recueillir un instant en présence de cette manifestation de la beauté morale.

Plus qu'un mot, avant de nous éloigner de la Chartreuse, au sujet de la grande façade dont j'ai parlé.

Il y a par ci par là de bons morceaux, nous dit assez dédaigneusement le président de Brosses, mais c'est toujours du gothique ; je ne sais si je me trompe, mais qui dit gothique dit presque infailliblement un mauvais ouvrage.

Je ne sais si je me trompe aussi, mais cette citation des ridicules engouements de la mode et des ignorances d'un homme d'esprit du siècle passé m'a paru bonne à rappeler ici avant de poursuivre mon pèlerinage.

Nous quittions Milan, le lendemain de cette excursion à la Certosa, et, après avoir salué du regard Bergame et les collines de Brescia, de Peschiera et le pittoresque lac de Garda, nous nous mettions en règle avec la police et la douane autrichiennes, deux administrations beaucoup moins exigeantes et tracassières que la douane et la police françaises sous tous les régimes ; il est bon de le dire incidemment, quoique cette vérité puisse paraître très étrange à ceux qui n'en ont pas fait l'expérience.

Vérone, où nous allions demeurer quelques jours, n'est plus une ville selon nos idées modernes, c'est un camp retranché, une enceinte militaire. La population civile disparaît ici au milieu des soldats de toutes les armes, qui sont rassemblés sur ce point important du quadrilatère. Les Véronais qui ne s'accommodaient pas de ce régime et qui pouvaient s'éloigner ont été libres de le faire, en sorte que l'étranger cherche vainement aujourd'hui, dans cette place de guerre, l'apparence d'une bourgeoisie et les derniers débris des classes élevées de la société ; l'émigration a depuis longtemps tout emporté, les palais sont déserts, les maisons riches hermétiquement fermées, et sans la présence des artisans, des petits marchands et des paysans que retient ou attire l'approvisionnement de la ville, on pourrait croire qu'il n'y a plus d'Italiens dans la patrie de San Micheli et de Paul Véronèse.

Cet ordre de choses est tellement anomal qu'il est pénible, même pour le touriste en passage, obligé de reconnaître dès ses premiers pas en Vénétie le fait douloureux de la conquête, l'anéantissement de toute vie nationale, vie que remplace le despotisme du sabre et, qui pis est, du sabre étranger. Les oppresseurs eux-mêmes paraissent avoir le pressentiment que cette violence ne peut durer davantage ; car, de nos jours, la force des baïonnettes ne suffit plus pour soutenir une cause perdue aux yeux des nations civilisées, et dans cette lutte suprême, entre la force et l'idée, les coups de canon ont moins de puissance que le souffle de la liberté. En attendant le jour du combat, dont tout révèle les prochains présages, les Allemands permettent encore aux étrangers de visiter leurs places de guerre, ils tolèrent même la présence des Véronais à Vérone, des Vénitiens à Venise, et pourvu que ces citadins, dont ils dédaignent les sourdes colères, ne donnent aucun signe de leur existence politique, ils leur rendent encore tolérables, par une excellente discipline militaire et par une certaine indulgence dans la pratique de l'autorité, le fléau de l'arbitraire et le lourd fardeau de la servitude.

J'ai consigné ces réflexions, qui résultent pour moi de deux séjours en Vénétie, avant toute description locale et dès nos premiers pas dans Vérone, car les faits qui les motivent sont très certainement ceux qui frappent, à son arrivée, l'observateur de la physionomie populaire et de la vie morale. Non, je ne sais rien de plus émouvant pour le citoyen d'un pays libre que la compression violente des droits de nationalité ; la génération à laquelle j'appartiens n'a rien vu de semblable dans la Suisse, ma chère patrie, et ma conscience, ou plutôt la conscience humaine, repousse cette iniquité, qu'on l'appelle annexion, occupation militaire ou conquête, qu'on la consacre par des conventions diplomatiques ou qu'on l'impose par la force des bataillons !

Revenons maintenant, s'il se peut, sur les bords de l'Adige, et par le vaste Corso où se promènent le soir les citadins, pénétrons dans Vérone sur la place Bra, dont l'étendue donne un aspect très favorable au palais de la « Grand'garde » et aux colossales Arènes dont les antiques murailles se dressent au nord de la place.

Un dimanche soir, nous étions assis devant les portiques, et tandis qu'une excellente musique militaire exécutait l'ouverture du *Barbier de Séville* et rassemblait la foule des promeneurs, nous regardions défiler tous les types militaires de la Germanie ; autour de nous les épaulettes d'or, les rubans, les croix, les tuniques blanches et les écharpes jaunes se confondaient dans une mêlée brillante. Quelques dames, de tournure et de toilette allemandes, accompagnées de leurs enfants, prenaient leur part de cette ombre de divertissement populaire, en savourant leur sorbet et répondant au salut des gens de leur connaissance. Presque toujours un vétéran, à la poitrine couverte de médailles et de croix militaires, remplissait les modestes fonctions de bonne d'enfant, et ce vieux brave, houspillé par des petites filles et cédant à tous leurs caprices, n'était pas pour nous une des figures les moins intéressantes de ce tableau de genre. Les sabres traînaient sur les dalles, tous les dialectes de l'empire d'Autriche se faisaient entendre et se heurtaient avec le pur langage de la bonne compagnie. Les salutations officielles s'échangeaient avec une ponctualité réglementaire. Jamais je ne vis société plus révérencieuse, et nous devons supposer que cet échange indéfini de saluts militaires doit offrir de bien grands avantages pour en compenser l'insupportable monotonie. La nuit venait, une nuit sereine, rendant plus délicieux le repos en plein air et la promenade. Je cherchais vainement des familles véronaises dans cette affluence étrangère ; les gens du pays assistaient à je ne sais quel spectacle héroïque que des tragédiens empanachés donnaient au milieu des arènes de Dioclétien. S'agissait-il du siège de Corinthe, de la bataille de Pavie ou de le prise de Sébastopol ? Je ne puis le dire, mais l'action devait être chaude, car les gerbes de feu et les fusées romaines, les détonations des pétards et des grenades excitaient à chaque instant les cris de joie des curieux. Tels sont les plaisirs enfantins qu'on permet en Vénétie, et nous devons ajouter qu'ils sont très particulièrement dans le goût du populaire.

Nous avions quitté le concert, et par les petites rues marchandes qui conduisent au marché aux Herbes, nous nous dirigions au clair de lune vers la place « dei Signori » qui l'avoisine. Il nous tardait de retrouver dans Vérone autrichienne les témoins de son passé républicain, les silencieux palais des Scaligeri, leurs tombeaux de « Sainte-Marie Ancienne, » la maison des « Capelletti » et le cloître des Bernardins, bien qu'il fût à l'autre extrémité de la ville, enfin les divers sites que les historiens et les poètes ont embelli pour nous d'attachants souvenirs. Tous les artistes voyageurs ont connu cette curiosité fiévreuse qui s'empare de l'étranger dès les premières heures de son séjour dans une ville dont le nom réveille de poétiques pensées. Il est d'un grand charme de prendre ainsi possession de l'inconnu aux mystérieuses clartés d'une belle nuit d'Italie. Toutefois, en dépit de cette théorie, nous terminâmes la soirée sur la place « dei Signori, » où quelques familles véronaises prenaient le frais devant le café Squarzoni, aux sons des guitares et des chansonnettes populaires.

Les donjons très élevés, les grilles, les meurtrières, les murailles crénelées du palais des Scaligeri, font de ce lieu un intérieur de ville de moyen âge, la cité italienne du XIVème siècle s'y révèle et semble sortir du tombeau. La petite place est fort mal éclairée, de grandes ombres laissent deviner les ruelles étroites qui viennent y aboutir, de la place aux Herbes et du côté de Sainte-Marie Ancienne. Dans ces voies silencieuses, où le passant attardé écoute le bruit de ses pas, on ne serait pas surpris d'entendre le cliquetis des épées et le cri : « Aiuto ! » On s'attend à voir paraître, la dague au poing, Tybalt et Mercutio, précédés de leurs valets portant des torches résineuses, ou les sbires masqués de Cane Signore, mais ce jeu de l'imagination est de courte durée. La vue des factionnaires en longue capote grise, immobiles au coin de la place, et dont l'arme scintille au clair de lune, ne permet pas de prolonger l'illusion. Par moment le : « Qui vive ? » d'un soldat, à l'approche d'une ronde ou d'une patrouille, suffit pour rappeler Vérone autrichienne, et ces rudes accents étrangers interrompent brusquement alors les pauvres chanteurs et font cesser les vocalises du *Trovatore* ou de

Rigoletto.

Tels sont les souvenirs de ma première soirée dans Vérone, soirée délicieuse et que nous prolongeâmes le plus possible. Le coup de canon de la retraite, ou plutôt de l'extinction des feux dans les casernes, avait retenti depuis longtemps sur la ville endormie, quand nous nous décidâmes enfin à regagner notre petit hôtel. La place Bra, si animée au soleil couchant, était déserte à cette heure tardive et l'astre des nuits inondait alors cette vaste solitude de ses pâles clartés.

* * *

Le lendemain, nous commençâmes nos excursions dans la ville, en nous dirigeant de nouveau du côté de la cité que nous avions seulement entrevu la veille. Déjà la place aux Herbes était envahie par les paysans, les marchands, les ouvriers, les brocanteurs et les revendeurs ; les petits bourgeois achetaient leurs provisions, des escouades de soldats allaient à la distribution des vivres dans le costume peu flatteur des hommes de corvée. De tous côtés des pyramides de fruits, des tas de gibier, des monceaux de légumes emplissaient les charrettes, envahissaient les échoppes et roulaient dans les corbeilles. La volaille gloussait, piaulait et se débattait dans les mains indifférentes des vendeurs et des acheteurs. Sous les arcades des édifices entourant la place, les négociants en quincaillerie, en cotonnade, en soierie, les artistes en chaudrons, en casseroles étalaient tous les brillants produits de leur commerce, toutes les séductions de leur industrie, les joailliers en pierres fausses, les orfèvres en clinquant attiraient irrésistiblement les curieuses devant leur étalage. Des boutiques de salaisons et d'épices, des casseroles de rôtisseurs en plein vent, des ostéries souterraines s'exhalaient tous les parfums irritants de la cuisine au *gorgonzola*. C'était bien, avec tous ses amusants détails, le brillant tableau d'un grand marché d'Italie que nous avions sous les yeux, scène plantureuse et désordonnée, brillante de tout l'éclat de la foule en pleine lumière, motif d'étude toujours nouveau pour un peintre humoriste, pour un observateur philosophe, et dont la rencontre inattendue m'a toujours particulièrement charmé, à Vérone comme à Pavie, à Padoue, à Bologne, ainsi qu'à Venise.

Une ruelle conduit de la place du Marché devant la petite église de Sainte-Marie Ancienne, dont les tombeaux des Scaligeri ornent l'enclos. Ces monuments de couleur sombre, entourés de grilles annelées et mobiles, sont d'une grande élégance de dessin, et, malgré la raideur de style du XIVème siècle, c'est un beau spécimen de l'architecture et de la statuaire de cette époque. La tombe de Cane Signore est particulièrement belle ; celle de son parent, qu'il assassina, est beaucoup plus simple, les passants la remarquent à peine, et tout l'honneur est ici pour le meurtrier. Toutefois, et s'il est vrai que, plus heureux que Galéas Visconti dont j'ai parlé précédemment, Cane Signore dorme réellement dans le magnifique tombeau qu'il s'est élevé, espérons qu'il entend chaque jour les cicerone flétrir son crime devant les étrangers, et messieurs les touristes s'apitoyer, un guide à la main, sur le sort de ses victimes.

Les archéologues, les architectes et particulièrement les experts dans l'architecture lombarde, doivent tenir Vérone en grande estime, car les plus beaux monuments de ce style étrange décorent la cité, et l'aspect de ces édifices, mélange de simplicité, d'élégance et de barbarie, frappe les curieux et charme les artistes. Sans doute une étude spéciale des basiliques véronaises est particulièrement attrayante, car ici la naïveté d'exécution rend plus sensible le mysticisme de la pensée, et l'on doit aimer à pénétrer ce mystérieux langage de l'humanité dans des siècles de ténèbres profondes, de servitude, de foi, d'ascétisme et d'austérité. Mais à ne voir ici que ce qui intéresse plus particulièrement le peintre et le dessinateur, les églises de Vérone, – on en compte, nous dit-on, une cinquantaine, – sont du plus bel ensemble et du style le plus caractérisé. Le Dôme, San-Zénone, Sant-Anastasie, San-Fermo-Maggiore, sont celles où l'on revient de préférence, qu'on ne se lasse pas d'admirer, et qui laissent les plus vifs souvenirs. Plusieurs sont d'une belle couleur rougeâtre, comme les églises de Pavie ; celles dont les façades sont construites par assises de brique et de marbre, comme San-Zeno, sont d'un ton chaud et harmonieux qui donne un grand attrait à l'ensemble de l'œuvre. Ces édifices ont nécessairement très peu de reliefs dans les grandes lignes architecturales ; toutes les richesses de la sculpture, tous les caprices de la fantaisie sont réservés pour le porche, le frontispice, les impostes, les frises et les pilastres. C'est ici que le curieux peut se délecter à suivre des yeux les enroulements capricieux des saints et des élus sortant de leur feuillage de pierre, les scènes de la Genèse et de la Passion, exécutées, semble-il, par un insulaire de la Polynésie, les rêveries mystiques de l'Apocalypse et les étranges combats des griffons, des lions, des serpents ailés. À San-Zeno, d'énormes portes de bronze, d'un prodigieux travail et d'un goût barbare, donnent accès dans l'église ; elles virent passer tour à tour Frédéric Barberousse, les Visconti et les Carrare. Au Dôme, à San-Fermo, à Sainte-Euphémie, des monuments funéraires d'anciennes familles sont élevés sur des modillons contre la face extérieure de l'église ; le plus singulier de ces tombeaux est celui des Castelbarcos placé comme une valise au-dessus du mur d'enceinte du couvent de Sainte-Anastasie. On a reproché, je le sais, à ces tombeaux du XIIème siècle, si fièrement accrochés à la muraille, de présenter parfois quelque danger pour les vivants ; néanmoins, ces statues funéraires, étendues les mains jointes sur leur sarcophage, sont d'un effet trop pittoresque pour qu'on songe ici aux inconvénients de leur présence ; puis ces tombeaux ajoutent à l'austérité des églises lombardes, ils s'harmonisent avec ces places solitaires qu'envahit l'herbe des champs, et l'impression qu'ils font naître se confond avec toutes les mélancolies de la cité véronaise.

Pour compléter cet aperçu des édifices dont je parle, je devrais en décrire les intérieurs, mais je me garderai bien de me hasarder à ces descriptions périlleuses. Il me suffit de rappeler ici que plusieurs des églises de Vérone ont conservé très complètement le style de leur architecture dans toutes ses parties, circonstance précieuse maintenant en Italie où la détrempe au lait de chaux paraît exciter la plus vive émulation municipale. Le comble en bois noirci par l'encens, de San-Fermo Maggiore, et le plafond en poutrelles assemblées de San-Zeno, sont même des réminiscences fidèles des basiliques chrétiennes et conservent à ces deux sanctuaires un singulier caractère des premiers temps de l'Église.

Au sortir de San-Zeno on nous conduisit, vers le soir, à la porte d'un couvent dont le charmant cloître est, je crois, l'œuvre de San Micheli. Deux jeunes peintres travaillaient dans ce lieu tranquille, et je ne pus maîtriser, songeant à mes loisirs de touriste, une pensée d'envie en les voyant tous deux manier hardiment la brosse et se délecter à l'étude de ce charmant et lumineux tableau. Être jeune, être plein d'espérances et d'illusions glorieuses et passer ainsi, loin du monde, de longues heures à peindre d'après nature à côté d'un ami, à l'ombre d'un monastère abandonné, au pied d'une antique église perdue dans quelque quartier solitaire, quelle vie plus délicieuse en Italie pour un artiste, et quelles jouissances peuvent être comparées à celles qu'il ressent alors dans toute leur plénitude pendant ces heures trop vite écoulées et dont il gardera toujours le souvenir !

Ces réflexions me ramènent aux bons tableaux qu'on rencontre çà et là à Vérone et dont je n'ai rien dit jusqu'ici, car dans cette ville si curieuse l'attention du voyageur est plus particulièrement excitée par les monuments de l'architecture.

Cependant un très important tableau de Mantegna doit être mentionné à San-Zeno, car le plus grand nombre des amateurs de peinture le préfèrent à *l'Assomption* peinte par le Titien, dans la cathédrale, toile tellement enfumée et d'un faire si lâché qu'on n'y reconnaît la main d'un grand maître qu'à la fière tournure de la silhouette principale. Quant à moi, j'ai plus particulièrement gardé le souvenir d'une magnifique esquisse de Paul Véronèse, une *Descente au tombeau*, et celui de plusieurs fresques superbes de Luini, peintures qu'on a fort sagement transportées de quelques couvents sécularisés dans les salons de l'Académie des beaux-arts. Quant aux tableaux de Bonifazio, qu'on voulait nous faire admirer, ils sont très inférieurs à ceux qu'on voit dans la cité des Doges, même aux yeux des gens qui ont, ainsi que moi, une préférence marquée pour toutes les séductions de l'école Vénitienne.

On ne peut faire autrement que de parler un peu de Roméo et de Juliette quand on vient de Vérone. Malheureusement pour les lecteurs doués de sensibilité, j'ai les souvenirs les plus gais des lieux consacrés par les tragiques amours de ces infortunés ; la maison de Juliette Capelleti est occupée maintenant... par une respectable matrone « approuvée par l'université de Padoue » et agrégée sans doute de la Faculté de médecine. L'image qui sert d'enseigne fait en ce lieu, où l'on voudrait trouver la poésie, le plus singulier effet par son grotesque réalisme. Quant au tombeau des deux amants, personne ne croit à son authenticité, mais chacun veut le voir et les dames particulièrement n'ont garde d'y manquer. On rit en sonnant à la porte du jardin, et le maraîcher vous reçoit en riant, comme un homme sensé qui veut bien se prêter à un enfantillage ; on rit encore lorsqu'il vous conduit sous une voûte en face de cette auge de pierre que le cicerone ne peut aussi vous montrer sans rire.

Enfin, au sortir de ce clos champêtre, on voit rire les curieux aux fenêtres, les fileuses devant les maisons, les passants dans la rue, et jusqu'au cocher de cabriolet qui vous mène.

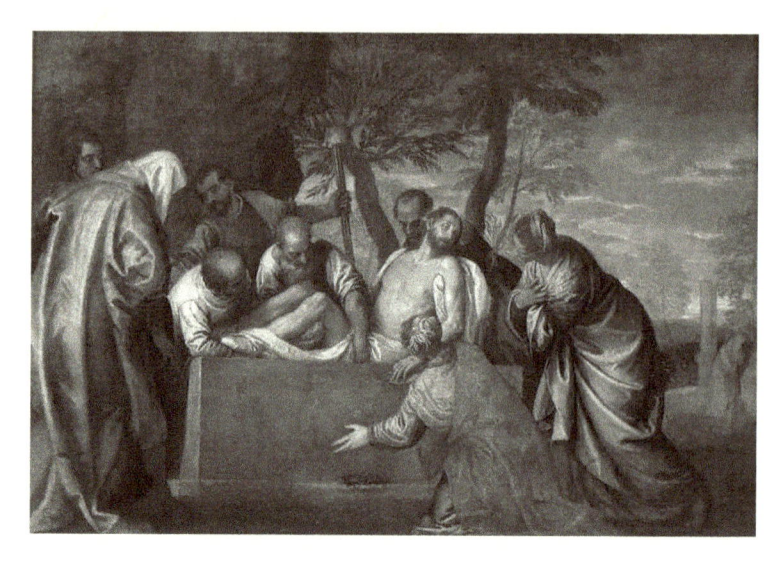

Mais pourquoi l'homme a-t-il cette manie de mêler à tout propos la réalité et l'idéal, de toucher indiscrètement à la poésie qu'un rien effleure et qui disparaît alors sans retour ? Que nous importe, en définitive, le monastère des Franciscains, la maison des Cappelleti et le tombeau de Juliette. Ce qui nous touche bien davantage c'est l'histoire émouvante de deux jeunes amants, victimes de la destinée, c'est la jeunesse, l'amour, la beauté moissonnés par la mort qui les unit dans le cercueil, tandis que se déchaînent autour d'eux la fureur des partis et les terribles haines des familles. Cette histoire est possible, donc elle est vraie moralement et cela doit suffire. J'en appelle à tous les lecteurs de Shakespeare, à tous ceux qu'impressionnèrent tour à tour, au nom des amants véronais, la peinture, le drame ou la poésie : le vrai tombeau de Roméo et de Juliette n'est-il pas dans nos cœurs émus, et n'est-ce pas là seulement qu'il convient d'en chercher le souvenir ?

La veille de notre départ nous montâmes, au soleil couchant, dans les jardins de la villa Giusti. Après quatre ou cinq heures de course rapide, notre cheval de cabriolet venait de s'abattre sur le pavé, dans la rue voisine, ce qui pour les chevaux de fiacre est, comme on sait, une manière indirecte de faire savoir aux étrangers qu'ils ont assez de leur fatigant service.

L'ombre envahissait déjà les terrasses inférieures de la villa d'où le parfum pénétrant des orangers s'exhalait et embaumait la brise. Mille fleurs charmantes, – inconnues en deçà des Alpes, – brillant des plus vives couleurs et comme vernissées, s'épanouissaient dans les corbeilles et décoraient les massifs de verdure. Les guirlandes de lierre et de jasmin de Virginie s'élançaient autour des statues mutilées et serpentaient au travers des balustres, quelques rayons d'or glissaient sur le feuillage, sur le sable des allées solitaires. Au second plan, les riches teintes du soir coloraient les bosquets les plus élevés de la villa, les rochers de couleur ocreuse, les murs de brique tapissés de pariétaires, et jusqu'aux sombres verdures des grands cyprès ; mais ce joli tableau ne pouvait nous suffire : nous gravîmes au sommet de la colline d'où le regard embrasse une des plus belles vues de la contrée.

Le soleil allait disparaître et déjà les eaux de l'Adige, qui serpentent lentement à travers la ville, s'empourpraient de ses dernières lueurs. Les campaniles des vieilles églises lombardes, les monuments du Bas-Empire et les palais du Corso étaient illuminés d'une clarté puissante. L'ombre gagnait déjà les rues tortueuses, les grandes artères de la cité, les quais, les deux rives du fleuve et ses curieux moulins amarrés sur des ponts de bateaux ; mais, au delà de Ponte-Nuovo, la ville et la campagne lointaine s'étalaient en pleine lumière. À gauche, les collines de Castel San-Pietro, couvertes de jardins et de villas, dominaient les faubourgs ; au centre du tableau, la place Bra et ses colossales arènes, et plus au sud les bastions de la ville et la station de Porta-Nuova attiraient les yeux. Quand le soleil eut disparu, les magnifiques lueurs des beaux soirs d'automne se reflétèrent longtemps sur la cité, tandis que se dessinait finement à l'horizon la silhouette des montagnes ; puis tout s'éteignit enfin sur la terre, et les dernières colorations du ciel se perdirent sur nos têtes dans des tons d'opale d'une ineffable pureté.

« Vérone, adieu, pauvre captive ! » pensâmes-nous tristement, en jetant un dernier regard sur la ville dont le séjour nous avait tant charmés. Comme nous redescendions la colline, un essaim de jeunes pensionnaires, échappées, nous dit-on, d'un couvent voisin, s'emparait de la plate-forme que nous venions de quitter. Les rires argentins et les éclats de voix sonores de ces joyeuses enfants en costume de fête, se pourchassant tête nue dans les bosquets, embellissent encore aujourd'hui mes derniers souvenirs de Vérone et le poétique tableau de la villa Giusti.

II. Padoue. – Venise.

Il arrive nécessairement, pendant un voyage en Italie, d'éprouver ce qu'on ressent en visitant une vaste galerie de peinture. L'esprit est inégalement excité par les manifestations du beau et parfois il est injuste. C'est ainsi que, pour le touriste, un souvenir enthousiaste des plaisirs de la veille nuit toujours un peu aux impressions du moment. Padoue, où nous demeurâmes en quittant Vérone, nous plut beaucoup moins que cette ville, soit que nous fussions déjà distraits par la pensée que nous nous rapprochions de Venise, soit que nous eussions trouvé tout particulièrement un grand attrait dans le séjour de la cité véronaise.

Il faut dire, qu'à l'exception des deux belles places de marché que sépare l'antique palais della Ragione, Padoue est d'un aspect médiocrement intéressant et pittoresque. Ses rues sont pour la plupart étroites, silencieuses et sans magasins ; plusieurs sont bordées d'une double rangée d'arcades sous lesquelles s'abritent de vraies galeries de cloître. Rien n'est plus triste en tous pays que cette architecture ; mais ici le plus grand nombre des maisons et des palais étant hermétiquement fermé, on conçoit sans peine combien l'étranger est promptement fatigué d'un pareil séjour.

En réalité, on respire largement l'ennui sous ces galeries où se rencontre, de loin en loin, quelque petit magasin de consommation locale. La grand'rue qui conduit au Prato della Valle fait cependant exception à cette rigidité claustrale, et je ne dis pas qu'on n'y trouve des étalages qui feraient honneur à certaines petites villes de troisième classe. Quant à cette vaste et stérile place « plantée » de statues du plus mauvais goût et de grands arbres malingres et sottement alignés, sa solitude sans charme complète, selon moi, l'impression d'ennui dont j'ai parlé et qu'on ressent ici dès le second jour. On en vient même à regretter le grand mouvement militaire de Vérone, car ici les troupes d'occupation sont beaucoup moins nombreuses, puis les militaires autrichiens sont d'ordinaire fort tranquilles en garnison ; à Padoue, ils semblent décidément avoir pour consigne de faire le moins de bruit possible.

Mais comme il convient, en toute occasion, de prendre le bon côté de la vie, je reconnais en y réfléchissant bien que l'austérité, la monotonie d'une ville telle que Padoue n'en dispose que mieux notre esprit à l'observation recueillie des belles œuvres d'art qu'on peut y rencontrer, et ceci me conduit à rappeler quelques intéressants souvenirs de nos promenades dans cette ville.

La statue équestre de Gatta Melata, devant l'église de Sant'Antonio, est digne d'être citée la première et doit être longtemps admirée, car c'est un des morceaux les plus vigoureux de la statuaire florentine du XVème siècle. La simplicité et la grandeur de ce bronze, devenu d'un beau ton verdâtre, rappellent l'antique, mais les naïves tendances du naturalisme qui caractérisent le style de Donatello et de ses contemporains ajoutent un attrait particulier à cette œuvre superbe.

Les coupoles de l'église del Santo[1] comme celles de Sainte-Justine, nous disent les gens de l'art, donnent aux voyageurs qui n'ont pas encore visité Venise un aperçu de l'architecture byzantine. Toutefois, ce trait distinctif de la mosquée n'est nullement en harmonie, avec l'ensemble des édifices de Padoue, et l'on serait singulièrement déçu, lorsqu'on pénètre dans ces églises sans physionomie à l'intérieur, si l'on pensait y retrouver les caractères de leur ornementation primitive. Du reste, il faut reconnaître que nous jouions de malheur en visitant les églises de Padoue : à Sainte-Justine, l'édifice était envahi par les maçons, les plâtriers et les artistes en badigeon ; à Sant'Antonio, les tentures rouges et les oripeaux des jours de fête nous cachaient les marbres et les peintures ; ajoutons qu'ici le sacristain était introuvable et que nous n'avons pas même la satisfaction d'avoir contemplé la langue de saint Antoine et les cheveux de la Vierge ! Au Dôme, aux Eremitani, un ciel nébuleux, le ciel des jours de pluies interminables, ne permettait de voir aucun détail, et ne nous a pas seulement laissé distinguer le *saint Jean*, du Guide, dans cette dernière église. Il est vrai que, pour nous consoler de tant de mésaventures, on nous conduisit au palais Papafava, où nous eûmes toute liberté d'admirer *la Chute des Anges*, de Fassola, et ses soixante figurines entortillées dans un grotesque ensemble et

---

[1] Saint Antoine est ici le saint par excellence, et le populaire ne désigne pas autrement son église.

sculptées d'un seul bloc de marbre. J'ai rarement vu un plus mauvais ouvrage et plus de temps perdu à produire une œuvre bizarre, d'un aspect disgracieux et sans aucune valeur artistique.

 Mais ce qui est réellement digne de sa célébrité, c'est la petite église de la Madonna dell' Arena, près des remparts, édicule qu'un particulier tient sous clef dans son enclos rustique, et dont les murailles sont couvertes à l'intérieur des fresques les plus intéressantes du Giotto et de ses imitateurs. Les traditions de l'art byzantin luttent encore ici, comme dans la première peinture lombarde, avec les efforts d'un individualisme naissant ; mais quelque chose de plus énergique, de plus rude aussi, caractérise les compositions du Giotto, surtout lorsqu'on les rapproche de celles de certains peintres tels que Mantegna. Les peintures de la Madonna dell' Arena sont un des plus précieux vestiges de l'art au commencement du XIVème siècle. Ce lieu consacré, tristement délaissé par le culte et dont la servante du jardinier fait les honneurs, m'a rappelé certaine église milanaise dans le Corso, si j'ai bonne mémoire, où sont installés de nos jours les ateliers d'un carrossier ; puis une autre église vénitienne dans le quartier de la Monnaie, dont un fripier a fait l'entrepôt de ses richesses mobilières, le Capharnaüm de ses loques et de ses haillons. Mais revenons à Padoue : pourquoi la Madonna dell' Arena n'est-elle pas devenue simplement un musée sous la surveillance directe de l'administration municipale ? Il nous semble qu'en tous pays l'autorité a mission de sauvegarder les chefs-d'œuvre de l'art, et plus particulièrement ceux qui sont d'un intérêt national, puisque ce qui touche le public appelle l'intervention de l'État et ne peut être soustrait à son influence protectrice. Mais je m'arrête sur le bord de l'abîme, car je crois entendre un propriétaire de chefs-d'œuvre qui m'avertit avec indignation que je suis depuis un instant les sentiers périlleux du socialisme !

 Un édifice que les Padouans sont loin de négliger, c'est leur café Pedrocchi, dont chacun parle ici aux nouveaux venus et se montre fier comme d'une merveille. Cette construction monumentale est l'œuvre d'un artiste de talent, nous dit Valéry, dont nous ne voulons point contester l'appréciation bienveillante. Colonnade, fronton, portique et cella, rien n'y manque. Les citadins de toutes les classes de la société s'y rassemblent, beaucoup de gens paraissent même avoir élu domicile dans ce temple de la limonade, où nous pensions être servi par des prêtres de Bacchus et des canéphores, mais je dois avouer que les « garçons » de l'établissement ressemblent à tous leurs congénères en habit noir des temps modernes, et ne sont point couronnés habituellement de feuilles de lierre et de corymbes, comme nous nous plaisions à le supposer. Un des grands charmes du café Pedrocchi pour les gens de Padoue résulte de l'absence des militaires, je suppose, car nous n'y vîmes pas un seul officier. C'est là une de ces conventions tacites entre les opprimés et les oppresseurs, comme on en rencontre beaucoup en pays conquis. Ajoutons que cette convention serait ici très facile à rompre pour les militaires, et que c'est de leur part une preuve de bon goût de vouloir bien s'y conformer.

A Sainte-Justine, nous eûmes la curiosité de descendre dans un affreux cachot souterrain qu'on prétend avoir été celui de la sainte. En résumé, on sait très peu de chose de la patronne de Padoue, et les légendaires peuvent se donner carrière en liberté au sujet de cette fille sage et qui n'a point fait parler d'elle. Mais quelles que soient les créatures humaines qui ont été privées de l'air, du soleil et de la liberté dans ce lieu horrible, je pense qu'elles ont dû souffrir mille morts et que leur souvenir est digne d'une éternelle pitié. Deux niches grillées, et tout à fait semblables à des cages de bêtes fauves s'ouvrent à hauteur d'appui, en face l'une de l'autre, sur les parois latérales du cachot où nous descendîmes à la lueur des flambeaux. On ne peut s'y tenir debout, aucune lueur n'y pénètre, aucun bruit n'y parvient : le mode d'alimentation et les soins de chaque jour qu'on donnait à ces victimes étaient évidemment les mêmes que ceux dont on use de nos jours dans les ménageries ! L'imagination est épouvantée à la pensée des misères sans nom d'une telle agonie, et néanmoins, plus que jamais, sous ces voûtes odieuses où s'éteignirent les derniers cris des martyrs, la conscience humaine se fortifie dans la croyance impérissable en un Dieu juste et vengeur.

Comme nous cherchions vainement dans la ville quelques citadins d'apparence un peu aisée, on nous apprit à Padoue que trois mille passe-ports avaient été délivrés pour l'extérieur, depuis une semaine, par la chancellerie autrichienne.

On n'a pas oublié qu'il était question, à cette époque, des grandes manœuvres d'artillerie du camp de Somma, et naturellement les patriotes de la Vénétie avaient saisi cette occasion d'aller acclamer à son passage à Milan Sa Majesté le roi d'Italie. Cette disposition des esprits ne peut surprendre personne, mais ce qui m'étonne et me paraît digne d'éloge, c'est la tolérance du gouvernement autrichien en présence de cette manifestation populaire. On sait, du reste, qu'un certain nombre d'officiers autrichiens ont été autorisés par leurs chefs à se rendre dans le même temps en Lombardie, et que ces touristes militaires, voyageant en costume civil, ont eu l'honneur d'être présentés au roi Victor-Emmanuel qui les a reçus avec courtoisie. J'aime à recueillir sur mon chemin ces faits honorables, conséquence d'une politique sagement inspirée, et dont les esprits libéraux de tous les partis ne peuvent que se féliciter.

En quittant Padoue nous partions pour Venise, où nous étions déjà par la pensée depuis plusieurs jours, et vers laquelle il nous semblait maintenant que la locomotive du train direct qui nous emportait à toute vapeur n'arriverait jamais. Le ciel, d'un aspect assez maussade dans la matinée, s'était peu à peu rasséréné. Le soleil, à son déclin, éclairait la campagne reverdie par les dernières averses, tandis que nous approchions de Mestre, et les gouttes de pluie scintillaient de tous côtés sur la verdure aux feux du couchant. Ces rapides éclaircies, après quelques heures de mauvais temps, donnent un attrait particulier au paysage d'Italie, et la nature, qu'un rayon de lumière suffit ici pour mettre en fête, s'y montre toujours après l'orage comme un enfant qui sourit à travers ses larmes. Lorsqu'on a dépassé la dernière station, des cultures coupées de nombreux canaux, puis des prairies marécageuses se succèdent rapidement, le paysage des lagunes se transforme, les eaux envahissent de tous côtés la campagne à demi submergée, puis les îlots d'ajoncs s'éloignent, s'amoindrissent et disparaissent, le vent de la mer ride la surface des eaux, enfin le bruit sourd des wagons sur les maçonneries voûtées indique aux voyageurs que le train est engagé sur le grand viaduc de Venise. En ce moment, la terre a disparu, et de tous côtés les regards surpris se perdent sur les eaux bleuâtres à l'horizon, sur les îles lointaines et, vers le couchant, sur les flots dorés où passent en se jouant quantité de voiles. Nul ne peut demeurer immobile à cette vue merveilleuse, les têtes des curieux se montrent à toutes les ouvertures de leur prison roulante, et tous les yeux cherchent Venise. La ville émerge du sein des eaux et s'étale comme une ceinture brillante et pailletée. Sainte-Claire, le Champ-de-Mars et l'entrée de la Giudecca sont signalés aux nouveaux venus par leurs compagnons de route, le train dépasse des îlots solitaires ornés de pièces de position en batterie « sur la ville. » Çà et là, des églises dressent leur campanile de brique ou leur dôme de marbre blanc au-dessus des fabriques des quartiers populeux. Saint-Marc est là-bas ! voilà ses coupoles orientales, voici sans doute…, mais déjà tout disparaît ; le train, précédé de sifflements lugubres, entre rapidement en gare et pénètre au fond de cet antre envahi par la fumée, où la voix sauvage des hommes d'équipe se confond maintenant avec le grincement des machines et le râle des locomotives. À la vue de ces monstres aux gros yeux rouges et verts, crachant du feu et haletant à la suite de leur course folle, le voyageur, oubliant les féeriques perspectives qu'il vient d'entrevoir, peut se croire un instant transporté dans la cité infernale du Dante :

Voi che intrate…

Mais non, parlons français, si possible ! Vous qui entrez dans cette Babel du Lombard-Vénitien, perdez toute espérance d'en sortir avec votre malle intacte, votre valise en bon état, et votre carton à chapeau sous une forme un peu présentable !

Mais si la gare de Venise donne une certaine idée de l'enfer, le débarcadère par lequel on sort de la station doit avoir, je pense, quelque ressemblance avec le purgatoire. Ici les gondoliers et les portefaix de la ville recommencent, avec tous les bagages abandonnés sens dessus dessous à leur merci, le violent exercice des hommes d'équipe dans les salles de distribution ; et, si j'en juge d'après l'acharnement des joueurs, ce jeu, qui se renouvelle plusieurs fois par jour, doit être très amusant, quoi qu'en puissent dire messieurs les touristes. Cependant, vingt « barcarole » enroués, – semblables aux démons qui poursuivirent l'amant de Béatrice, sur le pont de Malleboge, – harcèlent le voyageur abasourdi par leur dialecte vénitien et qui hésite à faire un choix entre les divers canots-cercueils qu'on lui désigne avec frénésie. Le parti le plus sage est de n'opposer aucune résistance à ces guides officieux et de se laisser embarquer, transborder et arrimer docilement au gré du premier venu se donnant mission de nous conduire. Nous conseillons même au voyageur de fermer un instant les yeux et les oreilles et de se prélasser sans inquiétude sur les coussins noirs de sa gondole. L'embarcation légère ne tarde pas à s'éloigner de la station, et déjà, quittant le grand canal, elle s'engage sous la conduite d'un rameur habile, au milieu des ombres, dans le méandre des canaux de Venise.

Cette entrée nocturne dans la ville des Doges excite vivement la curiosité, en dépit des fatigues d'une journée de voyage, et laisse une grande impression. Mais j'esquisserai plus loin, je pense, le tableau de nuit que nous eûmes le loisir d'étudier durant nos promenades à travers la ville. Transportons-nous plutôt par la pensée aux premières loges de ce théâtre sans pareil qu'on appelle Venise, je veux dire sur les balcons du palais Giustiniani, – l'*hôtel de l'Europe*. – C'est là que nous vînmes prolonger l'après-dîner et achever la soirée dans la contemplation d'une des plus belles vues de l'Italie.

Nous étions au temps de la pleine lune, l'astre se levait sur la mer, et l'île San-Giorgio profilait son campanile et les grandes lignes de ses casernes sur le ciel, verdâtre à l'horizon, bleu cendré sur nos têtes et partout d'une admirable pureté. Quelques lumières rougeâtres scintillaient en face de nous sur la rive de la Giudecca et vacillaient sur les eaux du canal légèrement ridées par le souffle de la brise ; à notre droite, la tour carrée de la Douane de mer et sa boule colossale, puis le dôme majestueux de la Salute, éclairés en tons argentins, s'élevaient dans les airs et dominaient les silencieux palais du grand canal encore dans l'ombre. Des embarcations passaient en petit nombre au pied du palais Giustiniani et glissaient silencieusement sur les eaux brillamment éclairées ; tout était si calme entre les deux rives solitaires du grand canal que nous pouvions entendre distinctement les paroles échangées sur les gondoles et le bruit cadencé de chaque coup d'aviron. Cependant, une musique militaire se faisait entendre du côté de Saint-Marc, et par moment le rythme léger d'une valse allemande berçait notre rêverie et semblait fêter notre bienvenue avec mélancolie. Je ne puis rendre ces impressions qu'on ressent pendant une première soirée dans Venise…, l'air même que nous respirions nous enivrait alors de félicité.

Mais le charme des belles nuits se fait sentir bien mieux qu'il ne peut se décrire ; aussi j'ai hâte de retrouver la vie réelle et de transporter le lecteur, par une riante matinée d'automne, sur la place

Saint-Marc et devant le café Florian, où l'on pense bien que nous ne manquâmes pas de nous trouver, le lendemain de bonne heure.

En sortant des ruelles étroites et tortueuses qui de tous côtés conduisent à Saint-Marc, on s'arrête involontairement surpris et charmé lorsqu'on pénètre pour la première fois sous les arcades du Palais royal, comme si la scène qu'on a sous les yeux était une illusion théâtrale, une éblouissante féerie. – Au fond de la place, la basilique élève sa façade byzantine et ses coupoles orientales, et les trois porte-étendards gigantesques de la République précèdent ce somptueux édifice. Le Palais ducal profile sur le ciel bleu ses créneaux moresques, entre le Campanile et la Zecca ; à gauche, l'Archevêché, la tour de l'Horloge, attirent les yeux et semblent fermer la place dont les riches façades des Procuraties encadrent sur les trois autres côtés le rectangle allongé. Sur la droite de ce tableau, le campanile de Saint-Marc dresse sa tour carrée dont le faîte pyramidal est surmonté d'un ange aux formes colossales. Cette construction hardie, s'élançant d'un seul jet dans l'espace et dominant tous les monuments qui l'avoisinent, ajoute certainement à l'effet surprenant de la perspective et donne beaucoup de grandeur à la place qui, en réalité, est de médiocre étendue.

Lorsque nous y entrâmes pour la première fois, le soleil du matin caressait d'une lumière rasante les coupoles et les clochetons à jour de la basilique et faisait scintiller les vieilles dorures des mosaïques du péristyle ; toute la façade des anciennes Procuraties et la tour de l'Horloge, par où l'on va dans le quartier de la Mercerie, étaient également éclairées d'une brillante lumière ; de ce côté, les fenêtres des palais reflétaient les rayons d'or du soleil levant, et les tentures bleu sombre des portiques contrastaient vivement avec ces touches lumineuses. Du côté opposé, les grandes masses du Palais royal étaient dans une ombre légère qui se prolongeait jusqu'au milieu de la place et coupait en diagonale la base du clocher de Saint-Marc, éclairé jusqu'au sommet en tons brillants et chaudement colorés. Les pigeons gris de la basilique s'ébattaient par volées autour de nous et se dérangeaient à peine sur le passage des jolies porteuses d'eau, courant pieds nus sur les dalles, qui se rendaient par la porte della Carta dans le *cortile* du Palais ducal.

Sous les arcades des Procuraties commençaient à circuler les artisans et les manœuvres allant à l'ouvrage, les matelots et les « barcarole » venant de la Piazzetta, les petits négociants en verroterie de Murano, les marchands de fruits confits, les colporteurs de bimbeloterie en coquillage et tous ces industriels pour lesquels l'étranger est une proie légitime et qui ne saurait leur échapper. Les femmes du peuple, la tête enveloppée dans leur châle bariolé, passaient devant nous, traînant leurs mules en marchant à la façon des Orientales. Sous les portiques, la plupart des magasins de bijouterie, de verroterie et d'imagerie s'ouvraient à peine, mais déjà tous les cafés étaient à la disposition des consommateurs, et les ganymèdes en cravate blanche qui servent l'ambroisie au premier venu dans ces établissements, étaient depuis longtemps en activité de service. Devant le café Florian, où nous nous arrêtâmes, quelques étrangers matineux, gardés à vue par leur cicerone, faisaient leur collation hâtive avant d'entreprendre les rudes labeurs d'une journée de touriste, voulant tout voir à Venise. Nous suivîmes leur exemple ; mais à peine étions-nous assis que les bouquetières, – ces papillons au fin corsage, voltigeant nuit et jour sous les arcades, – se rapprochaient de nous, et l'une d'elles détachait de sa corbeille fleurie l'œillet, la verveine et le jasmin, que ces filles d'Italie savent offrir avec une gentillesse à laquelle on ne peut être insensible.

Un moraliste chagrin peut remarquer, il est vrai, qu'il s'agit ici d'une galanterie banale, d'une apparente étrenne volontaire, qui tient également du commerce et de la mendicité, et, comme je ne puis nier cette assertion, M. Prudhomme ne manquerait pas d'ajouter « que le dangereux manège de ces créatures blesse à la fois les convenances sociales et la dignité personnelle. » Je ne sais, mais assurément on ne peut s'empêcher de reconnaître tout ce que la grâce naturelle et la coquetterie vénitiennes donnent d'attrait à ce petit négoce, et, quant à moi, je dois avouer que les bouquetières de Saint-Marc et les jolies fleurs qu'elles nous offraient chaque matin ne sont pas sorties de ma mémoire. Combien de fois, hors de l'Italie, sous le ciel brumeux de nos villes, au milieu des populations affairées et soucieuses qu'on y rencontre dès la première heure du jour, le voyageur se prend à regretter l'offrande légère qu'une pauvre fille lui présentait chaque matin : ces fleurs trop tôt fanées et qui semblaient toujours pour lui d'un heureux augure !

Mais quittons les Procuraties Nuove, où nous aurons vingt occasions de revenir encore pendant notre séjour à Venise, et dirigeons-nous vers la Piazzetta, qui touche à la place Saint-Marc, près du Palais ducal. La magnificence théâtrale et l'ensemble décoratif de ce lieu célèbre dans les fastes de la République, surpassent peut-être en beauté pittoresque l'aspect de la grande place.

La Piazzetta s'ouvre sur le canal, en face de l'île San-Giorgio ; son embarcadère, couvert nuit et jour de gondoles, et d'où les bateliers appellent à toute heure les passants, est le plus animé de la ville. Les deux énormes colonnes, que surmontent d'un côté le lion de Saint-Marc et de l'autre saint Théodore, se détachent en silhouette sur le ciel léger des lagunes et sur les flots bleus du canal et des passes. Le Palais ducal, avec ses dentelures, ses trèfles à jour, ses mosaïques et ses arceaux moresques, ferme la gauche de la scène ; du côté du quai des Esclavons, et sur la droite du spectateur, se dessine le chef-d'œuvre de Sansovino, la vieille bibliothèque, monument exquis de la Renaissance, que couronnent les plus parfaites statues de Cataneo, de Pietro da Sala et de Lombardo.

Tout cela, je le sais, est très connu, les descriptions et l'imagerie foisonnent, les stéréoscopes sont dans toutes les mains, – comme les parapluies, – et la photographie, cette indiscrète dont on ne peut se défendre, met sous nos yeux chaque jour ses ennuyeux chefs-d'œuvre. Disons-le, toutefois, il reste à la réalité un charme qu'on ne peut lui ravir. Quel est ce prestige ? qui le fait naître ? Est-ce ici le lumineux rayonnement du ciel de Venise, est-ce l'éclat de la couleur, le mouvement des figures animant la scène, et la magie des tons chauds et dorés de tous ces monuments superbes élevés, dirait-on, par la main des génies ? Nul ne peut répondre, mais chacun le reconnaît cependant : en présence des belles choses, rien ne peut affaiblir l'impression que la réalité fait naître, et soit que le Beau se manifeste par les œuvres humaines, ou qu'il se montre dans celles de la nature, il est inaltérable, les yeux de l'homme ne peuvent s'en lasser et sa jeunesse éternelle est une loi divine.

Revenons à la Piazzetta, – le petit casino des nobles, – « la Loggia » qu'on admire au pied du Campanile, est d'une perfection d'exécution et d'une grâce de style que rien ne surpasse parmi les chefs-d'œuvre dont il est entouré. On voudrait placer cette miniature de Sansovino dans un musée d'architecture, mais, en définitive, Venise n'est pas autre chose, et la place où nous sommes arrêtés en est peut-être la plus belle salle.

Mais avant de poursuivre ces descriptions, dont je sens l'insuffisance, renvoyons désormais les gens sérieux à l'important ouvrage de Cicognara sur les monuments de Venise, les connaisseurs en peinture au voyage de Valàry, et les amateurs du style pittoresque à l'amusant récit descriptif de Théophile Gautier, à propos de cette ville. Ce procédé, commode lorsqu'on veut éviter de fatigantes redites, nous mettra plus à l'aise pour crayonner un peu à l'aventure nos légères esquisses de voyage.

L'intérieur de la basilique de Saint-Marc, encore plus sombre que celui du Dôme de Milan, ne frappe nullement par de vastes proportions architecturales, et la majesté du sanctuaire ne résulte pas ici de sa grandeur réelle. Mais on est ébloui à la vue de ces voûtes dorées, de ces colonnes innombrables, de ces marbres précieux, de ces autels irisés d'onyx, de jaspe, de bleu lapis, de vert antique, sur lesquels les légères vapeurs de l'encens répandent à toute heure leurs pénétrants parfums. En présence de ces merveilles, il semble qu'on pénètre dans un des palais fantastiques évoqués par les génies des contes arabes. Cependant, le travail des artistes de Byzance se révèle de tous côtés, les compositions mystiques des maîtres mosaïstes du XIIème siècle attachent par leur sauvage grandeur et leur naïveté même, on reconnaît enfin une manifestation de l'Art évidemment étrangère aux nations occidentales. « La basilique de Saint-Marc, nous dit un auteur vénitien, est une Grecque du Bas-Empire, transportée sous le ciel des lagunes. » Un grand respect naît dans l'esprit du voyageur pour le passé de Venise dans ce forum de la République qui nous reporte au plus beau temps de son histoire. La physionomie orientale de ce monument rappelle bien l'époque où, dans Venise puissante, l'habitant d'Alexandrie ou de Bagdad était moins étranger qu'un Lombard pour les aventureux enfants des lagunes. Une seule visite à Saint-Marc suffit pour expliquer le goût indigène ou plutôt les réminiscences architecturales qui donnent encore une physionomie si particulière aux plus anciens palais de Venise.

On trouve partout l'énumération et la description des différents corps de la Basilique ; sa croix grecque, ses piliers, ses cinq coupoles. Je ne veux rappeler ici que ce qui m'a plus particulièrement impressionné : les œuvres excellentes des Lombardi et de Léopardo dans la chapelle Zeno, les quatorze statues décorant l'architrave à l'entrée du chœur, et surtout l'admirable porte de la sacristie, coulée en bronze par Sansovino. Enfin, sur le baptistère, la statue de saint Jean, par Francesco Segalla, peut encore être louée sans réserve, même après avoir vu l'œuvre précédente.

La première fois que je visitai la Basilique, j'eus l'occasion de voir dans tous ses détails la *Palla d'Oro*, qu'on n'expose devant le peuple que dans de rares solennités. Cette énorme pièce d'orfèvrerie byzantine, – icône ou tryptique, dans son origine, – est assurément une des grandes curiosités artistiques de Venise, non pas seulement par la richesse de l'œuvre ni même par l'habileté du travail de ciselure, d'émail, de gravure, de guillochis qui la rend si précieuse, mais surtout par le style hiératique des figures dont elle est couverte, et ce mélange de finesse et de barbarie qui caractérise tout ce qui nous vient de l'art byzantin. D'autres pièces analogues, mais bien moins importantes, se trouvent encore de nos jours dans le trésor de Saint-Marc. Elles peuvent donner une idée exacte du style très intéressant dont je parle, à ceux qui n'ont pas vu la *Palla d'Oro*, ce grand poème biblique en images, dont la conservation peut surprendre lorsqu'on songe à tous les voleurs qui se sont succédé en Italie, depuis le XIème siècle jusqu'à nos jours. Il y a deux ans[1], j'assistai dans Saint-Marc à la grand'messe chantée pour la fête de l'empereur. Il va sans dire que l'église était occupée par tous les fonctionnaires du gouvernement de la province, et que les Vénitiens se tenaient ce jour-là à distance de la cérémonie. Cependant, les grosses épaulettes et les grand'croix, les écharpes, les décorations et les médailles brillaient aux places d'honneur dans l'église. Officiers généraux, chefs de corps, employés civils et militaires suivaient les offices, les yeux fixés sur leur livre d'heures, avec une ponctualité réglementaire, et, – je le suppose, – priaient mentalement pour Sa Majesté Impériale, chacun suivant son grade, ses appointements, ses espérances, et selon l'ordonnance ministérielle. Tout cela était glacial, je le reconnais, car rien n'est triste à voir comme une fête impopulaire dont il ne reste que la solennité officielle. Une seule chose me rappelle vivement cette journée, néanmoins : c'est le souvenir des trois gigantesques drapeaux vénitiens de Chypre, Candie et Morée, ornant par un beau soleil les grands mâts de la place.

---

1 1861.

Ces étendards, flottant au gré de la brise, m'apparaissent encore, dessinant sur le bleu céleste leurs couleurs glorieuses. Toute la fête était là, fête mystérieuse et touchante, entièrement différente de celle qu'on célébrait dans la Basilique. Le génie de la République semble éveiller la ville, lorsqu'il est encore permis aux enfants de Saint-Marc de revoir ces drapeaux, témoins des hauts faits de leurs ancêtres et derniers vestiges de leur puissance évanouie.

Le Palais ducal est aussi une œuvre monumentale, éminemment empreinte du génie architectural de l'Orient et des caprices de la fantaisie vénitienne. Ici, les voûtes ogivales mélangées aux arcs trilobés des Arabes, les créneaux sarrasins surmontant des pilastres gothiques, rappelleront aux artistes qui ont visité la Sicile les palais croulants de Taormine et les charmantes ornementations du style normano-moresque. Nous donnons encore un soupir de regret à ces débris précieux des demeures de la chevalerie, dont nul ne prend soin dans tout le royaume de Naples, et que le dessinateur ou l'aquarelliste explorant, ainsi que je l'ai fait, les misérables villages de cette contrée, regrette de ne pouvoir transporter autrement que sur les feuillets fragiles de son album. Mais cette digression nous mènerait perdre, et il est temps de se rappeler que nous sommes à Venise. Pénétrons donc dans le Capitole de la République par la porte della Carta, d'une si belle ornementation gothique, puis, avant de gravir l'escalier des Géants qui conduit à ciel ouvert dans la galerie de la grande façade, arrêtons-nous dans le *cortile* du palais à l'heure où les porteuses d'eau assiègent les deux citernes aux margelles de bronze qu'on cite avec raison pour leur ornementation charmante. Pendant toute la matinée, le bruit des sceaux de cuivre qui se heurtent à chaque instant, les éclats de rire et le joyeux babil des femmes du peuple, contrastent heureusement avec la gravité imposante de cet intérieur du palais, disons plus : il tempère la tristesse qui s'attache aux demeures princières devenues musées de peinture, bibliothèques, archives municipales, impression qu'on ressent ici plus particulièrement au milieu des magnificences architecturales de la Renaissance, car les édifices de ce style, que l'anglais Hope nomme courtisanesque, ne supportent pas même la solitude : il leur faut le bruit des fêtes, l'éclat des assemblées et le mouvement des brillants cortèges à la Véronèse, se déroulant sur leurs terrasses et leurs escaliers d'honneur. Les façades intérieures du Palais ducal, œuvres superbes du XVème et du XVIème siècle, n'ont pas plus de rapport avec la façade sur la Piazzetta ou sur le Môle que le pavillon de l'Horloge, qui est du XVIIème, n'en a lui-même. Il semble, à vrai dire, que dans cet espace restreint les architectes employés par la Seigneurie de Venise ont rassemblé les plus élégants chefs-d'œuvre des styles les plus divers, comme pour nous permettre de refaire l'histoire de l'art, sans quitter les environs de Saint-Marc, d'où nous pouvons suivre toutes les traces successives de ses tendances.

Nous bornons là nos remarques sur l'ensemble des constructions du Palais ducal, et nous nous transportons sans retard dans cette célèbre salle du Grand Conseil de la Seigneurie, dont les plus grands peintres de l'école de Venise ont décoré l'enceinte et recouvert les lambris dorés des plus éblouissants chefs-d'œuvre.

* * *

Je ne puis parler ici, – cela va sans dire, – que de la première impression qu'on ressent à la vue des Titien, des Tintoret, des Bassano, des Véronèse, peinture que nous connaissions peu et mal avant d'avoir visité Venise, car ce n'est que dans cette ville qu'on peut en apprécier sainement les qualités, les défauts et l'éclatant prestige.

Heureux ceux qui n'ont pas trop lu de dissertations savantes sur les tableaux de cette école et pas trop étudié, non plus, dans les traités d'esthétique les caractères auxquels se reconnaissent les bonnes peintures de celles qui ne le sont pas ! Ils seront, comme nous, sous le charme d'une admiration soudaine en présence des compositions magistrales qui les environnent et dont ils peuvent, dès l'entrée de la salle, embrasser d'un coup d'œil le magnifique ensemble.

Voici *Venise couronnée par la Gloire*, de Véronèse, puis *Venise entourée des divinités*, par le Tintoret, et *Venise triomphante*, de Palma jeune. Voici les grandes batailles du XVème siècle, évoquées sur la toile par le génie du Bassano ou de Tintoret, et les délicieuses allégories de « l'Allianza. » Au-dessous de la frise, où se suivent chronologiquement les portraits des soixante-seize doges, sont retracés tous les fastes glorieux de la République : combats navals, assauts de forteresses, croisades, fêtes populaires, cérémonies religieuses, réception d'ambassades. Le pinceau des Vicentino, Bassano, Gambarata et des grands maîtres, dont j'ai précédemment cité les noms, a tout « illustré » avec une verve soutenue, incroyable, une ardeur que rien ne lasse. Cependant, après cette revue de tant de chefs-d'œuvre que j'indique à peine, on lève encore les yeux sur la *Venise couronnée par la Gloire*, et, lorsqu'il faut enfin quitter la salle, on revient une dernière fois en face de cette composition tranquille, d'une sérénité et d'un éclat divins. Tel est l'empire de certaines œuvres d'art, peu nombreuses il est vrai, mais qu'on n'oublie jamais lorsqu'on les a contemplées, ne fût-ce qu'un seul jour. D'autres œuvres semblables se présenteront à moi dans le cours de ce récit, et je ne manquerai pas de m'y arrêter, car ce sont elles qui nous transportent sans effort et par la simple manifestation d'une beauté sublime jusqu'aux sphères les plus élevées où l'art puisse atteindre. Mais laissons ce qui est exceptionnel, je veux parler seulement des très bonnes peintures qui foisonnent ici de toutes parts. – Dans la salle du Scrutin, j'ai le souvenir exact de *la Prise de Zara*, du Tintoret, du *Jugement dernier*, de Palma le jeune, dont on dit que les pinceaux vengèrent dans cette composition l'amour trahi ; je revois aussi *la Prise de Padoue*, effet de nuit d'une grande vigueur, par le Bassano, mais combien d'autres œuvres excellentes dont je n'ai plus qu'une imparfaite réminiscence ! – Dans la salle du Conseil des Dix, où siègent de nos jours MM. les membres de la Chambre de commerce, et dont l'ameublement chétif rappelle celui d'un cabinet de lecture de province, on ne peut trop admirer dans le soffite les compositions de Zélotti, de Bassano, et surtout celle de Paul Véronèse : *Un vieillard assis auprès d'une belle femme*. D'autres compartiments ne renferment, hélas ! que des copies d'après ce grand maître, ceux qui ont enlevé les originaux en 1797 ayant probablement trouvé, avec dom Basile, que « ce qui était bon à prendre... était bon à garder. » Je n'ai jamais, et nulle part, accordé la moindre attention aux plus belles copies des plus excellents chefs-d'œuvre, mais celles-ci, me rappelant une spoliation que rien n'a jamais pu justifier, m'attristent décidément, en sorte que je préfère en parler le moins possible.

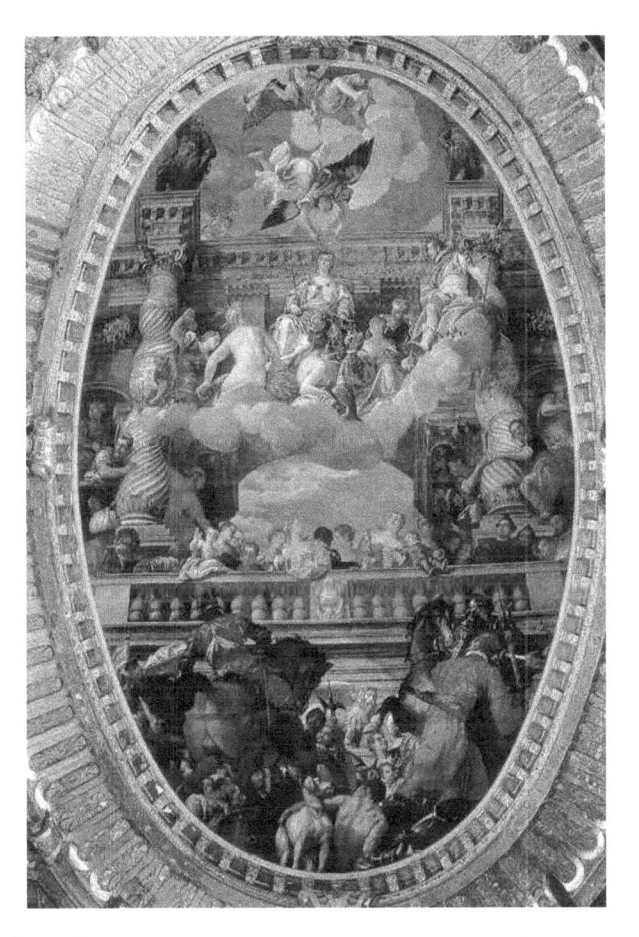

Dans les salles que nous parcourons encore successivement, – des Quatre-Portes, – dei Pregati, – de la Chapelle, – de l'Anti-Collège, – des Ambassadeurs, – sont réunies des peintures excellentes, en nombre considérable, et dont plusieurs sont hors de ligne. L'esprit se fatigue bien avant la fin de cette revue, et presque toujours une première visite au Palais ducal ne laisse que le souvenir d'une confuse mêlée. Il faut revenir plusieurs fois dans ce musée splendide, il faut s'y recueillir, se familiariser avec les trésors qu'on a sous les yeux, et porter, s'il se peut, son attention exclusive sur l'étude de certaines œuvres, tantôt s'arrêtant devant le tableau du *Doge Grimani au pied de la Foi*, par le Titien, tantôt devant *le Mariage de sainte Catherine*, du Tintoret, et plus souvent encore devant le chef-d'œuvre exquis de Véronèse : *l'Enlèvement d'Europe*, peinture dont l'éclatant coloris est incomparable.

On ne quitte pas le Palais ducal sans visiter les prisons, auxquelles il communique, bien que dans un voyage d'agrément on puisse s'abstenir, j'en conviens, de visiter partout les prisons et les cimetières. Les « puits » de Venise sont ténébreux, sans doute, mais nous avions vu beaucoup mieux que cela, et leurs petites cellules sont confortables pour des gens qui sont sortis récemment de l'affreux cachot de Sainte-Justine à Padoue. Dans les deux cellules où les prêtres criminels étaient détenus, les murs sont couverts d'inscriptions et de sentences du XVIème et du XVIIème siècle ; ces adieux à la liberté, ces reproches à la trahison, ces stoïques encouragements à supporter l'épreuve, sont d'une grande énergie et ne peuvent être lus sans une émotion douloureuse. On nous dit que les infortunés prisonniers traçaient ces caractères qui devaient survivre à leur mémoire et jusqu'au souvenir de leurs fautes, pendant la demi-heure où le guichet s'ouvrait chaque jour au-dessus de leur tête et laissait filtrer quelques rayons de lumière, afin qu'ils pussent lire leur bréviaire suivant les commandements de l'Église.

Un couloir, incliné comme celui d'un abattoir, conduit à la grande porte qui s'ouvre du côté du canal. Un siège de pierre indique la place où les condamnés étaient étranglés à la lueur des flambeaux, à quelques pas seulement des malheureux prisonniers qui devaient les suivre à la mort. La porte s'ouvrait après l'exécution, une gondole de la Seigneurie recevait le cadavre et glissait au milieu des ombres, semblable à toutes les gondoles que le plaisir et l'amour conduisaient alors chaque nuit sur les eaux de Venise. Mais qui n'a pas lu *le Bravo*, de Cooper, et que pourrais-je ajouter à ces dramatiques et sinistres peintures ? Il est temps, pour nous, de quitter le palais des Doges, de respirer l'air des lagunes et de revoir sous le soleil le mouvement de la cité, l'aspect de ses édifices somptueux se reflétant dans les eaux verdâtres, et surtout d'entendre la voix joyeuse des « barcarole. » – Nous prenons une gondole sur la Piazzetta, et déjà le beau garçon qui la conduit en se jouant dirige notre embarcation du côté de Rialto, en remontant le grand canal de Venise.

*   *   *

Une excursion sur le grand canal est encore une promenade dans un musée, promenade facile, délicieuse, et pendant laquelle passe sous les yeux de l'étranger une suite de palais dont la variété ajoute à la beauté architecturale. Ici, les grandes familles de Venise ont semé l'or à pleines mains au temps de leur opulence, ici les plus grands artistes, les Lombardi, les San-Micheli, les Sansovino, les Scamozzi, ont rassemblé les marbres de la Grèce, élevé les colonnades et couvert les façades de nobles sculptures. Du XIIIème au XVIIème siècle, – des œuvres moresques, telles que le charmant palais des Foscari, jusqu'aux œuvres encore si majestueuses des Longhena, monuments de la décadence, – toutes les traditions de l'art, tous les styles se retrouvent modifiés par le génie vénitien, ami de la grâce, du caprice et de la magnificence.

Mais l'admiration qu'on ressent pour tant de splendeurs ne peut éloigner de nous la tristesse qui s'empare de l'étranger à la vue des habitations délaissées, des palais abandonnés, des ruelles solitaires et des secrètes misères d'une cité mourante. Chacun de ces palais a maintenant sa lamentable histoire : les uns, ce sont les plus favorisés du sort, sont complétement en ruine, et c'est à peine si le souvenir de leurs possesseurs, dont la race est éteinte, se retrouve encore dans la mémoire populaire. D'autres ont vu passer tour à tour des patriciens de la Seigneurie, des actrices fameuses, de grands poètes, des banquiers allemands, des marchands d'antiquités. Ceux-ci, tels que le palais Corner, le palais Grimani, le palais Farsetti, sont le siège d'administrations ou la résidence de fonctionnaires du gouvernement ; ceux-là, tels que le palais Foscari, sont des casernes, et dans leurs salons dorés, sous leurs lambris couverts de magnifiques peintures, résonnent à toute heure les rudes accents des soldats de la Germanie. Le palais Giustiniani, le palais Grassi, le palais Zuchelli sont des hôtelleries, et, pour son argent, le premier venu va loger et se faire servir dans ces demeures superbes où naquirent des Doges ; enfin, il est un grand nombre de maisons princières dont le propriétaire vend, pièce à pièce, les dernières dépouilles par l'entremise d'un agent d'affaires. Nous avons visité plusieurs de ces demeures, splendides en apparence, qu'habite de nos jours une indigence dorée. Les cicerones entrent partout sans façon, et vous font les honneurs du logis, dont les maîtres sont réfugiés dans quelque chambre écartée, afin d'éviter, s'il est possible, la présence embarrassante des étrangers. Partout se manifeste le contraste le plus pénible entre le passé et le présent, l'apparence et la réalité. Il semble, à vrai dire, qu'on a soi-même à se reprocher, durant ces visites domiciliaires, une curiosité malséante et je ne sais quelle complicité tacite avec tous les insulteurs de la pauvre Venise.

J'ai donné cours à ces réflexions, qui s'adressent bien plus au philosophe qu'à l'artiste, parce qu'il n'est pas possible de s'en distraire en parcourant Venise : fortunes ruinées, procès en héritage, séquestres, ventes forcées, dilapidation et décadence, voilà ce qu'on rencontre à chaque instant en parcourant ces palais en deuil. L'an passé[1], l'ancien palais Manfrin était à vendre, sa collection de peinture allait être dispersée, et lorsque nous le visitâmes des marchands israélites décrochaient les cadres des murailles, et l'admirable *Déposition de Croix*, du Titien, dont on refusa, nous dit-on, cent vingt-cinq mille francs il y a quelques années, était tristement exposée sur un chevalet aux regards des amateurs et des curieux en passage. L'ancien palais Pesaro, actuellement aux Bevilacqua, est à vendre, ce palais dont on remarque la pompeuse façade, les soubassements en rustique diamanté, et les deux étages nobles, – ionique et composite, – d'une si rare élégance. À vendre aussi le palais Contarini, où Mme la comtesse B. avait rassemblé de grandes richesses : meubles somptueux, collections artistiques, curiosités de toutes sortes, tapisseries flamandes et tentures espagnoles. Tout cela est maintenant étiqueté, catalogué, coté au plus juste prix, et chacun peut faire son choix et sortir de là emportant sa part de dépouilles mortuaires. Un seul palais, parmi ceux que nous avons visités, fait cependant une heureuse exception à cette uniformité désolante : c'est le palais Giovanelli, du côté du Rialto, autant qu'il m'en souvient. Celui-ci, qu'on restaurait complètement, fait encore honneur à la famille qui le possède ; ici, les gens sont encore maîtres chez eux et peuvent, à l'occasion, fermer leur porte aux indiscrets, aux brocanteurs, aux curieux de dentelles, de bijoux antiques, de tableaux de prix, de bronzes florentins, de chinoiseries, de vieux Saxe, de majoliques, en un mot à tous les corsaires effrontés qui depuis cinquante ans se ruent dans les palais de Venise pour les mettre au pillage.

J'en ai dit assez, je pense, des tristes réalités qu'offrent à l'intérieur les habitations des grandes familles vénitiennes ; n'y songeons

---
1 1863.

plus, s'il est possible, et maintenant, sans autres préoccupations que celles du peintre, revoyons ces perspectives du grand canal, dont les beautés pittoresques fournissent aux artistes une foule de motifs toujours nouveaux, d'aspects inattendus, bien qu'ils aient inspiré cent fois le Canaletto et quantité de bons peintres de toutes les écoles.

On sait que les eaux de Venise, d'un ton verdâtre dans l'intérieur de la ville, sont à peu près sans transparence et ne rappellent nullement les eaux du lac de Côme ou celles du beau lac de Genève ; mais la vigueur de coloration qu'aiment les peintres n'est peut-être nulle part plus remarquable que sur les fabriques vénitiennes : ici la brique et le marbre, la crépissure ou le badigeon noircissent peu aux injures de l'air, et même les ruines sont d'un grand éclat, comme si ces pauvres édifices, sous le ciel clément d'Italie, avaient moins à souffrir du temps que de la main des hommes. Aussitôt que le soleil se lève, et jusqu'à la dernière heure du jour, tout est fait pour charmer le coloriste dans Venise. La lumière, qui se répand sur les grandes façades des palais, pénètre dans les ruelles tortueuses, glisse sur les canaux et colore les petites places et les *traghetti* où vont et viennent les pêcheurs, les marchands et les gondoliers. La voilure rougeâtre des embarcations venues des îles, les tentures rayées des balcons moresques, les stores peints, et jusqu'aux pieux bariolés de couleurs vives où viennent s'amarrer les gondoles, mille détails pittoresques donnent une grande vivacité à tous les tableaux de Venise, en sorte qu'en dépit de tout ce que j'ai dit de la tristesse de cette ville, l'artiste ne peut trouver autre part de plus agréables sujets, de plus gais motifs pour animer sa toile, surtout lorsqu'un brillant soleil répand sur la cité déchue ses splendeurs et ses doux mensonges.

C'est particulièrement aux environs du pont de Rialto qu'on remarque le plus d'animation et de mouvement sur le grand canal. Le marché, la poissonnerie et l'embarcadère, où vient s'entasser chaque matin l'approvisionnement des maraîchers de la ville, présentent aux premières heures du jour tous les groupes variés, aux vêtements pittoresques et de couleurs brillantes des foules méridionales. Plus loin, du côté de l'église des Scalzi, la vie s'éteint peu à peu sur le grand canal, et c'est avec plaisir qu'on rencontre çà et là sur la rive quelques ouvriers attablés sous la tonnelle d'une ostérie, des passagers montant en gondole pour traverser le canal, et qu'on entend les gondoliers dont les embarcations se croisent échanger entre eux quelque laconique plaisanterie.

Cependant, les jours de fête, les dimanches après les offices du matin, on voit encore passer de temps en temps une gondole découverte, chargée de femmes et d'enfants se rendant en partie de plaisir, ou, ce qui revient à peu près au même, allant visiter quelque lieu de dévotion dans les îles voisines. Les rires et les éclats de voix, les sons nasillards d'un accordéon ou le frôlement de la guitare, signalent de loin ces embarcations fugitives, où se confondent pittoresquement les jolies têtes enrubannées des jeunes filles jouant de l'éventail, les châles verts, jaunes ou bleu de ciel des vieilles matrones au teint bistré, aux bijoux de chrysocale, les casaques rouges, les bonnets dalmates des petits enfants dont les ceintures, couvertes de paillettes d'argent, étincellent au soleil. Voilà ce qui reste encore des types populaires à Venise ; quant aux gondoles qu'on rencontre le plus souvent sur le grand canal, celles où se prélassent des étrangers convenablement vêtus en costume de touristes, le lorgnon sur l'œil et leur itinéraire d'Italie sur leurs genoux, rien n'est plus ennuyeux à voir que ces figures banales qu'on a rencontrées partout en voyage, et je ne saurais dire quelle contrariété nous éprouvions, quoique étrangers nous-mêmes, en entendant à chaque instant parler allemand, français, anglais ou russe, au pied des nobles palais de Venise.

À l'extrémité du grand canal on peut, en contournant le Champ-de-Mars, entrer dans le canal de la Giudecca. Cette partie de Venise m'a rappelé la Hollande et particulièrement certain quartier d'Amsterdam ; mais cependant je ne garantis qu'à demi cette ressemblance pittoresque. On revient aborder à la Piazzetta après avoir parcouru le canal de la Giudecca dans toute son étendue, puis on dépasse la Douane de mer et l'on a sous les yeux Saint-Marc, le Palais ducal et la rive des Esclavons, perspective bien connue, mais qui laisse, néanmoins, dans l'esprit du voyageur abordant au Môle le plus vif souvenir.

La première soirée que nous passâmes sur la place de Saint-Marc, une de ces excellentes musiques militaires, qui viennent s'y faire entendre certains jours, exécutait *la marche des hussards de Radetzky*, tandis que nous arrivions de la Piazzetta. Cette marche, très aimée du soldat dans l'armée impériale, depuis les premières campagnes de Lombardie, – très belliqueuse aussi, – et dont l'exécution était, ce soir-là, remarquable de verve et de joyeux entrain, devait plaire médiocrement aux citadins rassemblés autour de l'estrade circulaire des concertants *tedeschi*. Un splendide clair de lune éclairait la place où faisait *corso* une foule variée : sociétés de petits bourgeois, jeunes ménages de la classe ouvrière, couples amoureux se promenant du côté de l'ombre, puis les hommes du peuple, la veste sur l'épaule, les vieux marins, dont quelques-uns portaient leurs petits enfants dans leurs bras. Parmi les militaires, qui dominaient dans cette foule, les soldats en capote grise et plantés sur leurs jambes attendaient patiemment l'heure de rentrer au quartier, tandis que de brillants groupes d'officiers de toutes armes, gantés comme pour un bal et le bouquet de roses à la poignée de leur sabre, paradaient devant les dames en belles toilettes et nous rappelaient la société de Vérone. Enfin, un grand nombre de familles étrangères se trouvaient confondues dans cette affluence populaire, car ce divertissement musical et le rassemblement dont il est le prétexte offrent toujours aux touristes un passe-temps très agréable. Sous les galeries des Procuraties et du Palais, illuminées par les feux du gaz, circulait lentement une foule de promeneurs se coudoyant sans rudesse, à la mode italienne, car c'est très certainement ici le premier des pays civilisés pour la parfaite convenance de la foule et la courtoisie des passants, quelle que soit leur position sociale. Ces curieux admiraient tour à tour les étalages des magasins de pierreries, d'orfèvrerie, de soierie, les glaces et les dorures des grands cafés envahis par les consommateurs, tandis que ces derniers pouvaient voir passer et se renouveler sans cesse devant eux, comme dans un rêve, les jolis visages, les épaules nues, les chevelures soyeuses et ondulées, les regards provocants et toutes les séductions nocturnes de la Venise des anciens jours.

Nous restâmes longtemps sur la place à respirer l'air des lagunes, jouissant, aux brillants accords de la sérénade, de l'ensemble et des charmants détails de la scène que je viens de décrire. Les lueurs du gaz formaient une ceinture rougeâtre au pied des édifices qui nous entouraient, et contrastaient vivement avec la lumière lunaire, si pure, répandue dans le centre du tableau sur les groupes de spectateurs aux visages pâles et sur les façades imposantes des vieux palais de Sansovino. – Encore un tableau de voyage qu'on ne peut oublier lorsqu'on a vu Venise, cette ville étrange où personne n'a l'air de songer à regagner son lit, les soirs de concert à Saint-Marc et de pleine lune.

* * *

Je reviens maintenant à l'étude de la peinture vénitienne. Aussi bien la tâche de tout décrire ici, – tâche que tant d'autres écrivains se sont imposée, – dépasserait de beaucoup les proportions modestes de ces esquisses de voyage. Il va sans dire que je ne vais pas rechercher longuement nos impressions artistiques dans les églises, les palais, les confréries et les salles de l'Académie des beaux-arts. Ce travail offrirait tout particulièrement le péril des nomenclatures et des banalités littéraires. Mais, parmi tant de chefs-d'œuvre qui passent devant les yeux du voyageur à Venise, je choisis seulement quelques tableaux dont le souvenir se présente à moi de lui-même, à l'exclusion de ceux dont il me faudrait compléter l'étude en relisant maints auteurs, excellents sans doute, mais que chacun peut consulter aussi bien que je puis le faire.

C'est à Saint-Zacharie que nous vîmes pour la première fois la peinture suave des Bellini : cette église renferme deux de leurs œuvres les plus exquises. Une analogie très grande de style, de composition et de facture ressort pour l'observateur de la comparaison de tous les peintres du XVème siècle en Italie. Cependant, le sentiment de la couleur caractérise les précurseurs du Titien bien davantage que les œuvres de la peinture lombarde contemporaine de leurs travaux, et ces tendances qui, bientôt, devaient trouver à Venise leur parfaite manifestation sont d'autant plus remarquables qu'elles s'unissent, pour les frères Bellini, à la grâce, à la simplicité, à l'austérité même des belles fresques milanaises ou plutôt de toute la peinture religieuse de cette époque.

Le tableau de Gian-Bellini, de la chapelle San-Girolamo, celui que j'ai plus particulièrement en vue, représente la Vierge et l'enfant Jésus assis sous un portique d'une grande élégance. Autour de la madone sont deux saintes tenant les palmes du martyre, puis saint Pierre et, je crois, saint Jérôme. Au pied du trône de la reine des anges, un enfant assis joue de la viole. Rien ne surpasse le calme et la ferveur religieuse de cette composition dont la symétrie naïve n'affaiblit pas la beauté.

Un grand nombre de bons tableaux de Giovanni et de Gentile Bellini font l'ornement des églises et des palais de Venise, car les deux frères ont beaucoup produit, et le cadet peignit admirablement jusqu'aux derniers jours d'une longue carrière. Heureux artistes ! le renom glorieux de ceux qui les suivirent ne fit point oublier à l'Italie leur célébrité méritée ; leurs plus belles œuvres sont demeurées dans leur pays natal, leur amitié constante fit leur joie, nous disent leurs contemporains, et tous deux reposent à Saints-Jean et Paul dans le même tombeau. Saints-Jean et Paul, ce panthéon vénitien que glorifient le souvenir des grands hommes de la République, le génie de ses grands peintres et de ses plus illustres statuaires !

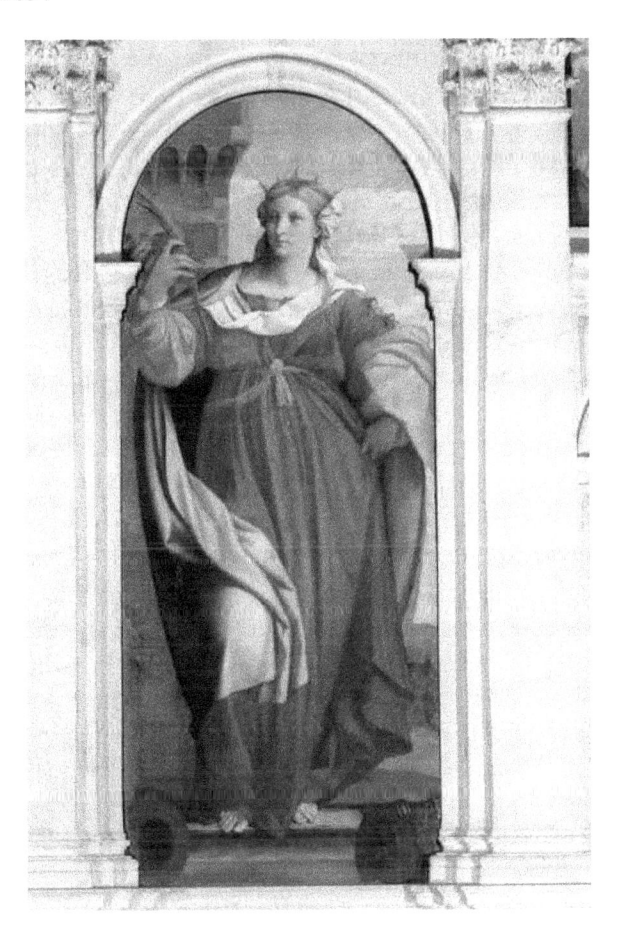

À Sainte-Marie Formosa, le tableau de Palma le vieux, dans la chapelle dite autrefois « des Bombardiers, » nous rappelle une destinée moins heureuse, un talent moins fécond et qui s'obscurcit trop tôt pour l'honneur du peintre. Sans doute, nous parlons ici d'un artiste de second ordre, et cette remarque doit être rappelée d'autant plus équitablement qu'il s'agit d'un élève de Giorgione, mort trop jeune, et d'un contemporain de Titien de Cadore, dont l'immense talent allait effacer bientôt toutes les célébrités de l'école. Cependant, on est retenu longtemps en présence de cette belle peinture de *sainte Barbara*, dont je veux parler, et bien souvent on revient, ainsi que nous, à Sainte-Marie Formosa pour l'admirer à son aise ; l'étude nous en paraît d'autant plus intéressante que ce tableau offre les qualités de couleur déjà si remarquables chez les premiers artistes vénitiens, avec une franchise de pinceau, une énergie toute nouvelle. Que dirai-je encore ? Une vague préoccupation de la beauté antique s'y joint pour nous aux aspirations du peintre vers la liberté d'interprétation personnelle.

Un très petit nombre de bons tableaux de Palma le vieux existent encore à Venise, et celui qu'on admire à Sainte-Marie Formosa nous donne assurément la plus juste mesure de son talent. La sainte est debout, c'est une figure imposante, couronnée d'un diadème à pointes, tel qu'on en voit sur les médailles du Bas-Empire. Elle est drapée largement dans un costume à la romaine, vert et rouge ; elle tient une palme dans la main droite, et ses pieds sont appuyés sur une pièce d'artillerie. Un grand nombre de copies de *sainte Barbara*, ou plus réellement de la belle Violante, fille du peintre, se trouvent maintenant chez tous les marchands de peinture à Venise. Avis à messieurs les amateurs de copies !

Dans l'église de Saints-Jean et Paul, les réparations intérieures, – ce fâcheux contre-temps qu'il faut subir trop souvent en Italie, – ont été cette fois l'occasion, pour nous, d'une excellente aubaine : *le Martyre de saint Pierre*, fort mal éclairé lorsqu'il est sur l'autel, était exposé dans la chapelle du Rosaire, parfaitement en vue et dans son plus beau jour[1]. La puissance du coloris, l'énergie sauvage de la composition, la terreur du drame frappent le spectateur dès qu'il jette les yeux sur cette toile émouvante, et tiennent un instant

---

[1] Quatre ans après notre visite à Saints-Jean et Paul, ce chef-d'œuvre n'existait plus : on sait qu'il fut détruit en 1867 par un incendie. *Ô quantum est in rebus inane !*

l'admiration suspendue, car nous découvrons ici la trace brillante du génie vénitien à l'apogée de sa gloire. Certainement, aucun des peintres antérieurs ou contemporains du Titien, dont nous évoquons le souvenir, n'a pu nous faire pressentir les beautés que ce maître nous révèle.

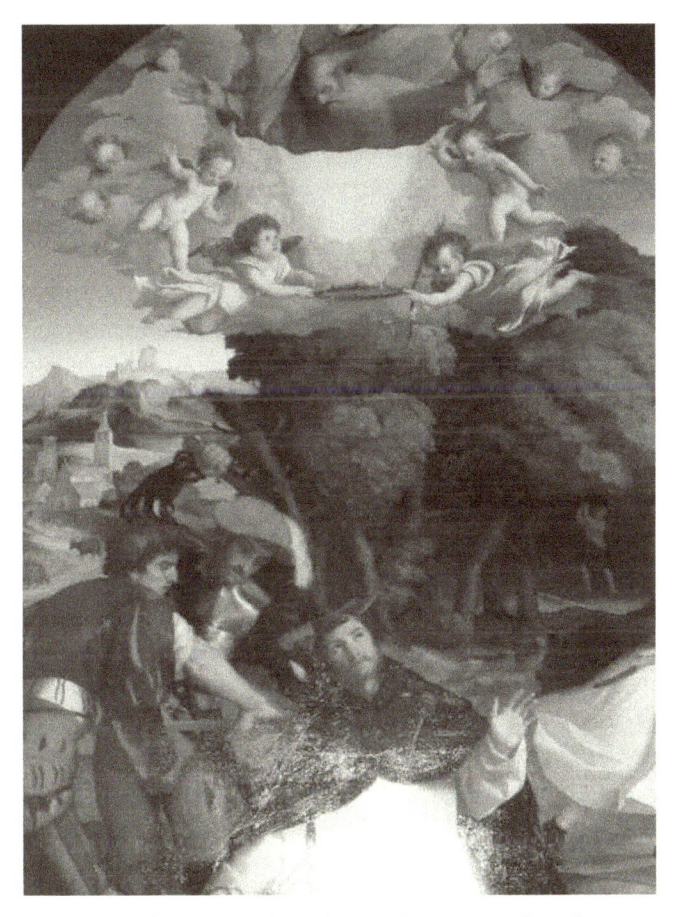

Vers la lisière d'un bois, dont les ombrages se détachent en silhouette vigoureuse sur les feux du couchant, saint Pierre, le dominicain, est tombé renversé sous les coups d'un brigand tenant l'épée sanglante levée pour achever sa victime. Un religieux, compagnon du saint, s'enfuit épouvanté, et cette grande figure vue de face, au premier plan, le visage terrifié et les mains levées au ciel, est d'une énergie qui place sous nos yeux le drame lui-même. Deux anges descendent de la nue et présentent à saint Pierre la palme du martyre. À cette composition, d'une grande simplicité, les beautés du paysage, éclairé en tons du soir, ajoutent une puissante magie. La chaude coloration des figures mouvementées, les rayons d'or glissant dans le feuillage, forment un admirable contraste avec les horreurs de la scène, et cette opposition, conception du génie, est d'un plus grand effet dramatique que l'harmonie de la nature en deuil ou les clartés livides d'un ciel d'orage.

Mais, pour compléter cette étude, transportons-nous maintenant à l'Académie des beaux-arts, et rapprochons le *Martyre de saint Pierre* de *l'Assomption de la Vierge*, œuvre sublime et rayonnante, longtemps oubliée dans je ne sais quelle église, enfumée, noircie par l'encens, retrouvée par les investigations d'un connaisseur, connue de nos jours dans le monde entier, et dont l'étrange destinée nous rappelle une fois de plus l'instabilité de la renommée et la fragilité des plus belles œuvres sur lesquelles se fonde la gloire humaine.

La vue de *l'Assomption de la Vierge* ne produit pas, sans doute, une émotion soudaine semblable à celle qu'on éprouve devant le tableau du *Martyre de saint Pierre*. Mais le spectateur est pénétré, peu à peu, d'un sentiment indéfinissable de recueillement et d'admiration qui bientôt nous transporte et nous fait oublier le musée, le tableau, l'œuvre peinte, en présence de la manifestation du génie. Nous avons ressenti une impression toute semblable, à Bologne, devant la *sainte Cécile*, de Raphaël, et c'est là, selon moi, le plus grand triomphe de l'art quand il emporte ainsi la pensée hors du domaine de la réalité.

Je veux indiquer maintenant, s'il est possible, le caractère particulier de la peinture du Titien, dont *l'Assomption de la Vierge* exprime, pour moi, dans toute sa vigueur l'éclatante individualité.

Une grande simplicité de palette, une localité de ton qui donne à l'effet général une ampleur magistrale, la liberté du trait, la clarté des ombres, voilà d'abord ce qui frappe l'artiste étonné, confondu de voir un tel chef-d'œuvre produit par d'aussi simples moyens d'exécution. La beauté de la couleur, la largeur de la touche, la solidité du ton, l'éclat de la lumière obtenue sans opposition violente, ces qualités de coloriste nous attachent ensuite, elles distinguent la peinture du grand maître. Mais ce qui ravit notre âme et nous ramènera bien des fois encore, après avoir vu cent chefs-d'œuvre, devant cette toile, c'est la conception de beautés sublimes dont les pinceaux du Titien furent pour nous les pieux révélateurs : Le Saint des saints dans sa gloire, l'humble servante du Seigneur s'enlevant dans les nuées légères, et autour de laquelle tourbillonnent les anges : puis, sur la terre, ce groupe d'hommes d'un si dramatique ensemble, d'un si noble mouvement, tout est spontanément créé sous le souffle du génie dont il nous semble entendre ici la voix fougueuse et le langage inspiré !

D'autres peintures du Titien, le *saint Jean au désert*, la *Présentation de la Vierge*, le *Christ au tombeau* de la galerie Manfrin, sont fortement empreints de toutes les qualités d'exécution que j'ai énumérées, et suffiraient sans doute pour assurer à jamais la gloire du Titien parmi les hommes. Néanmoins, aucune de ces œuvres ne m'a fait éprouver au même degré l'émotion, le ravissement que j'ai ressenti devant *l'Assomption de la Vierge*, et dont j'ai cherché dans ces lignes à définir la cause morale.

Le Miracle de saint Marc, du Tintoret, et le grand tableau de Véronèse : *Jésus dans la maison de Lévi*, sont exposés à peu de distance de *l'Assomption*, dans cette Académie des beaux-arts qui réunit ainsi les œuvres les plus caractéristiques des grands maîtres de l'école, celles qui peuvent aussi le mieux nous faire apprécier les aspirations vers la perfection de l'art et les premiers signes de sa décadence à Venise.

Saint Marc est, selon moi l'œuvre la plus heureusement inspirée, la peinture la plus parfaite de Jaques Robusti, dit le Tintoret, que l'ombrageux Titien chassa de son atelier dès qu'il eut vu poindre cette étoile nouvelle. Lorsque le Tintoret peignit cette toile, l'ardeur de son imagination, la célérité fébrile de ses pinceaux ne l'avaient pas encore jeté dans les dérèglements et les fougueux écarts d'une production excessive. Aussi, dans nos promenades à l'Académie, je m'arrêtai de préférence devant ce tableau d'un charme incontestable, d'un effet surprenant, d'une chaude harmonie, mais où se manifestent à l'observateur, dans la conception et dans l'exécution, des tendances artistiques dont je voudrais essayer l'analyse.

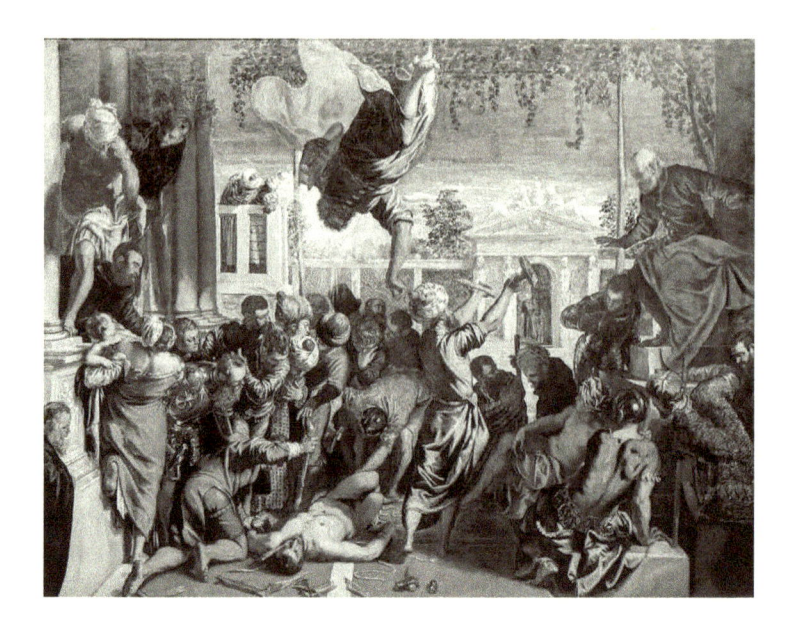

« Un esclave vénitien, mis à la torture par les infidèles, ayant invoqué saint Marc pendant son supplice, le saint descend du ciel pour le sauver. Aussitôt les instruments de torture se brisent dans les mains des bourreaux qui reculent épouvantés en présence de cette intervention toute-puissante. » Telle est la tradition, la donnée pittoresque ; rappelons maintenant comment elle fut admirablement dramatisée par le peintre.

Sous un portique envahi par la foule, des soldats, des marins, des hommes en costumes barbaresques se pressent curieusement autour de l'esclave chrétien sur lequel se sont brisés tous les instruments de supplice. Une vive lumière colore ce rassemblement tumultueux, aux vêtements éclatants, aux figures énergiques, et, sur le premier plan, les rayons du soleil éclairent en tons magnifiques le corps nu de l'homme renversé sur la terre. Un des bourreaux lève les mains au-dessus de la foule et montre au magistrat qui préside au supplice les débris de son lourd marteau. Toutes les figures rassemblées au pied du prétoire, surtout celles qui sont penchées autour de l'esclave, sont animées par la curiosité, l'inquiétude, et concourent admirablement par la diversité de leurs attitudes à l'ensemble du drame. Saint Marc, s'élançant des hauteurs célestes à la voix du martyr, domine les païens rassemblés qui ne peuvent deviner sa présence, mais cette apparition mystérieuse motive suffisamment, pour le spectateur, les émotions étranges de la scène.

La vue de ce tableau éveille-t-elle en nous le même sentiment que produit *l'Assomption*, du Titien ? Nullement ; on ne peut hésiter à le reconnaître, et cette modification dans l'impression ressentie nous expliquera, je pense, la diversité des caractères de conception des deux chefs-d'œuvre, comme aussi la différence essentielle du génie de leurs auteurs. Dans *l'Assomption de la Vierge*, déjà nous l'avons reconnu, la simplicité d'exécution, la grandeur du trait, l'élévation du style produisent le sublime, et l'on s'arrête, involontairement ému, en présence d'une œuvre qui semble inspirée. Dans le *Miracle de saint Marc*, toutes les magnificences de la couleur, toutes les ressources d'une composition savamment inspirée et facilement rendue, enfin l'impression dramatique d'un fait surnaturel, exprimé avec autant d'énergie que de justesse, voilà ce qui nous charme et ce qu'on ne saurait trop louer. Toutefois, il nous faut reconnaître, joint à ces qualités éminentes, l'emploi des ressources théâtrales et des richesses d'exécution qui remplacent, pour le Tintoret, l'intérêt de la beauté morale et les saintes ardeurs d'un puissant génie.

Je résume, maintenant, ma pensée tout entière. Nous admirons le *saint Marc*, du Tintoret, tandis que *l'Assomption*, du Titien, nous émeut profondément, plus encore qu'elle ne nous charme. Nous avons oublié la peinture et le métier devant cette œuvre, et c'est, au contraire, la partie matérielle de l'art qui fascine nos yeux en présence de l'autre tableau. Nous allons retrouver cette impression sensuelle dans tous les chefs-d'œuvre de l'école de Venise, car ce qui préoccupait les successeurs du Titien nous préoccupe également devant leurs magnifiques peintures, et les splendeurs de la matière détournent notre admiration du but élevé que lui proposait le grand Titien, dans ses œuvres glorieuses.

Après avoir constaté ces germes de décadence, je reviens une dernière fois à la peinture du Tintoret, pour en louer sans réserve, dans le *Miracle de saint Marc*, les beautés d'exécution, les formes heureusement choisies, la lumière si franche, les clairs-obscurs, dans lesquels ce peintre s'est surpassé lui-même, et la hardiesse des raccourcis de cette figure de saint Marc, – véritable tour de force de dessin, – plongeant comme une flèche sur le groupe principal, et dominant la composition dramatique sans en rompre l'harmonie.

Quittons maintenant le Tintoret pour compléter cet exposé sommaire des tendances de l'École vénitienne pendant ses plus beaux jours ; nous nous arrêtons devant l'œuvre colossale de Paul Véronèse.

Le *Jésus dans la maison de Lévi*, rappelle involontairement toutes les scènes dont l'illustre Véronais orna les édifices religieux et les galeries princières de Venise. Cette toile est peinte dans le même style que *les Noces de Cana*, exécutées pour Saint-George Majeur, et qu'on admire au Louvre. La diversité de composition, la variété de la couleur font moins ressentir, à mon avis, l'originalité de l'œuvre qu'elles ne manifestent les ressources infinies de la palette et la fertilité de l'imagination.

Dans cette vaste peinture d'environ treize mètres, sur six de hauteur, l'importance de la composition architecturale ajoute à la richesse de la scène des figures et donne à l'ensemble du tableau une royale magnificence : sous le triple portique d'ordre corinthien, s'ouvrant sur la salle du festin, le regard parcourt avec admiration cette assemblée de grands seigneurs vénitiens en costume de gala et les monuments superbes que le peintre a réunis dans une savante perspective. Sur le premier plan du tableau, le mouvement des personnages, des gardes et des valets, disséminés sur le double escalier, en fait oublier la symétrie.

La couleur générale est beaucoup moins vigoureuse ici que celle du Tintoret ou du Titien, dans les œuvres que j'ai citées. Un fond léger, un effet de lumière très simple et la disposition même des figures, se détachant en valeur sur des tons clairs, n'ont pas conduit le Véronèse à l'emploi d'une peinture très montée. Ce sont les séductions de la couleur, et non la puissance de l'effet général, qu'on remarque particulièrement dans la fête brillante à laquelle le grand maître nous fait assister.

L'insouciance de toute pensée religieuse, de toute fidélité historique, dans les scènes de Paul Véronèse, est trop résolument exprimée par lui pour que ses données pittoresques, les plus mensongères, ne soient pas admises par nous comme elles le furent par ses contemporains, il est presque superflu de le dire. Cependant, quel fut l'idéal du peintre, le but suprême de ses efforts et la cause de ses triomphes ? Ici même, quel sentiment s'est emparé de nous devant son œuvre ? La réponse à ces questions, trop intimement liées pour être étudiées séparément, résultera, je pense, de l'observation des caractères esthétiques de sa peinture.

Le faste d'une pompeuse ordonnance, l'infinie variété des détails, l'animation des physionomies, la noblesse des attitudes, l'élégance et la vigueur du trait sont rendus par le Véronèse avec la souplesse d'une exécution intelligente et rapide, la grâce charmante d'un talent sûr de lui-même, amoureux de la lumière, de la couleur, du luxe, de la beauté des formes, de la vie joyeuse et de tous les enivrements de l'existence.

De ce culte de la beauté matérielle, que le peintre fait rayonner pour nous dans une atmosphère de jeunesse et de magnificence incomparables, il se dégage une poésie voluptueuse qui ne peut être méconnue. Elle parle à nos sens, elle commande l'admiration ; mais l'intelligence n'en est pas autrement émue, et dans les œuvres magistrales où le Véronèse étala pour nous les trésors de son génie, les richesses inépuisables de son esprit inventif, notre impression demeure toujours la même : sujets religieux ou profanes, scènes triomphales, apothéoses divines, riantes allégories du plaisir, de l'amour et de la beauté, partout le sensualisme se manifeste, la matière inspire l'artiste, en sorte qu'on peut dire de sa peinture que c'est une fête ravissante pour les yeux qui ne peuvent s'en lasser ; cependant nous ne saurions y trouver ce qui, seul, peut complétement nous satisfaire, ce reflet de la beauté morale, – ce charme pénétrant des inspirations artistiques les plus élevées, dont notre âme recueillie comprend instinctivement la grandeur.

Mais la brièveté de ce travail d'analyse, à propos de quelques chefs-d'œuvre de l'École vénitienne, ne produit-elle pas les inconvénients de tout jugement sommaire : l'excès dans la forme et l'apparente exagération qu'en reçoit la pensée ?... Je veux espérer le contraire et compter beaucoup sur l'esprit du lecteur pour tempérer mon dire et le compléter au besoin. Car une dissertation plus étendue sur ce sujet dépasserait nécessairement les limites que je me suis tracées. Il me faudrait parler de l'influence des princes de l'École vénitienne sur les maîtres célèbres qui les suivirent, et passer de la recherche de la beauté matérielle à celle de la beauté convenue, du sensualisme au maniérisme, du Tintoret à l'Allienza, de Véronèse à Palma le jeune, à Tiepolo... D'autres écrivains ont fait laborieusement ces recherches, d'autres les refont aujourd'hui, et d'autres encore s'en occuperont demain... Personne n'a donc quelque intérêt à me voir poursuivre, et moins que personne je me soucie d'entrer imprudemment dans la carrière. Avant de quitter le sujet qui m'occupe, je veux cependant parler d'un tableau que j'allais oublier de mentionner et qui me plaît particulièrement, bien que ce ne soit nullement un chef-d'œuvre comparable à ceux que j'ai précédemment étudiés. C'est le *Mauvais riche*, de Bonifazio, de Vérone, artiste secondaire, me dira-t-on. Mais quel peintre vénitien pourrait échapper à cette classification, après ceux que j'ai nommés ? Une fatalité poursuit les contemporains et les émules des hommes de génie dans les siècles glorieux, et le mérite de tous les excellents peintres de Venise s'efface nécessairement pour nous devant la renommée des chefs de l'École. Néanmoins, si Bonifazio remplaça l'inspiration personnelle par la tradition des belles œuvres, s'il imita le Titien à tel point qu'on peut confondre souvent la peinture de l'un et celle de l'autre, ce ne fut pas un copiste servile. La grâce du dessin, la souplesse du pinceau, la coloration, la chaude harmonie lui sont naturellement acquises comme elles le furent par tous ses émules. Pour ce peintre, trop peu connu de la foule, ces qualités n'ont pas suffi sans doute à dégager une individualité fortement accusée, mais nous leur devons d'excellentes œuvres et ce n'est que justice de le rappeler en passant devant le tableau du *Mauvais riche*.

Telles sont les œuvres d'art qui sont particulièrement demeurées présentes à ma mémoire. Chacune d'elles suffirait, je pense, pour motiver le voyage à Venise et doit engager le touriste à demeurer le plus longtemps possible dans cette ville sans rivale. Quant à moi, si je leur ai consacré ces pages, c'est bien moins dans l'intention de disserter froidement sur des chefs-d'œuvre que de donner essor à l'admiration communicative qu'ils font naître. J'aime à en parler au lecteur, je l'avoue, comme on se plaît à entretenir un ami des choses qui nous sont chères, et comme le peintre feuillette volontiers ses vieux albums de voyage dont le seul mérite, incontestable, est de réveiller ses heureux souvenirs.

* * *

Lorsqu'il fallut enfin quitter Venise, nous voulûmes tout revoir une dernière fois : l'Académie, le Palais ducal, les collections particulières, les églises principales, – on en compte une soixantaine,

– les palais les plus intéressants ; ils nous avaient tous intéressés : il fallait nécessairement, disions-nous, retourner à l'Arsenal, à la Mercerie, au Rialto, refaire l'ascension du Campanile, parcourir le Ghetto, entrer chez les marchands d'antiquités, et nous promener à travers la ville dans toutes les directions et dans toutes les gondoles. Comme on l'imagine, nous dûmes rabattre considérablement de ces prétentions excessives. C'est en vain que nous étions sur pied dès l'aurore, et c'est en vain que nous disions avec le poète :

Ô temps ! suspens ton vol, et vous, heures propices,
Suspendez votre cours !

L'heure des adieux, – la seule heure fâcheuse dans la vie de voyage, – allait encore une fois sonner pour nous. Déjà nous étions à la veille du départ, le temps passait comme dans un rêve, et lorsque nous revînmes par la rive des Esclavons de notre dernière promenade, le soleil s'abaissait sur la cité des Doges. Nous vîmes son disque rougeâtre disparaître dans le ciel enflammé, tandis que de l'horizon montaient lentement, comme une armée sans nombre, les rangs pressés des nuées légères et couleur de feu, bientôt disséminées capricieusement sous la voûte azurée. Longtemps les eaux du grand canal reflétèrent ces splendeurs ; les noires gondoles semblaient glisser sur des flots d'or ; autour de nous, l'ombre violacée des passants s'allongeait en silhouette fantastique, et sur les deux rives les églises à coupoles, les palais moresques, dont les derniers rayons du couchant faisaient scintiller les verrières, s'illuminaient tour à tour en tons orangés et pourprés, comme si quelque génie des contes arabes voulait nous éblouir par une merveilleuse féerie.

La rive des Esclavons est demeurée le site préféré des promeneurs de la bourgeoisie, des nombreuses familles d'ouvriers, éloignées peu à peu de la galerie de Saint-Marc par l'affluence envahissante des *tedeschi* et des *forestieri*. Les marins, les hommes du port, les gondoliers stationnent plus volontiers vers le Môle, et, depuis la dernière heure du jour jusque bien avant dans la nuit, leurs groupes pittoresques et toujours animés se rassemblent à chaque instant au pied des colonnes de Saint-Marc et de Saint-Théodore. Les enfants de la classe pauvre, sous les yeux de quelques matrones, s'ébattent en liberté sur la Piazzetta, et parfois dansent gaiement au son de la musique autrichienne qui retentit sur la place. Que de jolis tableaux l'artiste a sous les yeux dans ces groupes populaires ! que de grâce et de naïveté ! Ici, une jeune femme à la magnifique chevelure noire, aux traits délicats et réguliers, au cou flexible, rond et d'une beauté parfaite, allaite son enfant, tandis que ses compagnes, réunies autour d'elle, babillent joyeusement et jouent de l'éventail, comme les bonnes commères de Boccace et de Goldoni. Là, c'est un vieillard, un pauvre pêcheur qui touche de l'accordéon et va chanter la barcarolle, et déjà se rassemblent silencieusement autour de lui les hommes de mer, au teint de cuivre ou de bronze, aux formes élégantes et vigoureuses. Presque toujours, vers la fin de la soirée, les petits enfants s'endorment assis sous le portique de la Basilique et demeurent pressés les uns contre les autres, comme les martinets sur les murs de nos cathédrales. Les abords des modestes cafés de la rive des Esclavons sont occupés par les consommateurs ; partout les guitaristes, les violonistes, les chanteuses des rues, – ces charmantes cigales de l'Italie, – vont de l'un à l'autre et tiennent en éveil l'admiration des dilettanti. Les improvisateurs rassemblent autour d'eux, à grands éclats de voix, les amateurs de poésies locales, et la loge ambulante de Polichinelle, – cette loge en papier doré que nous avons suivie bien des fois, et dont les quatre lampions font si modeste figure au clair de lune, – voit accourir, partout où il plaît à « l'impresario » de s'arrêter, un public indulgent, poli, attentif et toujours disposé à rire des moindres joyeusetés de la scène.

Telle est encore l'ancienne Venise : celle des artistes et non des étrangers. Mais, ai-je dit que partout on rencontre la bienveillance personnelle, l'urbanité générale, dans cette aimable, spirituelle et douce population des lagunes ? Ces qualités caractérisent, il est vrai, du plus au moins, les relations sociales dans toute l'Italie, mais nulle part elles ne leur donnent peut-être plus de séduction qu'à Venise. Dans les circonstances les plus diverses, l'étranger est assuré de rencontrer chez le premier venu aide, secours, direction intelligente, protection efficace, et les gens de toute classe auxquels il s'adresse ne paraissent avoir d'autre souci que celui de l'obliger gratuitement, promptement et du mieux possible. Voici, du reste, quelques observations générales auxquelles j'attache beaucoup plus d'importance. Jamais nous ne vîmes frapper un enfant dans Venise, et j'ajouterai, à ce propos, que la *creatura* est cent fois plus choyée de la femme du peuple en Italie que dans nos contrées cisalpines. Jamais, non plus, nous n'avons vu personne rudoyer un serviteur, un apprenti, ou repousser durement un indigent importun. Les querelles, si violentes au début, les chaudes altercations des hommes du port, n'ont jamais rien de sérieux et s'apaisent avec une étonnante facilité. Les rixes sanglantes doivent être très rares à Venise, et l'ivresse est assurément bien moins fréquente ici que dans la plupart de nos villes. J'ai vainement cherché à surprendre, çà et là, le regard d'envie du pauvre contre le riche, un mot haineux, une expression mordante ; je n'ai rien rencontré de semblable, et même les relations forcées des *tedeschi* et des gens de Venise, des oppresseurs et des opprimés, sont beaucoup moins pénibles qu'on n'est tenté de le supposer à l'avance. Une bonne humeur générale, une naturelle affabilité se retrouvent dans toutes les rencontres, et pour les classes négligées elles remplacent la politesse, le savoir-vivre des classes élevées et donnent certainement aux mœurs générales une douceur qu'on ne saurait trop vanter.

On peut objecter, il est vrai, à la suite de cet éloge, que de courts séjours dans une ville étrangère ne donnent aux observations morales du voyageur qu'une valeur restreinte, je le reconnais volontiers. Néanmoins, les premières impressions ont leur importance, c'est pourquoi j'abandonne ici les miennes à l'appréciation du lecteur, et, comme dit Brantôme, « je m'en rapporte à ce qui en est. »

Mais revenons à notre dernière soirée vénitienne. – Nous étions encore arrêtés, vers minuit, sur le pont de la Paglia, ce lieu classique des rêveries à la Childe-Harold , nous avions oublié les promeneurs, et, les yeux tournés vers le canal qui sépare les prisons du Palais ducal, nous regardions dans sa réalité poétique ce tableau que tout le monde a vu cent fois chez les marchands d'images, mais auquel les clartés de la lune donnent toujours un aspect mélancolique et d'une sinistre beauté.

Au-dessous de nous, les gondoles de promenade, avec leur *felze* mystérieusement fermé, glissaient sous le pont des Soupirs, et la vue de cet édifice, suspendu entre les deux palais et se détachant en tons blafards sur le ciel d'un bleu cendré, ramenait involontairement dans notre esprit la funèbre pensée d'un cercueil sous un blanc suaire. Tous les détails de cette scène de nuit sont demeurés gravés dans ma mémoire. La lueur rougeâtre des lanternes vacillant dans les eaux noires, le bruit sourd des avirons dans cet étroit passage, le cri d'appel, – le triste « Sia premi, » – des gondoliers à l'approche d'une embarcation qui passe, je n'ai rien oublié, et, par un de ces phénomènes psychologiques d'une explication difficile, en dépit des fatigues intellectuelles de la journée, cette station finale sur le pont de la Paglia est précisément celle qui m'a laissé les plus vifs souvenirs.

Des chants lointains, qui se faisaient entendre du côté de Saint-George Majeur, détournèrent enfin le cours de nos pensées. Deux gondoles, ornées de lanternes vénitiennes aux vives couleurs, se suivaient lentement à l'entrée du grand canal et côtoyaient la rive opposée. Nous reconnaissions le *brindisi* de *Lucrezia Borgia*, et ce chœur vibrant de jeunes gentilshommes, ce souvenir de fête, dont la brise des lagunes nous apportait la mélodie, semblait réveiller en ce moment la cité des grands seigneurs et des divins artistes, des folles amours, du luxe et de la beauté, la Venise enchantée de Paul Véronèse ! Mais, hélas ! combien la réalité était éloignée de ces rêveries !

Un passant nous apprit que nous entendions là des chanteurs payés à l'heure par un Anglais, d'honnêtes artisans réunis en société lyrique, interprétant Rossini, Verdi, Donizetti, Bellini, au choix des amateurs, et, pour quelques écus, – eux et leurs gondoles, – à la dévotion de messieurs les touristes.

Nous rentrâmes à notre hôtel, un peu désillusionnés par cette communication officieuse, déçus dans nos rêveries et presque mécontents de cette agréable harmonie. Comme si les enfants de Venise avaient grand tort de chanter la nuit pour les étrangers qui les paient ! Heureusement pour nous, il était écrit dans le Livre de la destinée que nous ne quitterions pas cette ville sous une impression fâcheuse.

Tandis que nous attendions sur notre balcon l'instant du départ, une jolie voix de ténorino se fit entendre sur le canal, près de l'*Hôtel d'Italie*. Un chœur d'hommes répondait à demi-voix au chanteur, et l'ensemble formait une si douce mélodie qu'elle devait à peine troubler le repos des jolies filles du quartier. Nous demandâmes au portier de la maison le motif de cette sérénade.

— Ça ! ce n'est rien, nous répondit-il. Des enfantillages de jeunes gens, un amoureux qui chante pour sa maîtresse, pas autre chose. – Mais si j'avais su que vous désiriez entendre, avant de nous quitter, la musique vénitienne, nous avons la Société lyrique pour les étrangers, c'est cela qu'il faut entendre. C'est une Société qui…

— Et cet amoureux ?

— Un sculpteur sur bois, qui travaille ici près. Il aime la fille de son patron, une belle fille, et qui l'aimerait aussi, je pense ; mais elle est trop riche pour un ouvrier sans ressources. Voilà ce qui les gêne.

Cependant, une fenêtre s'était ouverte discrètement dans le haut de la maison voisine, puis une seconde…, une troisième aussi. Quelques ombres se montraient sur les balcons à travers les fleurs, et sans doute le jeune sculpteur connaissait beaucoup mieux que nous ces apparitions mystérieuses.

— Après cela, continua le portier, qui ne demandait pas mieux que de jaser un peu, pour ne pas céder au sommeil, le vieux Sérafino peut changer d'avis pour cet honnête garçon, bien qu'il lui ait encore jeté son maillet à la tête « l'autre hier » en s'expliquant avec lui au sujet de cette affaire ; et puis le galant n'est pas découragé tout à fait, comme vous voyez, puisqu'il chante encore.

De vrais amants, une sérénade véritable, et point de touriste anglais pour nous gâter cette jolie scène !

Quel plus agréable souvenir pouvions-nous emporter au départ ? Quittons Venise ! et puissions-nous revoir encore tes splendeurs et ton brillant soleil ! poétique cité où tout dort maintenant, et que nous traversons au milieu des ombres. Et toi, chanteur inconnu, que la fortune des amoureux te soit prospère, charmant ténorino du Campielle de San-Mosè.

FLORENCE – ROME

1875

I. Turin. – Plaisance. – Bologne. – Ravenne.

« Le voyager me semble un exercice proufitable, » a dit Montaigne ;

« l'âme y a une continuelle exercitation à remarquer des choses incogneues et nouvelles. » Je suis de l'avis de ce philosophe, et quand il ajoute « qu'il ne sçait point de meilleure eschole à façonner la vie, » je sens naître, je l'avoue, quelque regret de cette existence trop casanière qui s'impose à la plupart des hommes. Nous oublions ainsi le cours des années, et qu'il n'est qu'un temps pour voyager. La vivacité d'impression, l'entrain, la sérénité d'esprit, – ces beaux dons de la jeunesse, – passent le plus souvent comme elle, alors il est trop tard pour quitter son logis. Nous oublions aussi… Mais, à quoi bon poursuivre ! qu'on me donne plutôt un « billet de circulation » valable pour cinquante jours : ma valise est bouclée, et, puisqu'il n'est plus besoin de passe-ports en Italie, je n'ai pas même à aller prendre congé d'un commis de chancellerie. Adieu donc, terre natale ! et vous, mes amis, si vous m'aimez ne me demandez pas de vous écrire ; si mon repos vous est cher ne m'envoyez point de journaux, je pars, je suis parti, et désormais rien ne vient plus me distraire des impressions du voyage.

Turin, 3 octobre. – On passe toujours trop vite quand on vient ici, et, comme l'a fait remarquer Valeiry, il y a déjà trente ans, Turin subit dans l'esprit du voyageur impatient la fâcheuse conséquence de sa situation géographique au pied des Alpes : ceux qui se mettent en route, et n'ont encore rien vu de l'Italie, ont hâte de contempler des merveilles et ne veulent voir que cela ; malheureusement, Turin ne saurait prétendre à cette admiration exclusive. Ceux qui achèvent, au contraire, leur pèlerinage sur la terre classique des beaux-arts, ont vu Rome, Naples, Venise, Florence… que n'ont-ils pas vu ! Leur curiosité est émoussée jusqu'à la satiété. Qu'on ne leur parle pas de Turin ! Il n'y a, dans cette ville des farouches Salasses, que des fabriques de vermouth et de vin d'Asti. Autant leur parler de Suze ou de Modane ! laissons-les s'enfuir.

Pour moi, je me plais ici, – je l'avoue sans confusion, – ces édifices de briques et ces larges rues, ces portiques élevés et ces grandes perspectives architecturales ont une beauté d'ensemble qui me fait oublier leur monotonie. Puis, Turin me paraît avoir beaucoup gagné en aspect décoratif depuis quelques années. Les monuments qui embellissent ses places spacieuses, les fontaines jaillissantes et les jardins à l'anglaise sont d'un effet toujours agréable et parfois grandiose. La statue équestre du vainqueur de Saint-Quentin est certainement celle qu'il faut citer avant toute autre, car on ne se lasse pas d'admirer ce chef-d'œuvre qui fait le plus grand honneur à Marochetti. Toutefois, la statue du ministre d'Azeglio, en face du léger palais de la Station, et celle du savant Lagrange, sur la petite place du même nom, méritent aussi de grands éloges. L'une et l'autre m'ont paru rendues dans un sentiment d'exécution très moderne, qui n'exclut nullement l'impression poétique et la rend, au contraire, plus saisissante. Voilà vraiment l'art, tel qu'il est compris de la foule aujourd'hui et tel qu'il doit désormais se produire dans nos villes, s'il veut être assuré d'un succès durable. Mais laissons les œuvres de l'avenir : ce sont bien plutôt les trésors du passé dont il faut se préoccuper ici, car me voici introduit dans le vaste palais de l'Académie des beaux-arts, dont la collection d'antiquités égyptiennes renferme, - outre un grand nombre de statues colossales de la plus haute valeur archéologique, - une quantité considérable d'objets artistiques de premier choix et de toute espèce. Il y a là, sous vitrine, des colliers, des bagues, des bracelets d'un travail exquis, des sarcophages dont les peintures sont merveilleuses, et, pour ne rien oublier, une vingtaine de princesses momifiées, qui sans doute ne manquaient pas de charmes autrefois, et m'ont paru, - vu leur âge, - d'une heureuse conservation.

Parlons plus sérieusement : on ne peut se défendre de quelque tristesse en contemplant dans un musée ces idoles royales, muets témoins d'une civilisation disparue, et maintenant à la merci d'un custode qui les montre et démontre pour satisfaire la curiosité du premier venu. Oh ! grandeur ! oh néant !... Nos grands hommes du jour, ceux dont cent gazetiers nous parlent à l'envi chaque matin, ceux pour lesquels on pavoise et l'on illumine, on sonne les cloches de volée, on tire le canon et l'on fait battre le tambour, ces gens-là finiront-ils jamais dans un cabinet de curiosités ? Une telle idée donne le vertige... Fuyons les momies ! et parcourons la galerie des tableaux dont la collection n'occupe, me dit-on, pas moins de quinze salles.

Il y a, je le sais, une certaine outrecuidance à prétendre se former un jugement à première vue dans un musée, aussi me garderai-je bien de dire que l'Académie royale m'a paru rassembler un nombre assez grand d'œuvres médiocres. Notons plutôt celles qui sont d'immortels chefs-d'œuvre : *les enfants de Charles Ier*, par Van

Dick, et *la reine de Saba*, de Véronèse, enchantent ici le visiteur et brilleraient assurément dans toutes les galeries. J'y joins *les trois Grâces*, de Bonifacio, peinture d'une couleur superbe et l'une des belles choses de cet excellent maître.

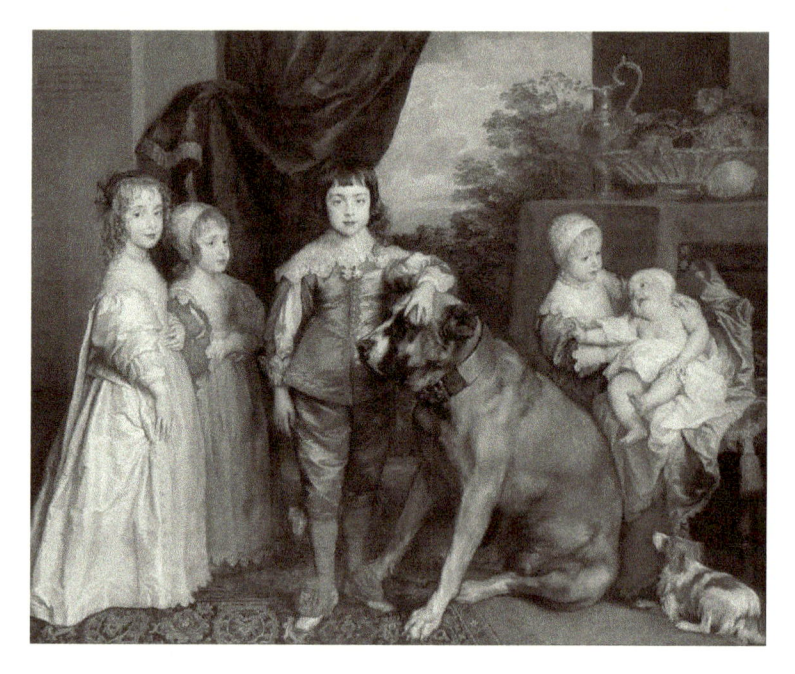

Mais, puisque me voici conduit à parler de peinture, je veux citer encore les grandes compositions historiques qui décorent l'escalier d'honneur du Palais royal. Ces tableaux m'ont particulièrement intéressé et sont, je crois, un des plus beaux spécimens de l'art moderne en Italie[1]. Combien il est rare en tous pays que, de nos jours, la commande officielle enfante des chefs-d'œuvre ! les princes, au temps passé, étaient mieux servis ; d'où vient cela ? C'est une question intéressante qu'un de mes amis se propose de faire mettre au concours à l'Athenæum de Saint-Michel en Tarentaise, et je l'encourage beaucoup à le faire.

On est frappé, en visitant la chapelle du Saint-Suaire, dans l'église métropolitaine, du bel effet décoratif des marbres noirs dont elle est revêtue, puis la lumière vient ici d'en haut, et cette disposition

---
1 La peinture du plafond de l'escalier est, me dit-on, de Ferri, celle des sujets d'encadrements, de Gamba de Gastaldi.

est toujours, on le sait, très favorable à l'architecture religieuse. C'est donc dans ce riche sanctuaire que Rousseau vint abjurer ses croyances, au début de son étrange et douloureuse carrière. Pauvre Jean-Jacques ! la commisération qu'inspirent son isolement, sa grande jeunesse et sa misère, est rendue plus touchante par le souvenir qu'il nous a laissé de sa repentance. « Plus j'y pensais, lisons-nous dans *les Confessions*, plus je m'indignais contre moi-même, et je gémissais du sort qui m'avait amené là, comme si ce sort n'eut pas été mon ouvrage. »

Quant à moi, qui ne songeais nullement, ce jour-là, à changer de religion, je quittai la cathédrale pour aller visiter la collection des armures dans la galerie du palais, et, bien qu'on m'eût fort vanté cette collection royale, je reconnais que la réalité a néanmoins surpassé mon attente. Le nombre considérable des objets de prix, l'intelligence de leur classification, la beauté d'ensemble de tous ces étranges appareils de guerre, dont le fer poli et les ciselures dorées brillent de tous côtés, sont d'un grand attrait pour le visiteur. Je ne dis rien de l'épée du vainqueur de Marengo, ni même du sabre de Tipo-Saïb, mais je fais mention du cheval couleur isabelle du feu roi, car les curieux Turinois, bourgeois ou militaires, me paraissent regarder avec un intérêt tout particulier ce vénérable quadrupède dont la dépouille est assez bien empaillée. « Il servit chaque jour son maître, dans la paix et dans la guerre, puis il suivit son convoi funèbre à *la Superga*, » nous dit un écriteau légendaire, que chaque dimanche bon nombre de curieux viennent lire à voix haute et commenter pour l'instruction des amis de l'histoire contemporaine. Honneur ! pensai-je, au souverain dont le cheval favori laisse ainsi un sympathique souvenir dans la mémoire populaire !

Sur la fin du jour, j'allai faire une promenade en dehors de la ville par le faubourg du Pô, en regrettant de ne pouvoir, – vu le peu de temps dont je disposais, gravir sur les hauteurs voisines et visiter *la Superga* et ses tombes royales. Je revins par le Valentin, tandis que les feux du couchant empourpraient les ondes du fleuve, mais ce beau parc était à peu près désert, bien que ce jour-là fût un dimanche. La déchéance de Turin, depuis le transfert de la capitale, me frappait ici pour la première fois, et j'ai retrouvé cette impression bien plus vivement encore au retour de ce voyage. Espérons que la prospérité commerciale et industrielle rendra bientôt à cette jolie ville l'animation qui lui manque.

En rentrant à l'hôtel, j'ai rencontré dans la ville la procession de Notre-Dame du Rosaire, dont plusieurs confréries suivaient, en psalmodiant un chant d'église, le somptueux baldaquin doré. Les hommes, en cagoules de couleur orange, portaient les grands cierges allumés, les chantres en camails violets, les béguines de tout âge et les enfants des écoles formaient un pieux cortège devant lequel s'agenouillaient dévotement quelques femmes du peuple, tandis qu'une partie des assistants soulevaient à demi leur chapeau. Mais combien de « libres-penseurs » demeuraient la tête couverte, et quel grand changement accompli depuis vingt-cinq ans dans l'esprit public, se révélait à moi par cette attitude indifférente de la foule ! J'avisai même dans un coin, *horresco referens*, un décrotteur sans conviction religieuse, qui « travaillait » à deux mains la pratique à quelques pas de la madone. – Il y avait là de quoi réfléchir pour un philosophe... J'allai dîner.

* * *

4 octobre. – La circulation des passants aux abords de la station, l'ouverture des magasins dont on renouvelle l'étalage, les cris des porteurs de journaux et des marchands de comestibles, me disent que la semaine du travailleur commence et que la population s'éveille. Cependant, une vieille patache remplie de voyageurs, et faisant probablement un service de banlieue, vient à traverser la place où je suis, une roue se détache de l'essieu, et le malencontreux véhicule verse doucement tout son contenu sur le pavé ! Point de blessés, chacun se relève et cherche sa valise ou son sac de nuit puis s'éloigne sans se plaindre. Pas un cri de colère, pas un mot d'indignation. Le cocher lui-même discute sur l'événement, le fouet à la main, au milieu d'un groupe de curieux, et chacun donne avec calme son avis sur ce qu'il conviendrait de faire. Voilà bien mes bonnes gens d'Italie ! et cette modération dans « la disgrâce » que nous ne connaissons pas de ce côté-ci des Alpes. Combien de fois n'aurai-je pas à faire encore cet éloge en poursuivant mon voyage ? L'étranger, lui-même, ne tarde pas à subir l'influence de cette heureuse quiétude. *Abbia patienza !* est ici une locution populaire dont l'emploi est de tous les instants, et je crois que la plus méchante humeur ne saurait résister à sa grâce italienne.

J'achevai ces réflexions en wagon de chemin de fer, et déjà Turin,

FLORENCE – ROME

cet avant-poste de l'Italie, avait fui loin de moi. Deux jeunes dames, médiocrement belles, mais très parées et empanachées, étaient ce matin pour quelques heures mes compagnes de voyage. L'une d'elles portait, en guise de bijou, un petit revolver d'acier poli, suspendu à sa ceinture. Était-ce pour tenir les insolents de première classe à distance respectueuse ? je l'ignore absolument, mais tandis que j'étudiais mon « Bædecker » avec la ferveur d'un touriste au début de la carrière, j'observai que cette sémillante héroïne en chapeau tyrolien lisait je ne sais quel roman de Ponson du Terrail (on sait que la belle littérature française est fort goûtée des gens gantés, en Italie).

— Ma chère, comment finit votre histoire ? vint à demander l'autre dame, qui sans doute s'ennuyait dans la solitude comme autrefois Calypso dans son île.

— *Tutti pugnalati, ammazzati, fucilati !...* (tous poignardés, assassinés, fusillés !), répondit la lectrice en fermant brusquement le volume. – *Che cianciare !* (quelles balivernes !).

Cette réflexion irrévérencieuse les mit toutes deux en gaieté. Écrivez donc des mélodrames !

À Plaisance, où je m'arrêtai, la physionomie d'une cité dès longtemps en décadence, l'aspect des rues désertes et des palais fermés frappent tout d'abord l'esprit du voyageur, qui ne retrouve une certaine animation qu'aux alentours de la place dei Cavalli. Cette place, sans être très grande, est magnifique, et le palais del Comune du plus bel aspect. Cinq arceaux en ogives forment ici une vaste halle supportant un seul étage en briques, mais quel étage ! le cordon doit être à près de quarante pieds du sol. Des créneaux bifurqués couronnent les murailles du palais comme aussi celles du campanile, et leurs dentelures, se découpant sur le bleu du ciel d'un ton admirable, complètent la physionomie architecturale de cet imposant édifice. Quel beau décor d'opéra ! me disais-je avec enthousiasme. Quel site pour une émeute italienne dans le goût du XIVème siècle ! et qu'il serait curieux, – comme effet de nuit et pour terminer la fête, – de voir pendre au balcon de cette façade, à la clarté des torches résineuses, une douzaine de représentants de la minorité ! Mais ces idées féroces, du temps des Visconti et des Torriani, étaient heureusement très passagères (je tiens à rassurer sur ce point tous ceux qui ne me connaissent pas personnellement), et je ne tardai pas à retrouver en moi, tout en parcourant la ville, le respect de l'ordre public et le sentiment de la légalité.

Les églises de Plaisance m'ont laissé, je l'avoue, une impression trop fugitive pour prétendre les décrire, quoique rien ne soit, dit-on, plus facile, grâce aux nombreux écrivains qui ont disserté excellemment sur tout ce qu'on va voir en Italie. Mais je renonce, dès le début, à ces innocents plagiats littéraires : la rédaction de mes notes personnelles, – telles que je les retrouve aujourd'hui à demi effacées dans mon carnet de voyage, – étant tout ce que je me propose d'offrir au lecteur, qui doit s'attendre en conséquence à de nombreuses lacunes.

Ce sont *les fresques du Guerchin* (prophètes et sybilles) qui m'ont surtout intéressé par leur beau coloris et leur dessin d'une ampleur magistrale, dans l'église del Duomo, dont ces peintures superbes décorent la coupole. – À Sant'Antonino, c'est le vestibule, soit l'atrium, de forme irrégulière dit *il paradiso*, puis les colonnes massives de l'intérieur, taillées dans le style primitif de l'époque romande. – À Santa-Maria de la Campagne, et bien que je fusse venu jusque-là tout exprès pour admirer, je dois avouer que je n'ai rien su voir de très remarquable, malgré mon respect pour le Bramante, tant les restaurations inintelligentes qu'on a faites ici ont complètement dénaturé l'édifice. – À San-Sixte, c'est le cloître, d'ordre ionique, dont l'élégante légèreté, la finesse et la pureté de style me sont plus particulièrement restées dans la mémoire. On montre ici, pour les Anglais, « la place » où fut jadis la madone Sixtine, je crois même qu'on y montre aussi une copie de cette œuvre immortelle. Mais les copies !... heureusement le jour baissait, et je m'empressai de sortir de l'église pour gagner le palais Farnèse à travers les ruelles silencieuses de ce quartier désert. Ce magnifique édifice, un des plus vastes de l'Italie, et que construisit Vignole au plus beau temps de la Renaissance, est maintenant une vulgaire caserne ! En vérité, à voir ici tout le mouvement des militaires en tenue de quartier, on croirait avoir sous les yeux une invasion de conquérants installés sans façon dès la veille dans quelque demeure royale. Rien ne peut exprimer cette déchéance, et des ruines solitaires, des murs croulants, des toits effondrés, me sembleraient d'un moins triste aspect que ce bel édifice dont la destination actuelle contraste si misérablement avec les splendeurs passées.

J'ai fini ma journée en allant entendre, à l'église de San-Francesco, l'office du soir, dont les beaux chants étaient exécutés par un grand nombre de voix féminines. L'ombre avait envahi la nef qu'éclairaient à peine quelques luminaires empourprant de lueurs fantastiques les tentures en damas recouvrant les colonnes et les bannières suspendues à la voûte. L'ensemble était imposant, l'impression assez religieuse, bien que la musique accompagnât ces pieuses mélodies sur un rythme un peu léger, selon moi : l'organiste exécutait une polka-mazurka avec beaucoup d'entrain, quand je quittai la place. – Mais faut-il donc s'étonner pour si peu ?... *Evviva ! siamo in Italia*.

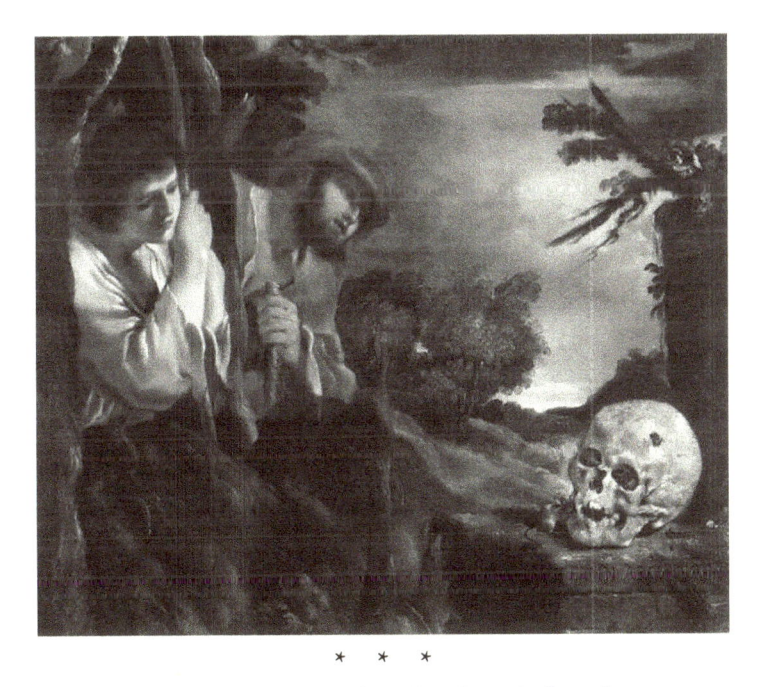

* * *

5 octobre. – Un petit cheval de cabriolet, rétif, malin, songeant à mal et courant à bride abattue, m'emmenait, à quatre heures et demie du matin, à la station du chemin de fer, à travers la ville endormie. Des fantômes, sortant d'une taverne où l'on vendait l'*acquavita* aux gens de bien devançant l'aurore, furent tout ce que j'entrevis au passage, et ces étranges et grandes figures dépenaillées, dans le goût de Jacques Callot, sont mes derniers souvenirs de société à Plaisance.

Il faisait presque froid à cette heure indue, où les honnêtes gens reposent encore sous les courtines « chacun dans sa chacunière, » nous dit maître Rabelais. Quant à moi, bien que j'eusse hermétiquement fermé mon compartiment en entrant dans un wagon que j'animais seul par ma présence, jamais je ne fus si impatient de voir l'astre du jour venir réchauffer la terre. Malheureusement, il fallait « avoir patience, » et rien n'était changé pour m'être agréable dans l'ordre de la nature. J'eus ainsi tout le loisir, en courant sur la voie, de contempler la naissante aurore : les tons gris de perle, gris-lilas, puis safran, puis rose et or de la voûte céleste, se reflétant dans les marécages, se succédèrent avec une lenteur désespérante. Ce spectacle, dans ces vastes campagnes silencieuses, est sans doute d'une incontestable beauté, et cependant mon admiration était loin d'être brûlante. Je me sentais, au contraire, plutôt à demi morfondu et transi quand le soleil vint enfin à paraître. Il était alors près de six heures. Voilà, pensai-je, bien des longueurs pour un petit lever de soleil sans conséquence : il est vrai qu'on est toujours fort cérémonieux en Italie !…

À dix heures, nous arrivions à Bologne. – Bologne la grasse ! – murmurait impérieusement mon estomac affamé ; mais ce sont d'autres impressions dont je tiens à garder le souvenir, et le lecteur n'a pas à craindre que je l'entretienne jamais longtemps de ces petites contestations entre l'homme et « la bête, » si joliment décrites par Xavier de Maistre.

Ici, je retrouve tous mes souvenirs d'une précédente excursion dans cette seconde ville des anciens États de l'Église. Voici la Piazza Maggiore. On l'appelle aujourd'hui place Victor-Emmanuel, c'est fort bien ! et j'aurai soin de me conformer à l'usage ; mais je suis heureux de voir que c'est tout ce qu'on a changé dans ce vieux forum de la cité pontificale. Je reconnais aussi bien vite le magnifique palais du Podestà, en face de l'église de San-Petronio, à la façade de briques de couleur grisâtre. La statue du *Neptune*[1], si fièrement appuyé sur son trident souverain, et les sirènes aux croupes arrondies et lascives qui semblent se jouer sur les eaux, attirent tout d'abord les regards émerveillés de l'étranger. « Elle a coûté soixante-dix mille écus d'or, cette statue, et pèse dix mille kilogrammes (quand on la soulève !), » dit ici mon guide itinéraire. Qu'on a bien raison

---

1 De Jean de Bologne.

de ne pas quitter d'un instant ces petits livres rouges quand on vient ici ! et combien sans eux d'honnêtes gens qui reviendraient d'Italie sans trop savoir ce qu'il en faut penser.

Soulignons ces dix mille kilos !

À l'Académie des beaux-arts, je ne sais pourquoi la *sainte Cécile*, de Raphaël, ne m'a pas ému de la même admiration passionnée qu'il y a dix ans (hélas ! comme nous changeons !). Ce chef-d'œuvre était-il aujourd'hui éclairé d'une lumière défavorable ? il le faut bien supposer, car cette belle couleur ambrée, dont j'avais gardé le souvenir, m'a paru jaunie dans les carnations et les têtes des saints m'ont semblé aussi bien peu expressives. J'entends les gens de goût se récrier « et la figure en extase de la sainte, et ce chœur d'anges que le Corrège n'aurait su peindre !..., et ce dessin magistral et d'une beauté divine ! » – Je conviens que mes contradicteurs ont raison, aussi j'ose à peine risquer l'humiliant aveu d'un enthousiasme manqué à l'heure même où l'on a compté sur lui. « Adieu, madame la sainte, aurais-je pu dire en quittant la place, je reviendrai vous voir quand je serai mieux disposé. »

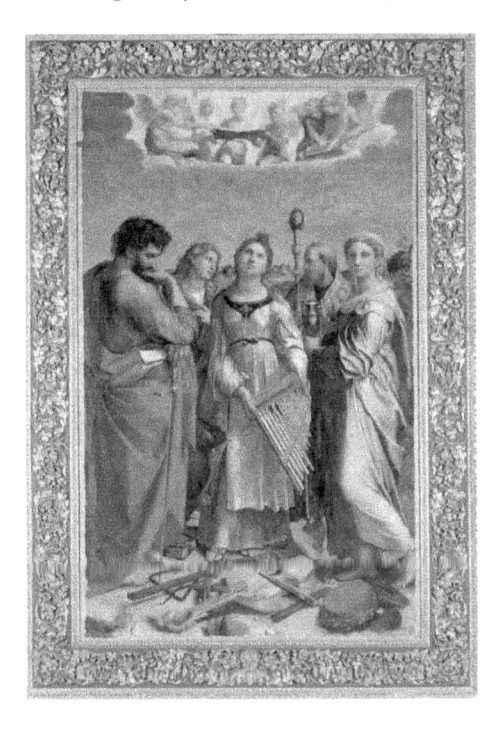

La *sainte Cécile*, nous disent les critiques, fut peinte à Rome en 1514. Raphaël paraît avoir été préoccupé, dès cette époque, du coloris brillant de l'école vénitienne, bien qu'on ne doive attacher, selon moi, qu'une très médiocre importance à cette prétendue rivalité entre « l'Urbinate » et Sébastien del Piombo, qu'il dépassait de cent coudées. Il est vrai que cette accusation de réminiscence paraît ici assez justifiée, et qu'il y a dans le chef-d'œuvre dont je parle comme un reflet d'une autre école. De quel puissant attrait doit être la recherche de ces mystérieux développements du génie, mais aussi combien peu d'écrivains sont alors dignes de tenir la plume ! Quant à moi, je me garderai de tenter une semblable étude et j'abandonne volontiers ces hauteurs, vu mon insuffisance.

C'est dans cette galerie qu'il faut venir pour juger les Carrache : ces maîtres de l'école bolonaise ont ici leurs plus belles œuvres. Je cite, de mémoire, *la Madone dei Bargellini*, peinture d'un grand attrait pour moi, mais je passe sans dire un mot, – *guarda e passa*, – devant plusieurs œuvres de Guido Reni, qu'il est convenu de trouver admirables. Ce peintre n'est pas de mes amis, et je ne sais pas me plaire à voir ses œuvres. La faute en est à moi, sans doute, et mon impression doit être aussi injuste que ridicule. Puisse l'ombre du Guido ne pas trop s'en souvenir !

À l'Archigymnase, les curieux peuvent parcourir toutes les salles d'un musée égyptien renfermant une collection intéressante et très variée, mais qu'on ne saurait comparer cependant au musée de Turin ni pour le choix des objets, ni pour leur classification. Des collections étrusques, – poteries, bronzes, statues, – des antiquités grecques, réclament aussi l'attention du visiteur ; toutefois, je ne restai pas longtemps dans ce vaste édifice, et le désir de parcourir la ville me fit négliger ce jour-là les trésors de l'archéologie.

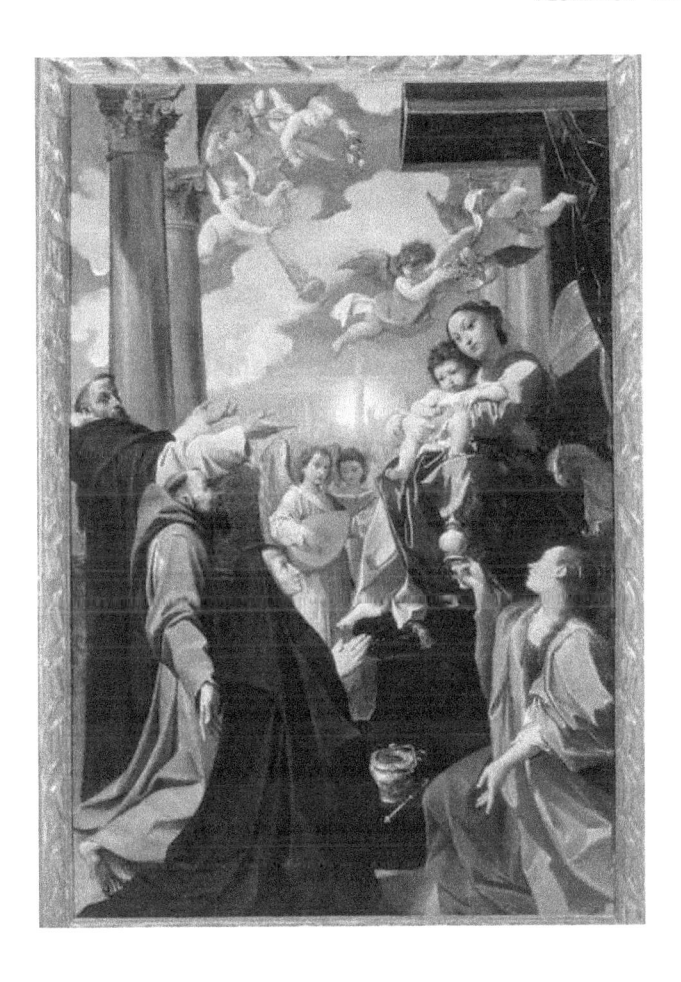

Un très beau chœur de voix d'hommes se faisait entendre dans une maison voisine, comme je sortais du gymnase, et bon nombre de passants dilettanti s'étaient arrêtés sur la place. On me dit que les chanteurs étaient ceux du théâtre del Comune, qui faisaient la *prova* de l'opéra d'*Haydée*, qu'on devait représenter le soir même pour les débuts de la saison d'hiver. Quel entrain ! quel brio d'exécution ! tous les exécutants paraissaient chanter pour leur plaisir. Assurément, ces pauvres gagistes, à soixante francs par mois, ne mesurent pas ici leurs efforts à leur chétif salaire, mais l'amour de l'art, ou, si l'on veut, la gloriole innocente du cabotin, soutient leur courage et même leur fait chérir leur ingrate carrière. Je crois, en vérité, que sur tous les théâtres d'Italie il n'est pas un seul de ces braves gens, empanachés et portant la fraise, qui ne s'attribue en secret une bonne part des bravos enthousiastes éclatant à chaque instant à ses oreilles. Mais nous parlerons ailleurs des choses du théâtre, et j'aurai dans ce journal plus d'une fois l'occasion d'y revenir.

En me promenant sans but dans les rues de Bologne, – comme j'aime à le faire dans une ville qui ne m'est pas connue, – j'ai remarqué Strada Maggiore, la façade d'un palais que « le voyageur, guide en main, » n'est point tenu d'aller admirer (je crois me souvenir que c'est un palais Bargellini). Il y a là des cariatides colossales d'une exécution remarquable et d'un beau dessin d'ensemble. En face, se trouve un cloître élégant attenant à une ancienne église. J'avais déjà vu beaucoup de beaux cloîtres depuis trois jours, mais celui-ci me parut d'une beauté parfaite : tant par la pureté de son style corinthien que par l'extrême légèreté de ses arceaux à plein cintre. Cependant, j'avisai au coin de la rue certaine marchande de marrons rôtis au chaudron et d'un appétissant parfum. La bonne femme, avec laquelle je ne tardai pas à entrer en conversation familière, tout en croquant sa marchandise, paraissait fort satisfaite de mon admiration pour le cloître de sa paroisse ; encore un trait du caractère populaire qu'il faut ici noter en passant : chacun en Italie se montre naïvement glorieux de tout ce qui, dans sa ville natale, attire les louanges de l'étranger.

— *Il chiostro di Santa-Maria dei Servi*, répétait avec emphase la vieille Bolonaise.

Ces trois mots, scandés fortement à la *popolaresca*, avaient, en réalité, une étrange mélodie, et je ne sais pourquoi, – vu leur insignifiance, – ils reviennent encore à ma mémoire tandis que j'écris ces lignes. Mais, sans doute, l'oreille aussi a ses impressions de voyage.

Un dernier mot à propos de Bologne. C'est ici, nous dit-on, que l'empereur Charles-Quint vint se faire sacrer solennellement par Clément VII, le 24 février 1530, bien que dix ans auparavant il eût été couronné à Aix-la-Chapelle, en présence des sept électeurs, et sans doute avec non moins de solennité. Un chroniqueur contemporain[1] nous donne à ce sujet du droit de suprématie temporelle des explications d'une grande naïveté, sinon très concluantes.

---
1 Jean Sleidan, *Histoire de l'Estat de la religion*, etc. Livre II.

« Anciennement, les papes avaient coutume d'être approuvés des empereurs, c'était lorsqu'ils étaient encore petits compagnons. Mais, estant devenus riches, non contents de manier les affaires à leur poste et de tout gouverner, ils ont tant fait, après gros débats et contention, que ce droit d'élection est demeuré (seulement) aux sept électeurs d'Allemaigne. Mais la puissance de la confirmer leur est réservée comme à eux appartenant. De laquelle autorité ils ont usé quasi par tous les royaumes, etc., déposant hors de leur siège les rois esleus et en supposant d'autres à leur plaisir… »

Peut-être le lecteur effrayé, pense-t-il que cette citation inattendue est ici un artifice littéraire, et que je me propose maintenant de traiter à fond, et sans rien omettre, la question des « investitures, » mais il n'en est rien, j'ai hâte de le dire, et je ne conduis pas les gens en Italie pour leur jouer de si mauvais tours.

* * *

Ravenne, 6 octobre. – Je m'étais promis de ne pas quitter la Romagne sans faire une excursion jusqu'à Ravenne, où la plupart des touristes se gardent bien d'aller. Cependant, rien n'est plus attrayant que cette visite dans la cité d'Honorius, de Théodoric et de Bélisaire. Mais tout le monde voyageur n'a pas un goût prononcé pour les villes déchues, mornes, et plus qu'à moitié dépeuplées, quel que soit l'intérêt, quels que soient les trésors cachés qu'elles recèlent pour les archéologues. Cela est pour le mieux, sans doute, car (je suis bien obligé d'en convenir, moi qui hante un peu les amis de l'histoire,) la société moderne serait assez ennuyeuse si l'on n'y rencontrait plus que ces érudits commentateurs du passé. Revenons à mon pèlerinage.

Les quartiers les plus déserts de Plaisance doivent paraître d'une gaieté, d'une animation singulières quand on vient de Ravenne. Ce ne sont ici que maisons d'aspect funèbre, échoppes misérables et à peine entr'ouvertes, rues sans passants, fenêtres bien closes. L'agréable séjour pour un petit rentier, et quel pays de cocagne pour les derniers empereurs d'Occident, les rois goths et les exarques venus de Byzance ! Ravenne est une cité où je ne voudrais pas être fixé à demeure, même en photographie. Telle est mon opinion politique ! Cela dit, je me hâte d'ajouter qu'on peut y utiliser très agréablement une journée, et que nulle ville d'Italie, à ma connaissance, ne présente aux investigateurs autant de restes précieux de l'époque byzantine.

Les deux colonnes vénitiennes, surmontées des statues de Sant'Apollinare et de San-Vitale, caractérisent la Piazza Maggiore, la seule qui offre ici quelque apparence d'animation. Cette place, bornée en partie par un lourd portique, n'a rien de la grandeur de celles de Bologne ou de Plaisance. C'est « la grande place d'une petite ville, » et ce n'est guère. Cependant elle a une physionomie particulière qui la rend assez intéressante.

Je ne dis rien de l'église del Duomo, qui ne m'a laissé qu'un faible souvenir, mais je veux citer très particulièrement celle de Sant'Apollinare in Citta, une des plus curieuses de toute l'Italie, non seulement parce qu'elle a conservé sa belle décoration de mosaïque à la nef, mais parce que ce précieux travail, à fond d'or, représente avec une fidélité naïve l'ancienne « Classe » qui fut autrefois le port de Ravenne. Une procession de vingt-deux vierges se dirigeant, suivies des rois-mages, vers la Madone assise entre des anges, puis une vue de l'ancienne Ravenne avec le curieux palais de Théodoric, sont de précieux vestiges de l'art religieux au VIème siècle, et le voyageur ne trouvera, autre part, nulle occasion de s'initier plus complètement à ce style barbare mais toujours fortement caractérisé.

C'est dans une autre basilique, – San-Nazario et San-Celso, – qu'on va voir le tombeau de l'impératrice Placidia, fille, sœur et mère d'empereurs ; souveraine, esclave deux fois, et deux fois épouse, née à Byzance, morte à Rome, et dont la vie paraît avoir été aussi tourmentée que les derniers jours du monde romain s'écroulant aux chants de triomphe des Barbares. Galla-Placidia reposait ici[1] dans un sarcophage colossal, près duquel se trouvent deux autres tombes contemporaines : celle d'Honorius, frère de cette princesse, et celle de Constance, son second mari. Que reste-t-il aujourd'hui de tant de grandeurs humaines ? un vain nom, et peut-être quelque poussière ! Ces trois cercueils sur ce parvis solitaire inspirent au curieux qui les visite un involontaire recueillement. On ne sort point d'ici comme d'un musée, et le silence qui plane dans les lieux sacrés est dans cette crypte d'une grande éloquence.

Mais la plus intéressante des basiliques byzantines qui font la

---

[1] Des enfants introduisirent du feu dans le sarcophage, par une ouverture qu'on voit encore, et ces restes mortels, enveloppés de la pourpre impériale, furent consumés en 1577.

FLORENCE – ROME

gloire de Ravenne, c'est assurément San-Vitale, dont la vaste coupole hémisphérique, les tribunes circulaires au-dessus du premier ordre, les exèdres, dont chacun est formé de trois arcades, composent, disent les doctes, le type le plus complet de l'architecture du Bas-Empire. Toutefois, ce n'est pas là, pour moi, ce qui donne à cet édifice son plus grand prix, mais bien les merveilleuses mosaïques dont tout le chœur est revêtu. Il faudrait citer toutes ces peintures naïves : L'empereur Justinien, suivi de ses courtisans et de ses guerriers, – l'évêque Maximien et son clergé, – l'impératrice Théodora, accompagnée de ses femmes et portant des offrandes à la basilique. – Tout cela est d'un grand intérêt et parfois d'un vrai mérite. Ailleurs, sont groupés les quatre évangélistes, puis Moïse, Abraham, le Bon pasteur et les apôtres. Mais épargnons-nous ces froides nomenclatures.

Je pense en avoir dit assez pour donner quelque désir de visiter cette merveilleuse basilique de San-Vitale. Notons encore San-Francesco, bien que cet édifice du Vème siècle ait été défiguré par des restaurations successives, puis le baptistère de Santa-Maria in Cosmedin. Ce charmant édicule du VIème siècle servait, dit-on, aux schismatiques de la secte d'Arius, il est fort peu en vue dans un préau entouré de murailles (on trouve la clef de cette enceinte solitaire chez un savetier du voisinage), et les gens du quartier paraissent ignorer l'existence de ce précieux monument, en sorte que ce n'est pas sans une assez grande persévérance que j'ai fini par le « découvrir. »

L'ombre du Dante se présente à chaque instant à l'imagination de l'étranger errant dans les quartiers solitaires de cette ville inanimée, et nul ne vient ici sans se faire conduire au tombeau du poète, – chantre immortel de ce que l'homme comprend toujours le mieux ici-bas : la douleur. – J'allai donc visiter « le mausolée. » C'est un édifice fort médiocre, selon moi, et d'un dessin vulgaire, – un carré surmonté d'une coupole, dit Bædecker. – Il me parut surtout aussi mal placé que possible, dans une encoignure, et rien n'est moins imposant que ce témoignage d'une admiration tardive. Pauvre Dante !

Non è il mondan rumor altro che un fiato
Di vento, ch'or va quinci ed or va quindi
E muta nome, perchè muta lato.

151

Ces beaux vers furent écrits, dit-on, en 1859, dans « le livre des étrangers » visitant la bibliothèque Ravennate, par celui-là même qui peut le mieux apprécier ici-bas les grandeurs, l'instabilité et la vanité de la gloire humaine[1].

Je quittai Ravenne vers le soir pour reprendre la direction de Bologne, après une journée assez bien employée sans doute. Cependant, j'avais le regret de m'éloigner sans avoir été jusqu'à Sainte-Apollinaire in Classe, – située dans la campagne déserte, à cinq ou six kilomètres du côté de la mer, – sans avoir au moins visité l'emplacement de l'antique Césarée (que les archéologues veuillent bien, à ce propos, ne pas m'accabler de leur mépris), sans m'être recueilli, comme c'était mon devoir de touriste, en présence de ce gros mur qu'on nous dit avoir fait partie du palais de Théodoric. Enfin, je quittai la place sans m'être fait montrer la maison qu'habita le chantre de Lara, de Manfred et de Child-Harold !... Mais je n'ai pas, il est vrai, une admiration banale pour toutes les célébrités de la lyre, et, en fait de grands hommes, j'ai mes préférences. Quelle distance sépare, dans ma pensée, le vaniteux misanthrope dont s'enorgueillit l'Angleterre et le fougueux patriote, autrefois proscrit de Florence ! Combien j'ai peu, pour le premier, de cette profonde sympathie qu'on ressent involontairement pour le vieux gibelin !...

Ces réflexions me suivirent tandis que j'étais entraîné par la locomotive, et déjà bien loin de Ravenne.

Route de Florence, 7 octobre. – J'allais donc voir la Toscane et cette ville des Médicis, que depuis tant d'années j'avais un si vif désir de connaître. L'impatience me gagnait, et le train, qui nous emmenait à travers les Apennins, me semblait cheminer avec une lenteur extrême. Cependant, c'est toujours un agréable voyage que cette excursion, par une belle matinée d'automne, de Bologne à Florence.

Après avoir vu disparaître derrière nous les hautes tours de Bologne qu'éclairait le soleil levant, nous traversons un pays plus accidenté que ne sont les environs fertiles et bien cultivés de cette ville, et bientôt la contrée, devenue montagneuse, prend un caractère de sauvage grandeur qui lui donne, selon moi, quelque analogie avec certains districts de notre Suisse orientale. La vallée du Reno, qu'on remonte pendant assez longtemps, est très pitto-

---
1 Sa Sainteté Pie IX.

resque. On traverse des gorges sombres, on franchit des viaducs, et l'on passe de nombreux tunnels. Quelquefois un village apparaît, perdu dans ces solitudes, une blanche cassine se montre à demi cachée dans la verdure, ou les tours démantelées d'un vieux château, vrai repaire de *masnadieri*, se profilent en noire silhouette sur les hauteurs escarpées. Tout ce pays est, en réalité, fait à souhait pour le peintre, et ce doit être une bonne fortune pour de jeunes paysagistes de parcourir ces bois silencieux et ces petits sentiers tortueux et solitaires, de s'attarder auprès des ruines ou sur le bord des ruisseaux, sans souci des mauvaises rencontres et sans crainte aucune des *birbanti*, – gens connaissant leur monde et trop intelligents de leurs vrais intérêts en affaire pour s'amuser à dévaliser les peintres. – J'ai vécu longtemps de cette vie charmante et aventureuse, il y a quelque vingt-cinq ans, et j'oublie peut-être, en évoquant ces souvenirs de jeunesse, qu'il n'est qu'un temps pour courir ainsi les montagnes. Aujourd'hui, je suis dans un prosaïque wagon, moi neuvième, dans un compartiment et en compagnie fortuite avec plusieurs dames du pays, d'apparence bourgeoise et de maintien fort réservé. Notre botte renferme encore une jeune et sémillante Florentine qui me paraît avoir entrepris gaiement, depuis une heure, un cours d'instruction mutuelle avec un jeune voyageur français de bonne mine et d'une grande ingénuité, si je ne me trompe, lequel est précisément assis et pressé en face d'elle. Quelle est donc cette aimable causeuse, qui déjà parle avec tant de désinvolture à un inconnu de son défunt mari et de tous les ennuis d'un récent veuvage ! Faut-il attribuer cette humeur un peu trop expansive, selon moi, au caractère national ? ou bien... Ici, un regard, que je surprends échangé entre mes autres compagnes de voyage « les réservistes, » fait cesser brusquement tous mes doutes.

Aphorisme : – Quand un galant homme est embarrassé en pareille rencontre et ne sait ce qu'il doit penser d'une inconnue, qu'il regarde attentivement de quel air les autres femmes la considèrent. Ce critère philosophique, que je recommande ici à mes arrière-neveux, est toujours excellent, quoique, du reste, on puisse dire de la singulière malveillance des dames les unes envers les autres, quand aucune relation n'existe encore entre elles, malveillance que je suis bien loin de méconnaître, car en voyage je l'ai cent fois constatée.

Encore un tunnel, et voilà Pistoie ! ici le tableau change, et rien n'est plus riant que cette jolie ville italienne, étalant au soleil ses maisons blanches, ses cassines, ses palais, son dôme et ses vieilles tours. Pistoie est bien abritée des vents par les contre-forts des montagnes voisines, elle s'élève au milieu d'une campagne verdoyante qui, de la hauteur où nous sommes, paraît un plantureux jardin. Les gens sont ici en pleine vendange, et déjà quelques villageoises nous offrent aux portières du raisin blanc dont les grappes sont d'une grosseur extraordinaire, les grains énormes et le goût délicieux. Ce qu'on appelle, en Dauphiné, le raisin « Madeleine » peut en donner quelque idée. On nomme celui-ci *uva capone...*, à moins qu'on ne le désigne autrement, ce dont je n'ai garde de me soucier.

Prato, – Sesto, – Castel-Fiorentino, – se succèdent à petite distance sur le parcours de la voie ferrée. Ces localités sont animées et me semblent industrielles ; la plaine s'élargit, les monts escarpés s'éloignent dans un lointain bleuâtre, mais une suite de collines couvertes de villas, de parcs et de jardins, forment, en second plan, une riante ceinture qui va se déroulant toujours et sans fin. Les maisons se rapprochent, les jardinets se morcellent à l'infini et les voies de communication s'entrecroisent de tous les côtés. Déjà nous apparaît la physionomie des faubourgs d'une grande ville... quelques instants encore, et le train entre en gare.

Enfin ! j'ai posé le pied dans Florence.

II. Florence.

8 octobre. – Je suis logé près de la place de la Signoria. C'est donc par là que j'ai commencé mes investigations dans la cité de Cosme l'Ancien et de Laurent le Magnifique. Cette place est du plus bel aspect, et le Palais-Vieux, dont le campanile s'élance dans les airs, la loge dei Lanzi, aux gigantesques portiques, puis ce grand nombre de statues qu'on voit ici rassemblées, font de ce lieu un ensemble décoratif qu'on ne peut oublier, qu'on veut revoir à toute heure lorsque l'on fait à Florence quelque séjour, et qui laisse dans l'esprit de l'étranger un des plus grands souvenirs du voyage.

Beaucoup d'autres places, dans les grandes cités d'Italie, ont conservé, j'en conviens, cette physionomie si remarquable des vieilles républiques du moyen âge, mais nulle part, assurément, avec autant de grandeur et de magnificence. Vérone, Plaisance, Bologne, et Rome même, n'ont rien dans ce genre qui puisse être comparé à ce que je vois ici. Quant à Saint-Marc de Venise, l'originalité de cette place rend, on le comprend, toute comparaison à peu près impossible.

Mais ce qui frappe particulièrement l'étranger arrivant à la Signoria, c'est l'animation qu'il y trouve à toute heure, c'est la grande circulation des passants et des voitures, dont une partie se dirige pour passer les ponts, du côté de la Vicairie ou dans les petites rues voisines d'Or'san Michel, tandis que d'autres traversent la place pour se rendre du côté de Santa-Croce, et que d'autres, enfin, remontent la rue des Calzaioli, une des grandes artères de Florence. Cette rue conduit en ligne directe à la place du Dôme. Si la curiosité dirige les pas du voyageur de ce côté, il a bientôt devant les yeux, – à droite, – Santa-Maria dei Fiori et son étonnant campanile, – à gauche, – San-Giovani, le vieux baptistère dont les portes de bronze témoignent d'âge en âge la gloire de Ghiberti et de Nicolas de Pise. L'effet surprenant de ces trois édifices de style toscan, dont les assises blanches et noires ont un aspect si particulier, l'élégance et la hardiesse de ces constructions monumentales, chefs-d'œuvre des générations passées, arrêtent encore ici les pas de notre *forestieri* abasourdi, s'efforçant de se garer des voitures qui vont ici de tous les côtés, pour consulter son livre rouge, et se demandant, à la vue des merveilles que j'énumère, s'il est dans un gigantesque musée d'architecture, dans une cité du moyen âge ou dans une grande ville moderne ! En réalité, Florence est un peu tout cela, peut-on répondre. Mais tournons à gauche, et conduisons notre homme par la voie des Cerretani et par une autre encore, sur la droite, et dont j'ignore le nom, dans la grande rue Tornabuoni : car c'est ici que les magasins de grand luxe, – antiquités, chinoiseries, soieries et dentelles, objets d'art et d'ameublements princiers, – rivalisent de somptueux étalages avec les scintillantes vitrines des négociants en bijouterie, orfèvrerie et pierres précieuses. Cette rue est fort belle et très intéressante à parcourir, bien que le mouvement du petit négoce me plaise davantage dans la rue des Calzaioli. On descend ainsi, dans la direction de l'Arno, jusque devant le palais Strozzi, et la vue de cette antique forteresse du XVème siècle, aux énormes bossages en « rustique, » avec ses porte-bannières en fer forgé, ses belles torchères d'angle de rue et ses anneaux énormes pour attacher les destriers des *cavalcanti*, ne tarde pas à chasser bien loin de notre esprit l'image de toutes ces mièvreries et de ces colifichets de la civilisation moderne que nous venons pourtant d'admirer sans réserve rue Tornabuoni. C'est que nous voici de nouveau en pleine Florence du temps des Donati et de Messer Rosso della Tosa, il n'y a pas à s'en défendre ! Ces contrastes saisissants frappent à chaque moment l'imagination de l'étranger parcourant cette ville singulière dont la diversité d'aspect est précisément ce qui fait son plus grand charme.

Transportons-nous, pour un instant, dans ces temps d'anarchie et de brigandage, où le tocsin se faisait entendre chaque jour dans quelque paroisse, où le cri : « Aiuto ! » et le cliquetis des épées retentissaient de tous côtés dans Florence épouvantée. J'ouvre un peu au hasard la chronique de Dino Compagni, que j'ai achetée tout à l'heure en passant sur la place du Dôme. « Il arriva ce jour-là (le jour de l'installation des Prieurs, en octobre 1303) que Testa Tornaquinci et un fils des Binghieri, son compagnon, blessèrent au Marché-Vieux et laissèrent pour mort sur la place un homme du parti populaire, leur voisin, et personne n'alla au secours de celui-ci par la crainte qu'on avait d'eux. Cependant le peuple reprit bientôt courage et, dressant la bannière de la Justice, courut en armes à la maison des Tornaquinci. On mit le feu au palais qui fut incendié, puis entièrement démoli par la fureur populaire. » Ce récit, d'un contemporain qui fut gonfalonier de la République, nous révèle en quelques lignes les mœurs désordonnées de l'ancienne Florence, et rien n'est d'un effet plus saisissant à la lecture que le froid laconisme du chroniqueur. Heureusement, les honnêtes passants qui nous coudoient ici n'ont plus ces passions féroces, – au moins en apparence, – et le voyageur, dépassant le palais Strozzi, peut se risquer jusqu'au pont de la Trinité sans crainte d'être massacré par les Blancs ou les Noirs de la vieille République. La seule fâcheuse rencontre, dans ce carrefour très fréquenté, ce sont aujourd'hui les voitures de places et les omnibus.

Les eaux jaunâtres et limoneuses de l'Arno roulent lentement entre les rives, et le regard embrasse, du pont où nous sommes, les deux grandes perspectives de la ville, en amont et en aval du fleuve. Aujourd'hui, nous ne passerons pas l'Arno pour aller à la découverte, car il n'est pas prudent pour un étranger de se risquer trop loin de son logis dès le premier jour de son arrivée. Regagnons plutôt, par les petites rues voisines, la place de la Seigneurie, et faisons encore une station sur le pont des Orfèvres, en amont de celui de la Trinité.

Toutes les échoppes des maîtres orfèvres, avec leurs petites « montres » vitrées et leurs antiques auvents, sont encore alignées des deux côtés du pont, comme au temps de Benvenuto Cellini, et ce passage, un des plus fréquentés de la ville, doit avoir assez bien conservé son antique physionomie. Je crois que je n'ai pas laissé passer un seul jour sans venir baguenauder pendant une heure et plus devant tous ces attrayants étalages. Les bijoux de style byzantin, les parures en coraux, les émaux dans le goût de la Renaissance, puis les grenats et les turquoises, les perles et les mosaïques attirent les regards du voyageur à chaque pas qu'il fait ici, tandis que les écus frétillent dans son escarcelle. Une visite sur le pont des Orfèvres sera toujours, malgré l'humble apparence de toutes ces boutiques, un des premiers délassements des nouveaux venus dans la ville, et les beaux magasins de Tornabuoni ou de Lungh'Arno ne la feront pas négliger de la plupart des étrangers, les dames surtout n'auront garde d'oublier cette promenade.

La nuit vient, les becs de gaz s'allument et les échoppes de nos orfèvres se ferment ici à la dernière heure du jour, comme au bon vieux temps. La gent *forestieri* en quête du dîner se disperse de divers côtés dans les restaurants à la mode (ils se ressemblent tous sur un point en Italie : une lenteur désespérante dans le service). Puis, les cafés en renom voient arriver la clientèle, – habitués et gens de passage. – Les marchandes de fleurs, les chanteuses et les crieurs de journaux « font le trottoir, » et la musique de Verdi se fait entendre un peu de tous côtés.

J'allai finir ma soirée, – la première que je passais à Florence, – loin de la foule des promeneurs, en visitant la cour des Offices, attenant à la Signoria. La place était à peu près déserte et quelques ombres seulement passaient sans bruit sous les portiques, très faiblement éclairés, du palais des Médicis. Un beau clair de lune répandait sa douce lumière sur le campanile et le palais de la Signoria, puis aussi sur la partie orientale du superbe palais des Offices. Mais l'ombre portée de la façade opposée coupait en diagonale ce palais brillamment éclairé, et l'architecture si noble de Vassari ne se détachait en tons clairs que dans le haut du tableau. On sait combien ces grands partis d'ombre et de lumière, pour parler ici le langage des ateliers, donnent de charme et de grandeur à tous les intérieurs de ville éclairés par la lune, mais les austères édifices de Florence, plus que d'autres peut-être, reçoivent de ces clartés mystérieuses une singulière beauté.

Je ne sais plus quelle heure sonnait avec mélancolie au clocher voisin quand enfin je me décidai à quitter la cour des Offices. Assurément, me disais-je en rentrant à l'*Hôtel Rossini*, on est bien fou de respecter en voyage les convenances sociales et de rentrer au gîte la nuit, par habitude, quand il est si agréable d'errer au clair de lune dans une ville inconnue !

8 octobre. – Je m'étais promis, ce jour-là, de résister au *far-niente*, de me mettre sérieusement à l'œuvre, et de faire en conscience le fatigant métier de touriste explorant palais, églises et musées, sans rien omettre. C'est par la visite du Palais-Vieux que j'ai commencé ma journée, parcourant, sur les talons d'un custode en livrée, la salle du Grand Conseil, la salle des Gilli, la chapelle San-Bernardo, la salle des Audiences, les appartements des Médicis, tous somptueusement dorés, lambrissés, ornés des plus beaux marbres, peints de fresques admirables, et dont le luxe fastueux contraste singulièrement avec l'humble destination actuelle, car la plupart de ces *stanze* sont maintenant occupées par les divers services de l'administration municipale.

Mon guide était plein d'ardeur et se montrait animé du noble désir de répandre les bienfaits de l'instruction obligatoire sur un de ses semblables. Je le laissai dérouler son chapelet, mais j'étais fort distrait, je l'avoue, par tout ce qui frappait ma vue, et j'ai le regret d'avoir beaucoup perdu de ses communications historiques du plus haut intérêt sans doute, c'est donc des choses d'art que je me contenterai de parler à propos du palais de la Seigneurie.

J'ai particulièrement été enchanté de la beauté des fresques de Bronzino et de celles de Pocetti, dont les « grotesques » ornant les plafonds sont d'une richesse d'imagination, d'une élégance de dessin et surtout d'une fraîcheur de conservation que rien ne surpasse, – non, pas même les loges du Vatican. – La chambre d'Éléonore de Tolède, femme de Cosme Ier, est, je crois, celle qui renferme les plus belles peintures. L'une d'elles nous montre la duchesse entourée de ses suivantes et leur distribuant leurs travaux domestiques, cette composition est très intéressante. Quant à la grande salle du Parlement italien, qu'il faudrait appeler la salle immense, on peut en admirer la décoration générale et le bel aspect pris des « lunettes » percées à l'étage supérieur, mais l'étude des détails est, selon moi, peu satisfaisante, et ces compositions colossales de la guerre de Sienne et de celle de Pise ne gagnent pas à une observation attentive. Les peintures du Vassari sont ici d'une faible couleur et d'un dessin tourmenté, « l'aveugle vénération de ce peintre pour le génie terrible de Michel-Ange, a dit un de ses récents biographes, le rendit imitateur servile du style du maître, froid et vulgaire compositeur, dessinateur maniéré, peintre faible et sans grâce… » tel est aussi mon avis, et si ce jugement paraît sévère, disons, pour le justifier, qu'on a le droit d'être assez difficile quand on vient d'admirer les fresques du Bronzino et la décoration charmante de la chambre d'Éléonore.

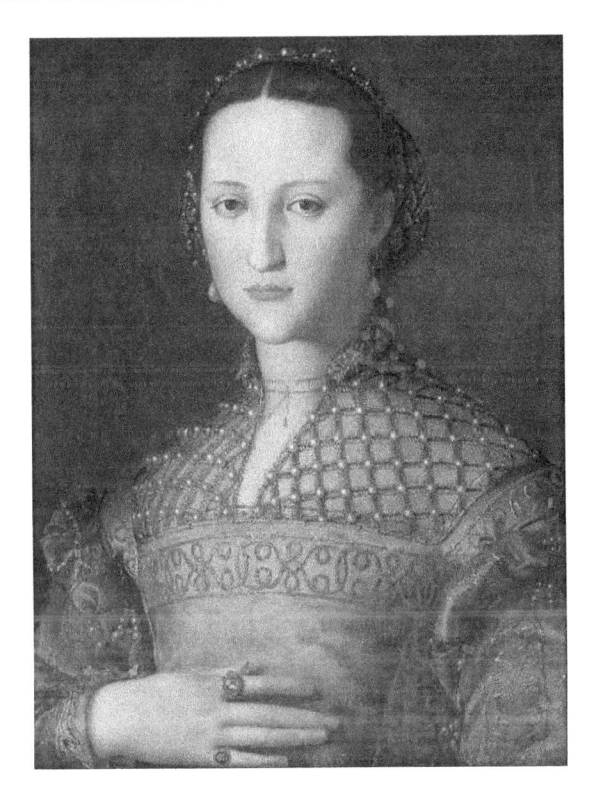

Un dernier mot au sujet de cette dame, fille du vice-roi de Naples, marquis de Villafranca. Mon guide en parle légèrement, avec un étonnant aplomb, et comme un homme qui l'aurait beaucoup connue. Cette intempérance de langue chez un serviteur domestique a lieu de surprendre à Florence, et si Cosme le Grand vivait encore, on frémit en pensant au sort tragique auquel ce malheureux bavard qui me promène ne saurait absolument échapper.

En sortant du Palais-Vieux, j'ai été faire une seconde visite sous la Loge dei Lanzi, et contempler, sans trop de hâte, tous ces chefs-d'œuvre de la statuaire dont je n'avais apprécié la veille que l'effet d'ensemble. *L'enlèvement de la Sabine* et *le Persée*, de Benvenuto Cellini, puis l'*Hercule terrassant le centaure*, et *le Guerrier grec soutenant un mourant*, sont ici, pour moi, les pièces capitales, et si je n'en dis rien, c'est qu'elles sont aussi connues en tout pays que le buste de Napoléon le Grand. Le rapprochement de ces statues de style si divers est bien loin de leur nuire, comme je le supposais, et la libre manifestation du génie est, au contraire, rendue plus saisissante par l'étude comparative de ces chefs-d'œuvre.

À dix heures, je montais le grand escalier des Offices et je suivais la foule, car ce palais-musée, dont les collections d'œuvres d'art sont d'une richesse vraiment incroyable, voit accourir chaque matin ces nombreux groupes de touristes, « guide en main, » qu'on retrouve partout et quoi qu'on fasse pour éviter leur présence. Le passage des touristes est, du reste, parfaitement régulier, et sans doute il a beaucoup d'attrait pour les custodes des établissements publics et ceux qui sont venus en ce monde pour garder des parapluies. Cette invasion quotidienne de la gent étrangère dans le palais des Offices doit avoir, j'imagine, pour les observateurs silencieux dont je parle la grâce naïve d'un troupeau de moutons allant au pâturage et cheminant à la file.

Je note, en passant dans le premier vestibule, le Silène de bronze tenant dans ses bras l'enfant Bacchus (cette statue est très connue) ; je note encore, – et, ce qui vaut mieux, je m'arrête pour admirer, – dans le second vestibule, ce sanglier accroupi, d'aspect formidable, une des plus belles œuvres de l'art antique et que rien ne surpasse, selon moi, – même à Rome, dans la collection Chiaramonti, si riche en sculptures antiques représentant des sujets analogues. – Dans le corridor de l'est, où l'on pénètre ensuite, un corridor de cent soixante-deux mètres ! *E pocco signor !*... se trouve toute une exposition de statues, bustes, sarcophages antiques, et toute une collection des anciennes écoles de Cimabue, du Giotto, d'Orcagna, de fra Angelico... – Mais je ne vais pas ainsi m'occuper simultanément de peinture et de sculpture. Aussi n'ai-je presque point regardé de tableaux dans cette première visite, quoiqu'ils fussent sous mes yeux, et je n'ai voulu voir ce jour-là que des statues. Plusieurs athlètes (on en compte, je crois, dix-sept) sont d'une beauté parfaite ; je remarque, entre autres, un jeune lutteur victorieux tenant une petite amphore, destinée, a-t-on dit, à contenir l'huile sacrée. Cette figure si simple est d'une grâce divine, mais surtout d'un grand style, austère, noble, et sans aucune recherche. Je suis revenu dix fois sur mes pas pour voir encore « mon athlète. » Dans le corridor de jonction se trouve *l'Enfant s'arrachant une épine* (autre statue fort connue) et dont je suis moins enthousiaste, puis *Vénus accroupie*, bel antique, dont mon compatriote Pradier a dû avoir quelque souvenir lorsqu'il a composé son groupe de *Vénus consolant l'Amour*. Dans le grand corridor à l'ouest, se trouve un assez grand nombre de sculptures de la Renaissance, mais j'étais déjà fatigué, sans doute, et les œuvres de Donatello, de Sansovino et de Bandinelli, ne m'ont laissé qu'un très faible souvenir. Un *Marsias antique* et un *Bacchus ivre*, par Michel-Ange, m'ont ici particulièrement intéressé. Je reviens maintenant sur mes pas, et me voici dans la salle octogone, – la salle d'honneur, – connue dans tous les pays civilisés sous le nom de « la Tribune. »

On sait que l'enthousiasme est ici de commande, et c'est malheureusement pour moi et pour bien d'autres esprits rétifs une des conditions les plus fâcheuses de l'observation de la beauté, soit dans les œuvres de la nature soit dans les œuvres humaines. Puis, ici se renouvelle sans cesse le rassemblement des curieux, venus de loin pour admirer et ne demandant pas mieux que de trouver tout admirable, puis encore les chevalets des copistes, – ces hôtes fâcheux des musées, – sont en permanence devant certains tableaux d'une éclatante renommée, enfin la salle est imparfaitement éclairée, crainte des reflets, me dit-on, qui dérangeraient Messieurs les peintres.

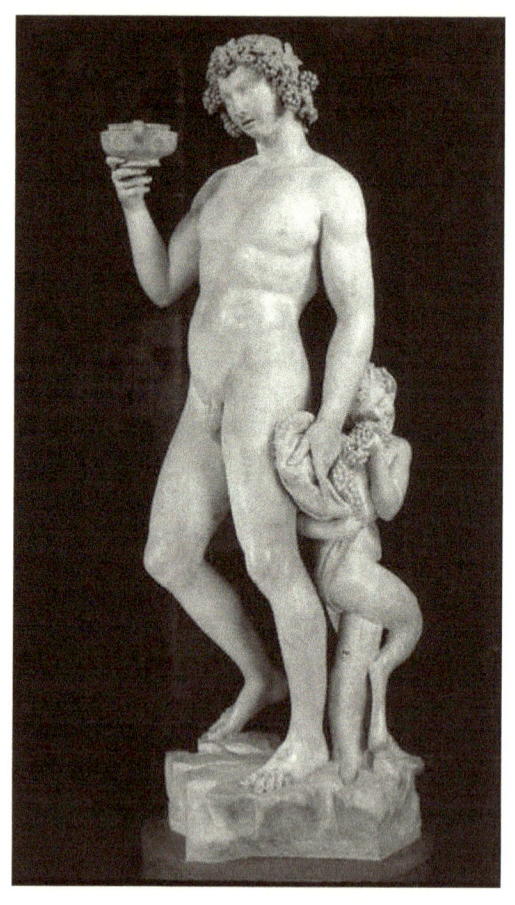

— À quelle heure faut-il donc venir à la Tribune ? demandai-je à l'un des custodes.

— À neuf heures ! me fut-il répondu, c'est-à-dire à l'heure même où s'ouvrent les Offices.

Avis à ceux qui me suivront ici : ce conseil doit être excellent, car la lumière est déjà bien mauvaise vers la fin de la matinée. Mon custode avait, du reste, un air fort distingué ! l'air d'un homme qui garde des madones, dans une société mêlée, et ne perd jamais de vue *la Vénus de Médicis* quand il vient des étrangers.

C'est donc ici que se trouve rassemblé tout ce que, depuis quatre siècles, on a recueilli dans Florence d'œuvres sans pareilles, soit de l'art antique, soit de l'art dans les siècles modernes ! Ici, qu'on vient contempler *la Vénus de Médicis, l'Émouleur, les Lutteurs, l'Appollino*, et *le Satyre jouant des cymbales* ! Ici, que sont exposées à l'admiration de la foule *la Madone au chardonneret, la Sybille*, du Guerchin, *la Vénus*, du Titien, *la Fornarina*, de Raphaël, et quantités d'autres œuvres glorieuses, inestimables et d'une beauté divine, dont chacune demanderait d'être contemplée isolément et dans un sanctuaire ! Le dirai-je ! cet entassement de trésors de l'art, dans un espace relativement très restreint, m'éblouit bien plus qu'il ne me transporte, mais il y a beaucoup de gens pour qui les fleurs n'ont de charme que dans ces gros bouquets qu'on fabrique à Gênes, et je serais fort mal venu à demander qu'on changeât rien à cette exposition fastueuse ; je me borne donc pour aujourd'hui à protester en secret contre le mélange des tableaux et des statues de la Tribune, et je passe à l'étude de ces chefs-d'œuvre qu'il m'est donné de contempler pendant quelques heures... et que je ne reverrai peut-être jamais !

La chaude couleur qu'a donné le temps aux marbres antiques, – la patine, en terme d'atelier, – est, sur toutes les statues de la Tribune, d'un effet merveilleux. Nul procédé moderne de politure ne peut le rendre, et les reproductions banales, que nous connaissons dès l'enfance et qui encombrent nos musées de province, ne peuvent en donner la moindre idée. Ici la lumière se joue sur les muscles arrondis, sur les contours d'une grâce exquise, sur les saillants de l'ossature, et la vie semble animer réellement ces types de la beauté humaine. Telle est la seule impression que je note à propos des statues de la Tribune, parce que nulle part ailleurs je ne l'ai si fortement ressentie. Du reste, je n'ai nul souci de comparaison entre ces chefs-d'œuvre, et n'ai point la frivole aptitude de constater la beauté relative. Tout ici attache le regard, fait naître l'admiration et laisse dans l'esprit de l'humble passant, tel que moi, des souvenirs ineffaçables. Je ne puis dire autre chose, et bien des gens, ainsi que moi, seraient assurément, en sortant d'ici, très embarrassés pour en dire davantage.

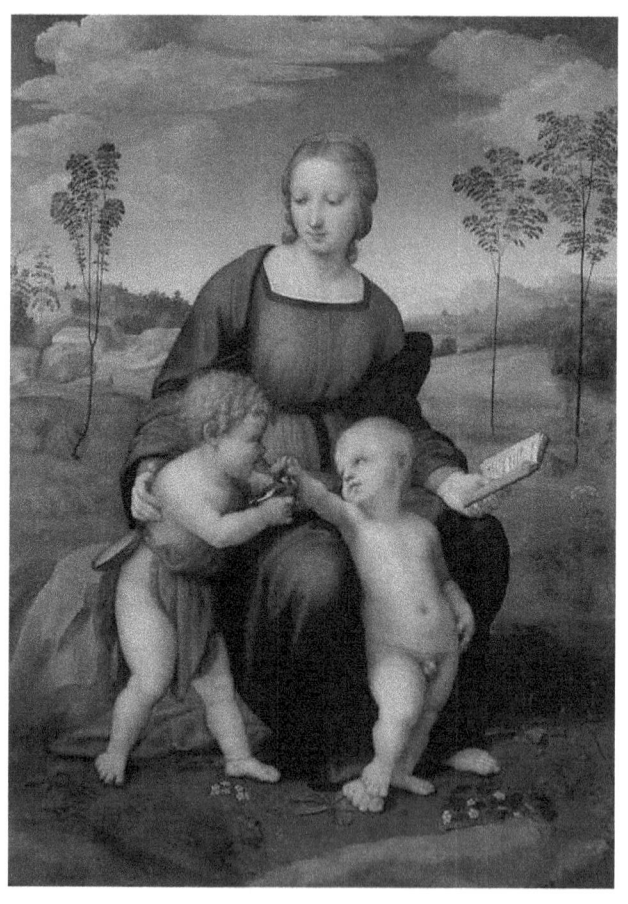

Quant aux tableaux, – *la Madone au chardonneret* (del Cardellino) est un de ceux dont la vue m'a le plus ravi. Tout le monde connaît ce tableau, aussi célèbre que *la Vierge à la chaise*, tête angélique, d'expression naïve et sereine ; cette Madone est, pour moi, du plus beau temps de Raphaël. Un très bon tableau de Perrugin est dans le voisinage, au-dessus de la porte, et l'infériorité de l'œuvre du maître est, comme on le pense bien, rendue plus évidente par ce rapprochement d'une œuvre inestimable. Il n'en est pas moins très curieux de retrouver dans la peinture de Raphaël, dont je parle, des traces encore visibles de l'école d'Ombrie ; cette étude est très intéressante. *La Vierge à la chaise*, exposée dans le salon de Mars, au palais Pitti, n'a plus rien de ce style dont l'expression mystique et

FLORENCE – ROME

pieuse répondait vraisemblablement à des sentiments populaires, aujourd'hui parfaitement incompris de la foule. La plénitude du talent, l'épanouissement du génie raphaëlesque éclate sur cette dernière toile et fait rayonner cette jeune tête de vierge et de mère. On ne saurait rien voir de plus sublime... et pourtant ! je me sens encore attiré invinciblement vers la Madone del Cardellino, qui brille d'une beauté tout autre. Combien il est difficile de se rendre compte de ses propres impressions, – équitablement, et sans rien surfaire, – quand on passe en revue, coup sur coup, de tels chefs-d'œuvre.

La *Vénus*, du Titien, m'a frappé par sa magnifique couleur, mais c'est à cela que se borne mon admiration, qu'on ne me demande pas quel sentiment on éprouve devant ce tableau, superbe de facture et de rendu matériel. – *La Fornarina*, œuvre puissante, ne m'a pas causé plus de transports. C'est une belle tête de femme, avec de grands yeux bien ouverts, et c'est beaucoup sans doute. Mais quoi ! La Fornarina, cette beauté fière et sensuelle, ne m'émeut point, tandis que le *Job* et *la Sybille*, de Fra Bartholomeo, me ravissent. La largeur magistrale de la peinture de ces derniers tableaux est surtout très remarquable.

En sortant de la Tribune, où je reviendrai presque chaque jour, en me persuadant que je n'ai encore rien vu dans cette salle, je vais errer dans les salles des Gemmes et dans celle des Bronzes. Mais on peut être assuré que je n'entreprendrai pas ici la nomenclature de ces curiosités de l'art antique et de celui de la Renaissance : rien n'est plus loin de ma pensée, et, d'ailleurs, la fatigue intellectuelle qu'on ressent en sortant de la Tribune ressemble bien à l'indifférence ! Aussi, la dernière heure que je passe dans un musée est-elle fort mal employée. Terminons donc ici le récit de cette première visite aux Offices, après laquelle j'eus besoin de respirer longtemps au grand air, de courir la ville, et de regarder au passage les Florentins et les Florentines (on ne peut toujours se préoccuper exclusivement de *la Madone del gran'Duc*, de *la Madone à la fontaine*, de *la Madone au baldaquin*...). Vers neuf heures, j'allai achever ma soirée au théâtre del principe Humberto. On donnait *le Barbier de Séville*, « del Signore cavalière Rossini ! » comme disent ici les affiches.

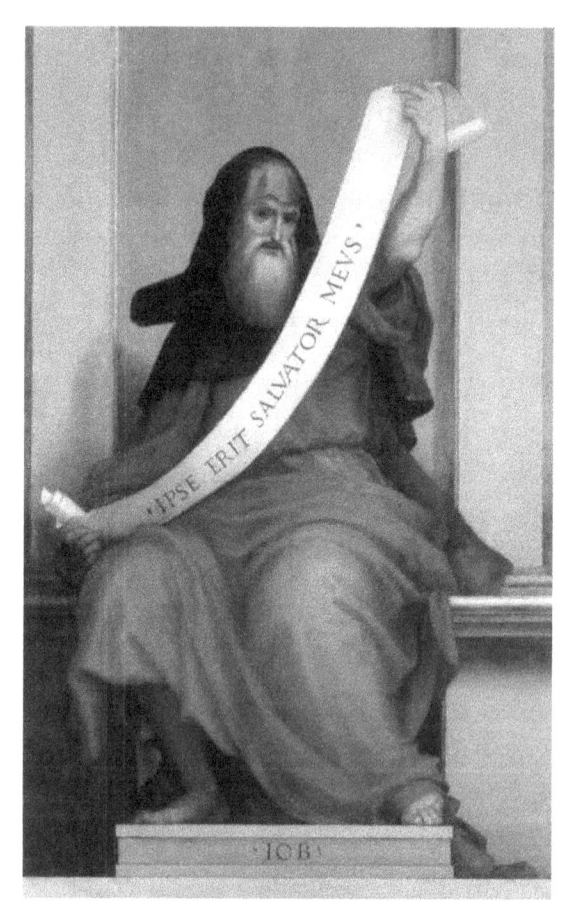

La salle Humberto, sans être très vaste, est bien décorée : les Italiens excellent, on le sait, dans cette entente de la peinture décorative destinée à être vue à la clarté des girandoles. Le blanc mat des fonds unis, l'or des moulures et des bossages, le rouge des tentures, forment un ensemble très riant et qu'on retrouve en ce pays un peu partout dans les salles de théâtre. Mais celles de Florence, et même les moins importantes, ont un cachet d'élégance particulier qu'il faut reconnaître. Quant à la troupe, les costumes sont toujours d'une grande fraîcheur, même sur les scènes de second ordre, et comme la pièce qu'on donne est jouée chaque soir pendant trois ou quatre mois, rien ne cloche, aucun détail ne laisse à désirer, et la représentation chemine jusqu'à la fin avec une assurance et un

FLORENCE – ROME

entrain de tous les acteurs qui augmentent beaucoup l'agrément du spectacle. Ce soir-là, les premiers sujets étaient excellents, et Figaro, Rosina, Bartholo, dom Basilio, tenaient en joie le bon public, lequel applaudissait à chaque instant et passionnément selon son habitude. On a beaucoup plaisanté chez nous, – je veux dire en de çà des monts, – à propos de cette innocente manie, mais il faut avoir été témoin de ces manifestations bruyantes pour comprendre quel stimulant en reçoivent tous les artistes... C'est alors que Figaro peut vraiment chanter avec allégresse :

Ah che piacere

Ah che bel vivere...

L'amour de « leur public !... » toute la vie est là, pour ces pauvres gens dont plus d'un, hélas, sortira de la carrière sans emporter d'autres trésors !

Dans *la leçon de musique*, Rosine, – une Rosine attrayante – (Mme Vogri, si je ne me trompe), a chanté certaine chansonnette espagnole, à laquelle je n'ai rien compris du tout, je l'avoue, sinon qu'il s'agissait d'un Marseillais en voyage. Mais le mot d'appel : « Ohé ! Salerne, » qui se trouve à la fin de chaque couplet, je ne sais pourquoi, était lancé avec tant de grâce rieuse et de coquetterie charmante, que le public s'est fait répéter trois fois cette bluette insignifiante. Il me semble aujourd'hui avoir rêvé, tandis que je pense à ces transports de la foule. Vers minuit, je sortais de la salle Humberto, riche d'émotions de toutes sortes, cherchant à l'aventure à retrouver la place de la Signoria et, si possible, l'*Hôtel Rossini* (on sait déjà que j'aime particulièrement ces études nocturnes de topographie). Mais, pour cette fois, je ne songeais nullement à prolonger la promenade. *Chi va sano va lontano*, dit l'italien, et « qui veut aller loin doit mesnager sa monture, » dit notre vieux français. Assurément, il était bien temps d'y songer.

9 octobre. – Dès l'ouverture du musée, j'étais au palais des Offices, où je restai longtemps à revoir ce que j'avais vu la veille. Je crois que je ne surprendrai personne en disant que cette seconde étude des mêmes œuvres fut, pour moi, plus intéressante encore et à coup sûr beaucoup plus profitable que la première. Toutefois, je ne me laisserai pas entraîner par le plaisir de parler de nouveau du même sujet : trop de choses merveilleusement belles sont rassemblées dans ce vaste édifice pour que le voyageur puisse ainsi disserter longuement et à tout propos. « Ce serait pour ne jamais finir, » selon l'expression du président De Brosse, qui, dans ses lettres charmantes, se tire toujours ainsi d'affaire. Qu'on me permette de suivre cet exemple illustre. Et moi aussi, j'ai horreur des nomenclatures !

Des Offices, on passe au palais Pitti, situé sur l'autre rive de l'Arno, par une galerie qui surmonte le pont des Orfèvres, et le voyageur visitant ces musées ne se doute nullement du trajet. C'est dans cette annexe des Offices que sont réunis tous les dessins des grands maîtres, puis tous les innombrables chefs-d'œuvre de la gravure, enfin c'est ici qu'on voit les *arazzi*, soit ces magnifiques tentures en tapisserie de haute lice, que les fabriques d'Arras ont exécutées avec une perfection surprenante. Les tentures dont je parle, et dont un grand nombre furent exécutées sur les cartons de Raphaël, sont pour la plupart d'une parfaite conservation. Il n'en est que plus regrettable qu'on ne puisse les voir ici que très imparfaitement, le peu de largeur de ce passage permettant à peine de s'en éloigner de trois pas. « Trop de richesses ! » faut-il dire à chaque instant, quand on parcourt sans fin les Offices et le palais Pitti !

Quoi qu'il en soit, les appartements sont mieux éclairés dans ce dernier édifice, composé d'une série de salles magnifiques dont les plafonds sont décorés de grandes peintures allégoriques qui, partout ailleurs, seraient dignes d'attirer exclusivement l'attention du visiteur. Je note, en passant, les fresques de la galerie Pocetti, dans le goût charmant des décors du Palais-Vieux. Mais je n'entends parler ni de peinture décorative, ni d'ameublements somptueux, pas même de ces merveilleuses tables en mosaïques qu'on ne voit qu'à Florence, et je traverse la salle de l'Illiade, la salle de Saturne, puis celles de Jupiter, de Mars et dix autres encore sans autre préoccupation que de poursuivre l'étude des plus grands maîtres des diverses écoles italiennes.

La Vierge à la chaise, dont j'ai parlé précédemment, puis un portrait d'homme : celui d'*Angiolo Doni*, et *la Madone au baldaquin*, sont les trois œuvres capitales qui m'ont ici frappé d'admiration. La dernière de ces peintures est d'une largeur d'exécution et d'une richesse de couleur qui me charment. On dit que ce tableau fut retouché et même agrandi longtemps après Raphaël. Il ne m'importe guère et tel qu'il est je le trouve superbe. Les anges, soutenant le baldaquin au-dessus de la Madone et planant dans les airs, sont

« enlevés ; » on ne peut rendre en quelques mots l'effet merveilleux de cette peinture.

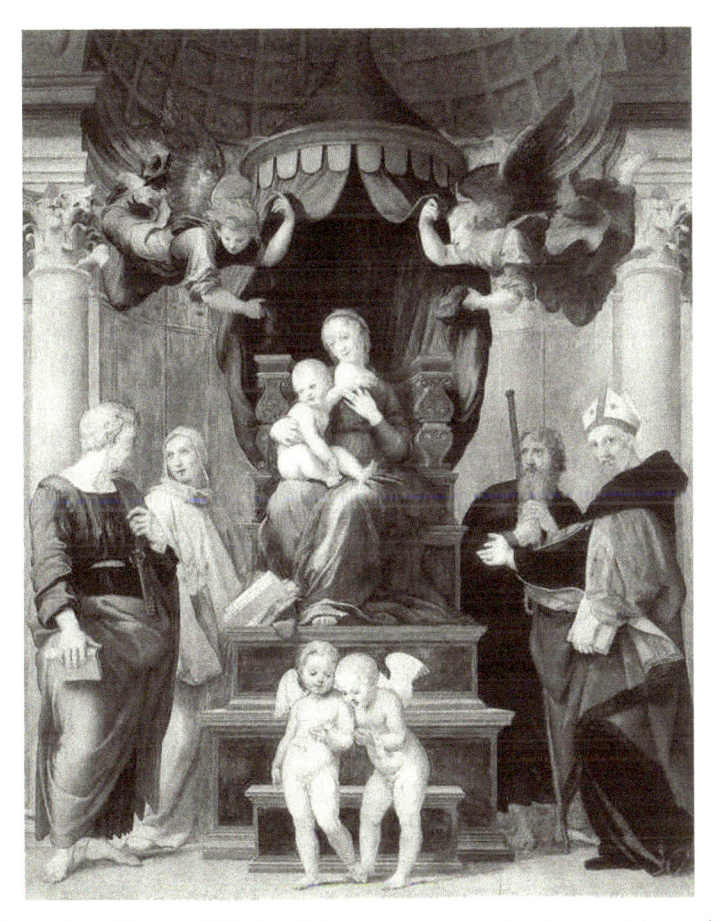

Dans la salle de l'Illiade, j'ai remarqué surtout un tableau du Perrugin (n° 219) qu'on prendrait pour un Raphaël. C'est une adoration de l'enfant Jésus par la Vierge et saint Jean. La tête de la Madone est parfaitement belle. – Dans la salle de Saturne, je cite *la dispute de la Trinité* (n° 172), c'est une des plus belles œuvres de ce maître, d'une couleur puissante et d'une grande largeur d'exécution. À droite du spectateur, la femme à genoux que recouvre une draperie rouge est, selon moi, la plus belle figure de cette riche composition. – Dans la salle de Vénus, le portrait de femme, dit *la belle du Titien* (n° 18), est encore une peinture qu'on ne peut oublier ; il me semble voir encore, tandis que j'écris, cette belle tête vénitienne couronnée de sa magnifique chevelure châtain clair, et la robe vert sombre, et les manches brunes dites « à crevés » de l'ajustement de cette noble figure. On copie avec fureur ce tableau, dont MM. les touristes, – amateurs de chefs-d'œuvre dans les prix doux, – font, paraît-il, une consommation énorme. Passons !...

Dans la salle de l'éducation de Jupiter, on vient contempler *la Madone del Gran'Duc* (n° 266), une des plus ravissantes créations de Raphaël et celle qui fut en quelque sorte ses derniers adieux aux traditions de l'école d'Ombrie. Aucune des œuvres que produisit plus tard ce divin génie emporté dans des voies nouvelles, aucune de celles que le voyageur ne manquera pas d'aller admirer à Rome et à Naples, ne lui fera oublier la grâce angélique de cette chaste et radieuse Madone. Il faut dire ici, pour la centième fois, « on ne peut rien voir de plus beau. » – Je crois que c'est bien dans cette même salle que se trouve un portrait de femme (n° 245) d'un maître inconnu, disent les catalogues (gloire humaine ! ce sont là de tes caprices !). Cette belle tête de femme, ornée d'un voile blanc, est assurément de l'école de Raphaël, si elle n'est pas du maître lui-même. Je suis resté longtemps ici sans songer à m'éloigner de ce tableau.

On allait fermer les salles du musée quand je me décidai enfin à quitter le palais Pitti, où j'étais demeuré cette fois près de cinq heures.

Voyons, monsieur, le temps ne fait rien à l'affaire,

me dira quelque moderne Alceste, mais tous ceux qui sont demeurés cinq heures dans un musée seront peut-être d'un autre avis.

Après dîner, j'allai me reposer au *poltrone* (fauteuils d'orchestre) du grand théâtre Pagliano[1], où l'on représentait *les Huguenots* « dell' immortale Gioachino Meyerbeer, » disent ici les affiches, sans doute pour ceux qui ne connaissent point ce nom-là.

Cette salle est d'un effet plus grandiose que le joli théâtre

---

[1] On sait que ce théâtre, le plus vaste de la ville, est dû à l'initiative magnifique du professeur Pagliano, « l'homme au sirop, » celui qui expédie, nous dit-on, de deux à trois mille fioles par jour de son curatif dans toutes les parties du monde, occupe plus de trois cents ouvriers, et possède maintenant une fortune colossale. – Voir *l'Univers*, octobre 1876.

Humberto, mais ce sont les mêmes effets de décors blanc et doré, si favorables au jeu de la lumière. Quatre rangs de fauteuils d'orchestre et vingt files de places réservées, puis un diminutif de parterre dont l'espace restreint doit contenir un bien petit nombre de spectateurs. Tel est à peu près le théâtre Pagliano, un des plus fréquentés des dillettanti florentins et des étrangers, car on n'ouvre, je crois, la Pergola que pendant le carnaval.

Il y avait, ce soir-là, quelques très belles personnes dans les loges de premier rang, ce que je n'avais pas su voir la veille à la salle Humberto. Je remarquai surtout une tête de blonde (chose assez rare en Italie), qui me paraissait une peinture de Luini hors du cadre, mais c'était une illusion, sans doute ! les Madones vénérables de l'École lombarde ne vont pas au théâtre, à Florence, – même avec leur custode, – et pas davantage pour assister au massacre des huguenots. La belle fille, que j'admirai « en peinture » et à grande distance, devait être en réalité un type beaucoup plus moderne.

L'opéra fut très bien exécuté et me parut monté avec beaucoup d'intelligence de l'histoire. Plus de soixante choristes étaient en scène, l'orchestre était très nombreux, et cependant la voix des premiers sujets vibrait dans toute la salle. Enfin, la recherche de la vraisemblance, dans les costumes et les décors, était digne d'éloges. On a fait de grands progrès en Italie dans cette entente de la mise en scène. La reine de Navarre et ses suivantes paraissaient autant de portraits peints par Rubens, et dans les scènes dramatiques on croyait avoir sous les yeux les compositions de ce grand maître. Malheureusement la basse-taille, signor Junca, était indisposée : cet acteur est un très bel homme de haute et forte stature, portant le pourpoint de buffle, la longue rapière, et les bottes de « cavalcatore » comme un héros d'Yvry ou de Coutras, et faisant trembler le parquet sous ses talons éperonnés. Jamais Vélasquez ni van Dick n'ont eu de plus superbes modèles que ce vieux grison à barbe blanche et les cheveux taillés en « tête ronde. » Cependant un quidam, en paletot gris et sans gants, vint nous annoncer qu'on supprimerait la cavatine du premier acte : « *Frappons-les ! tuons-les !* » et, plus tard, le même oiseau de malheur vint sans plus de façon annoncer qu'on supprimerait aussi tout le cinquième acte. Malheureux Junca ! quel tapage infernal eût suivi chez nous une telle annonce ! Mais ici le public sait se résigner de bonne grâce à des mécomptes qu'on ne saurait lui épargner tout à fait, et nulle rumeur ne se fit entendre. Voilà qui est de bon goût et d'une parfaite courtoisie, on n'en userait pas mieux dans un salon. Pourquoi faut-il donc que ces choses-là ne se voient qu'en Italie ! Les dilettanti se dédommagèrent, il est vrai, au troisième acte, en faisant répéter toute la scène de « la bénédiction des poignards, » – et l'on sait ce qu'elle dure ! – Cette scène est d'une beauté terrible : le trémolo des tymbales accompagnant chaque chromatique, le rythme si large de la mélodie à trois temps, enfin le mouvement si dramatique des conjurés se précipitant en avant sur une seule ligne, tout cela donne le frisson et produit l'illusion la plus étrange. Il n'en fallait pas tant pour impressionner le public de Pagliano, et, bien qu'on lui donnât chaque soir et depuis plusieurs semaines le même chef-d'œuvre, la salle ne se possédait plus, c'était un délire… Quant au corps des ballets, il me parut d'une médiocrité honnête, et je n'en parlerais guère si je n'avais cru reconnaître certaines paires de jambes que j'avais remarquées la veille à la salle Humberto. Les théâtres de Florence se repassent-ils ainsi leurs ballerines ? Je ne saurais le dire, et probablement j'étais le jouet d'une illusion. Quoi qu'il en soit, je livre ce problème aux investigations des intéressés, et même aux recherches de la philosophie : le Vrai, le Beau et le Bien me paraissant ici directement mis en cause.

10 octobre. – Ce jour-là était un dimanche, aussi je m'étais promis solennellement, en sortant de déjeuner, de visiter beaucoup d'églises. Je commençai par celle de San-Lorenzo, et comme on y célébrait les offices du jour, que les fidèles encombraient le saint lieu, je ne tardai pas à m'apercevoir que je faisais fausse route, et que le jour du Seigneur est, tout bien considéré, le plus défavorable pour visiter commodément sa maison. Je me rabattis alors du côté de la chapelle des Princes, dont la décoration de marbres du plus grand prix et de mosaïques précieuses est d'une grande somptuosité. Mais c'est tout ce que j'en saurais dire, et le goût douteux du XVIIème siècle, s'il fait éclater ici sa magnificence, n'ajoute absolument rien, selon moi, au mérite de l'architecture. C'est bien plutôt dans la « Nouvelle sacristie, » œuvre sublime de Michel-Ange, que le regard ne se lasse pas de contempler la pureté des lignes, la noblesse de l'ensemble, et que l'esprit le plus étranger à l'étude de l'architecture doit se sentir impressionné, ravi, de cette parfaite harmonie dont les grands maîtres ont seuls connu le secret. Je trouve ici, dans mes notes de voyage, que la célèbre statue de *la Nuit*[1] ne m'a pas enthousiasmé outre mesure, bien que je fisse de louables efforts pour me conformer à l'usage. Plusieurs parties de cette figure sont assurément d'une irréprochable beauté, mais combien d'autres sont d'un effet peu agréable !... Cependant au diable soit mon esprit rétif ! Quand donc renoncerai-je à cette manie impertinente de discuter des merveilles réputées incontestables ? Pour nager contre le courant, il faut, je le sais, d'autres forces que les miennes, et c'est, d'ailleurs, un dangereux exercice que je ne recommanderai jamais à personne.

En face du sarcophage de Julien de Médicis, se trouvent *Il pensiero* et les statues de *l'Aurore* et du *Crépuscule*. C'est ici que j'admirai sans réserve : les deux premières de ces statues sont égales pour moi aux plus belles œuvres de l'antiquité ! De San-Lorenzo je me rendis au palais de la Justice, au Bargello. Cette demeure féodale des anciens podestats de Florence est devenue, depuis quelques années, le musée national pour la conservation de tout le bric-à-brac mobilier que les quatre ou cinq derniers siècles ont légué à l'époque contemporaine. C'est là une excellente création, et le Bargello est parfaitement approprié à sa destination nouvelle. La collection des armures, rassemblées dans la salle du rez-de-chaussée, est assez médiocre et sans comparaison possible avec ce qu'on voit à Turin dans la collection royale. Mais ce musée ne fait que de naître, et sans doute il sera considérablement enrichi dans la suite. Au premier étage, l'antiquaire le plus difficile à contenter trouvera un rassemblement somptueux de meubles sculptés, de bronzes, d'étoffes, d'ivoires, d'orfèvrerie, de cristaux, de tapisseries. Plusieurs de ces dernières m'ont paru aussi belles que celles qu'on voit aux Offices. Le tout est d'une conservation parfaite, et la plupart des pièces d'art semblent sortir des mains de l'ouvrier. Parmi les chefs-d'œuvre de la statuaire, à l'époque de la Renaissance, on remarque le *David*, de Donatello, le *Mercure couronné*, de Jean de Bologne, puis une délicieuse statue attribuée à Sansovino, enfin des candélabres dans le style de ce maître et qui sont d'un excellent travail et d'un goût

1 Grato m'e 'l sonno et piu l'esser de sasso.
— Il me plaît de dormir et d'être de pierre, etc. –
Cette allusion magnifique à l'oppression de la liberté florentine subsistera plus encore que *la Nuit*, de Michel-Ange.

parfait.

En sortant du Bargello j'ai voulu encore aller visiter l'intérieur de Santa-Croce, dont j'étais peu éloigné, mais c'était l'heure des vêpres et la lumière était peu favorable (les voyageurs ont souvent à redouter ces légers mécomptes quand ils visitent des églises), je remis à une autre fois de parcourir le Panthéon de Florence, et, traversant l'Arno, j'allai faire une promenade dans les verdoyantes allées du jardin Boboli. Ce petit parc, attenant au palais Pitti, qu'il domine en partie, est dessiné dans le goût de Le Nôtre, et les anciens jardins royaux en France peuvent en donner quelque idée. Mais ce qui rend ce lieu très agréable ce sont les beaux points de vue qu'il présente sur Florence et le cours du fleuve. Cependant, le vent d'ouest chassait devant lui de sombres nuées, le soleil était voilé et l'aspect de la nature assez triste. Je me dis qu'en Italie le temps reste ainsi pendant deux ou trois jours, de maussade apparence, sans devenir tout à fait mauvais et qu'un printemps éternel, un ciel toujours d'azur ne se trouvent que dans la description de l'île de Calypso. *Abbia patienza !* je pris une voiture sur la place voisine et me fis conduire grand train à la promenade des Cascines.

On sait que ce vaste parc à l'anglaise, que côtoie l'Arno, est un des sites favoris de la population florentine. Une végétation très belle, de sombres massifs et de grandes allées de chênes verts doivent, en effet, rendre cette promenade très recherchée dans la belle saison. Cependant, je ne trouvai pas là les fringants attelages, les voitures de luxe, les toilettes du grand monde, pas même devant le casino rouge du café Doney, où je dus me contenter d'admirer quelques fiacres. Évidemment, la société florentine était ailleurs et brillait ici par son absence. Je revins des Cascines à la nuit tombante, en me promettant de revoir ces Champs-Élysées d'Italie dans des conditions plus favorables.

J'allai passer la soirée au théâtre Goldoni. C'est une petite boîte élégante, pour représentations en raccourci, ou, si l'on veut, en famille ; mais, là encore, les peintures sont fraîches, les costumes corrects et de bon goût. L'orchestre est un peu *grossolano*, et la trompette y domine, mais les acteurs ont de l'entrain et le public de bons bourgeois et d'ouvriers, venus là pour se divertir, se montre très satisfait de ce modeste spectacle. En résumé, je pense qu'on peut passer ici une soirée très agréable, – même en ayant été la veille à l'Opéra. – On donnait *Lucie de Lamermoor*, et la signora Anna Rienzi me parut une Lucie anglaise très distinguée. Cette actrice est grande et mince sans maigreur. Sa voix est très belle et l'intelligence des situations dramatiques lui donne des inspirations très heureuses. C'est plutôt une lady Macbeth qu'une Lucie, selon moi, et Shakespeare bien plus que Walter Scott paraissait animer son jeu théâtral. La scène de la folie fut chantée ainsi, avec les étranges éclats de voix, les rires convulsifs et les prostrations d'une femme en délire. Dirai-je que l'actrice, redemandée trois fois avec des transports incroyables, a dû recommencer autant de fois cette scène magnifique où se brisaient ses forces ? On devine ces fureurs d'un public idolâtre. Mais pour l'étranger, le voyageur en passage, il y a là je ne sais quelle grande mélancolie à suivre des yeux ces enivrants succès d'une femme adorée de la foule et qui succombe à la peine pour lui plaire !

Meurs donc ! ta mort est douce et ta tâche est remplie.

......

Et puisque, tôt ou tard, l'amour humain s'oublie,
Il est d'une grande âme et d'un heureux destin
D'expirer comme toi pour un amour divin.

Laissons la poésie : il pleuvait à verse quand je sortis du théâtre. Les fiacres étaient introuvables, la nuit noire, les pavés ruisselants, et le sentiment de la prose la plus vulgaire me gagnait en rentrant au logis. J'avais oublié Lucie et ses amours et j'eusse donné alors l'*ode à la Malibran* pour un parapluie, et mon volume d'Alfred de Musset contre un fiacre numéroté.

11 octobre. – Un de mes amis, avec lequel j'avais pris rendez-vous à Florence, est arrivé cette nuit tandis que je dormais du sommeil du juste et que la pluie faisait rage. Heureux les gens qui, ainsi que moi, trouvent un ami à leur réveil. Nous allons être deux, maintenant, à courir les musées et les églises, et il est convenu que l'un de nous fera semblant d'écouter attentivement les sacristains, les custodes et les ciceroni, afin de les encourager.

J'étais très désireux de connaître les célèbres fresques de Saint-Marc, et notre première visite ce jour-là fut pour le vieux couvent de Dominicains, dont la communauté est maintenant dispersée. Ces cloîtres déserts, ces parvis abandonnés sont d'une vraie mélancolie et rien ne vient distraire ici la pensée. On ne se doute plus qu'on est dans une grande ville, et ce calme est très favorable à l'étude des peintures naïves dont les précurseurs des artistes de la Renaissance ont orné cette retraite. Beaucoup de fresques d'Angelico da Fiesole et de Fra Bartolomeo m'ont paru d'un grand charme, mais je fais un cas particulier de la peinture murale, au-dessus de la porte du grand réfectoire : *Sant' Antonino fanciuleto spesso è veduto con maraviglia davanti all crucifisso d'Or' San Michele devotamente orare*. – Un intérieur d'église, dans lequel sont groupées quelques figures de bourgeois en costume du XVème siècle, puis un adolescent en prière et quelques prêtres, telle est, si je m'en souviens bien, cette composition dans toute sa simplicité. Rien de plus agréable à l'œil que son harmonie générale d'un ton léger et vaporeux. L'air, la lumière, se jouent dans ce cadre et le temps même semble avoir ajouté quelque beauté à cette œuvre naïve. Toute la vie de saint Antonin est ainsi reproduite dans les fresques du cloître, et plusieurs de ces peintures donnent la plus haute expression de l'art affranchi récemment des entraves de l'école de Byzance. Ce qui l'inspire maintenant c'est la ferveur religieuse, ce qui le caractérise c'est la grâce innocente qu'on ne retrouvera plus en lui à l'époque de son plus grand épanouissement.

Du cloître, un gardien consciencieux nous a fait parcourir toutes les cellules ouvertes et solitaires, tous les vastes corridors silencieux, puis la salle du chapitre, le réfectoire, la bibliothèque. Partout l'aspect lugubre d'une maison dont les maîtres ont été chassés la veille ! Je ne veux pas dire de mal de la sécularisation des couvents : ce ne sont pas là mes affaires, mais j'ose me demander si les artistes et les poètes, et ceux encore qui sympathisent avec eux, n'ont rien, – absolument rien, – perdu dans ces grands changements de la vie moderne ? Question délicate, et que je me garderai bien de formuler à voix haute. Les couvents sont ici partout transformés en musées, le fait est accompli et cela répond à tout, on le sait assez, au temps où nous sommes. Disons d'autre part, pour être juste, que la conservation des trésors de l'art ne peut que gagner à ce changement. La sollicitude intelligente de l'État pour cette conservation m'a vivement frappé depuis que je suis en Italie, et c'est là un fait trop honorable pour que je ne m'empresse pas de le reconnaître.

À propos de cellules, disons aussi que c'est ici qu'on montre celle

du pauvre Savonarole, et son scapulaire et sa cape noire, ses petits livres manuscrits, sa haire, son escabeau. Hélas ! on y montre encore un affreux tableau représentant le supplice de ce martyr, homme de bien, mais d'un esprit troublé par l'ardeur de ses mystiques croyances. (Ce supplice fut, paraît-il, une ingénieuse combinaison de la potence et du bûcher.) « Comme on procédait à sa dégradation sacerdotale, nous dit un témoin oculaire, le prêtre ayant dit par erreur de langue : « Je te sépare de l'Église militante et triomphante, » on dit que fra Girolamo répondit de façon que les assistants l'entendirent clairement : « Hélas ! non triomphante ! » cela ne fut pas entendu de moi qui étais un peu éloigné du gibet[1].
« – Suivant Machiavel, a dit un critique moderne[2], l'illuminé, qui n'a d'autres armes que la parole et l'enthousiasme passager des peuples, est exposé à de grands revers, car il est facile de persuader la foule, mais difficile de la maintenir dans la persuasion, et tout législateur qui veut établir des institutions durables doit s'appuyer sur la force, parce que la force est la sauvegarde de la justice. » – Elle est aussi l'instrument de la tyrannie, faut-il répondre à cette maxime détestable, mais laissons ce triste sujet. L'ombre de Savonarole me semblait hanter encore cette froide cellule dont j'avais hâte de m'éloigner.

En sortant du couvent de Saint-Marc nous allâmes à l'Académie des beaux-arts, qui en est voisine. Une collection très considérable des peintures anciennes qui précédemment ornaient les maisons religieuses, maintenant sécularisées, a été réunie dans ce vaste édifice où l'histoire de la peinture est fort intéressante à étudier. Nulle part, à Florence, les diverses transformations de l'art et ses tendances successives ne sont aussi évidemment représentées. Mais l'art byzantin et ses tableaux de style archaïque sont, pour moi, plus curieux que dignes d'admiration, et je passai assez rapidement en revue les œuvres dont je parle. Certains tableaux du Pérugin doivent cependant éveiller ici l'attention, car le style, le faire, et surtout les types de figures saintes de ce maître ont une grande analogie avec ceux de son immortel élève, dans sa première manière. Je cite ici (n° 55) l'*Assomption de la Vierge*, dite « de Vallombreuse, » car je ne pense pas que le Pérugin ait jamais rien fait de plus beau,

---

1 Jacopo Nardi, *Storie fiorentine*, 1498.
2 M. Ch. Louandre, *Revue des Deux-Mondes*, 1854.

de plus suave. C'est, en réalité, le seul des cent vingt-quatre tableaux de la grande salle qui soit encore très présent à mon souvenir et m'ait laissé une impression durable. Combien d'autres chefs-d'œuvre, aujourd'hui oubliés de moi, m'ont cependant charmés à l'Académie. Mais il faut se résigner à ces défaillances de la mémoire et glaner à l'aventure dans les souvenirs de voyage. Du reste, tout est pour le mieux sans doute, car si nous perdons beaucoup d'impressions fugitives, celles qui nous demeurent n'en sont que plus précieuses. Puis on serait trop chargé au retour si l'imagination n'abandonnait, çà et là, ses richesses en chemin. – On me dit ici que les reliefs en terre cuite, de Luca della Robbia, sont d'une grande beauté, je le veux bien, mais je dois avouer, toutefois, que ce mélange de la peinture et de la plastique m'a toujours paru d'un goût détestable. À cela près, j'apprécie le talent de ce maître... dont les œuvres enluminées ne me font aucun plaisir.

Nous avons passé l'après-midi à vaguer philosophiquement dans les rues de la ville. La via dei Fossi est celle où se trouvent les magasins de fabricants de cadres, dorés et sculptés, et ceux de meubles sculptés dans le goût de la Renaissance, tels qu'on en voit les modèles dans les palais de la ville. Ces industries sont très prospères et méritent de l'être, car l'habileté de la main et le sentiment artistique caractérisent tous les travaux des ouvriers florentins. Cette visite dans les ateliers de sculpture est très intéressante. – Dans le Borgo-Ognissanti on rencontre les grands magasins d'antiquités, dont plusieurs sont connus de toute l'Europe. J'éprouve un certain éloignement, je l'avoue, pour cet étalage de curiosités cosmopolites, dépouilles des anciens palais, des couvents et des églises, dont le plus grand nombre change de maître tous les deux ou trois ans, est brocanté de ville en ville, et parfois affronte la vente aux enchères. Puis, les tromperies impudentes dont ces objets d'art sont le prétexte, l'ignorance et la rapacité de leurs détenteurs suffiraient pour me faire renoncer à leur recherche. Il y a cependant çà et là de très belles œuvres dans ces antres du négoce qui renferment parfois de grandes richesses. Toutefois, ce n'est pas à Florence, Rome, Naples ou Venise, que les vrais amateurs et les artistes doivent songer maintenant à se pourvoir de tableaux, d'armes antiques, de tentures, de faïences, de cristaux, d'émaux ou d'ivoires, car « tout a été lavé, » comme on dit en Israël, et ce qui a quelque valeur réelle est aujourd'hui d'un prix tout à fait exagéré. D'autre part, l'imitation frauduleuse s'exerce dans tous les genres, défie souvent la sagacité la plus habile, en sorte que si le voyageur veut faire ici quelque marché, on ne saurait trop lui recommander une extrême défiance.

Comme nous passions le soir près du Baptistère, je fus surpris de voir cette partie de la place brillamment éclairée et beaucoup de curieux stationner de ce côté. Les grands étalages de marchands de bimbeloterie en sont la cause, et ces bazars à un franc la pièce, – à cinquante centimes, – ont le privilège d'attirer constamment la foule. *Una lira, signore, una lira ! una mezza lira !... tutto a ribasso !* la volubilité de ces négociants en plein vent, leur entrain, leur savoir-faire, étaient très amusants, et je me promis bien de venir quelquefois le soir assister à ce curieux spectacle.

12 octobre. – L'église et le cloître de l'Annunziata, où se trouve une partie très importante de l'œuvre d'Andrea del Sarto, était ce jour-là le but de notre itinéraire. La belle place dell' Annunziata est ornée de certaine grande statue équestre dont je ne veux rien dire, et de deux petites fontaines. Celles-ci sont d'un excellent goût et du plus charmant aspect. La statue est médiocre, bien qu'elle soit de Jean de Bologne. Mais qu'on me cite beaucoup d'artistes octogénaires dont la main ne se soit pas lassée avant la dernière heure ? À droite, la façade de l'Hôpital des Innocents[1], à gauche, le portique de la confrérie dei Servi di Maria, encadrent la place ; en face, le péristyle et la vieille façade de l'église en complètent la décoration. L'intérieur de l'Annunziata, – édifice composé d'une seule nef et d'une double série de chapelles, – renferme un très grand nombre de tableaux et de fresques des meilleurs maîtres. J'ai surtout remarqué *une Madone avec des saints*, du Pérugin (dans la septième chapelle). C'est une composition trop symétrique, peut-être, mais la peinture en est d'une très belle harmonie. Quant à la coupole, les fresques superbes qui la décorent m'ont d'autant plus charmé qu'aucune description littéraire ne l'avait désignée à l'avance à mon admiration, – bonne fortune bien rare aujourd'hui pour celui qui voyage en Italie. – En réalité, l'œuvre du Volterrano ne me paraît pas assez appréciée des touristes. Et cependant, l'*Assomption de la Vierge*, – enlevée dans une « gloire » au milieu des chérubins dont la multitude se perd dans les profondeurs du ciel, – est une compo-

---

1 Les Enfants-Trouvés.

sition magistrale ; elle plafonne admirablement, et, pour tout dire, c'est là un de mes meilleurs souvenirs de l'Annunziata.

Rien n'est plus agréable et plus paisible que le cloître attenant à l'église. Le demi-délabrement de ce lieu solitaire, le désordre de son antique pelouse, que remplace aujourd'hui une humble culture maraîchère, l'aspect des tombes et des pierres tumulaires, et même ces pâles clartés d'un ciel d'automne sur lequel se découpent les élégants arceaux, tous ces détails pittoresques composent, pour un peintre de genre, un excellent « fond. » Malheureusement, les figures, – touristes et ciceroni, – qui animent d'ordinaire ce poétique tableau ne prêtent pas à la rêverie, car le touriste (et je suis bien obligé de le reconnaître, quoi qu'il m'en coûte), le touriste, même en peinture, laisse beaucoup à désirer. – Les fresques célèbres du cloître dell' Annunziata sont une des belles choses qu'on voit à Florence. On connaît d'avance, en venant ici, *la Madone del Sacco*, peinture dans laquelle André del Sarto paraît s'être approché de Raphaël, au moins dans la limite de son génie. Mais il est ici un grand nombre de fresques, de moindre valeur sans doute, et qui m'ont charmé, bien que la Renommée aux cent voix ne m'eût pas encore parlé d'elles. – *Falconieri fait édifier l'église en 1262. – Bonfiglio Compagni meurt subitement au milieu des frères servites, 1261. – Bonagiunto Manetti meurt en conversant après la messe avec les frères devant l'autel de la Passion, 1257.* – Les trois compositions que je cite ne sont pas seulement d'un naturalisme élevé, qu'embellit la grâce et l'élégance, mais elles ne sont pas inférieures, selon moi, à la peinture de *l'enfance de saint Antonin*, au couvent de Saint-Marc, dont je fais, ai-je dit, un cas tout particulier.

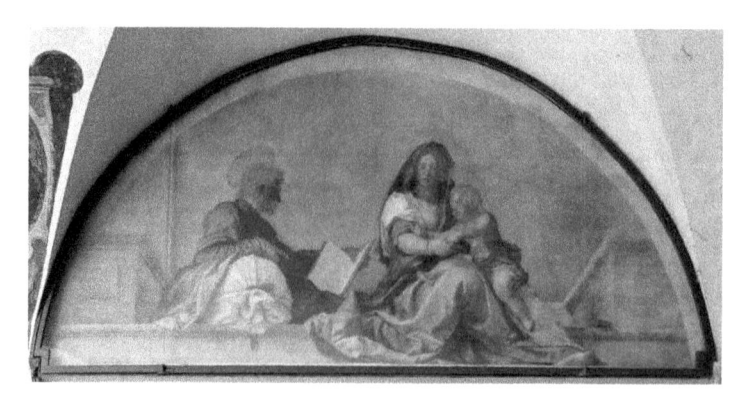

De qui sont ces belles œuvres ? je l'ignore absolument et n'ai pas le loisir de consulter, à ce propos, les travaux de la critique pour m'en instruire. Il me suffit d'avoir goûté, apprécié en silence, les fresques dont je parle. Je crois même que ce ne sont pas même des fresques dans le sens absolu de ce terme d'atelier, car certaines parties ont été peintes ou retouchées sur le sec et à loisir, mais fresques, gouaches ou détrempe, il ne m'importe guère : ce sont, en tous cas, de beaux tableaux, d'une peinture très postérieure à celle d'Angelico da Fiesole, je le reconnais, mais qui n'en ont pas moins une grande analogie avec cette dernière.

Après midi, nous avons visité Santa-Maria Novella et le Chiostro Verde, dont les fresques sont malheureusement très endommagées. Ces peintures ne me séduisent pas trop, malgré le grand nom d'Orcagna qui les met en honneur, et, pour tout dire, j'ai déjà plusieurs fois, – en faisant mon examen de conscience, – dû reconnaître avec confusion que je goûtais assez peu et comprenais assez mal les beautés du style archaïque de ce maître. Toutefois, attendons encore ; nous ne sommes pas à Pise, et c'est seulement devant les peintures du Campo Santo que je me propose de me convertir.

La chapelle des Espagnols est d'une grande richesse de décors, et les arceaux et les murailles sont entièrement couverts des peintures de l'école du Giotto. Sans doute la curiosité ou, si l'on veut, l'intérêt archéologique trouve ici amplement à se satisfaire ; néanmoins, ce genre me fatigue encore plus qu'il ne m'intéresse. Une seule chose me récrée : c'est à propos du tableau *l'Église écrasant l'hérésie* ; les efforts prodigieux d'un vieux papelard de sacristain (flairant à dix pas dans le touriste qui l'écoute, l'enfant de Luther ou de Calvin), pour ménager adroitement toutes les susceptibilités religieuses et ne pas compromettre sa *buona manca*. Ce diable de tableau lui donne, en réalité, beaucoup de mal. Ah ! si les custodes savaient peindre !...

À l'église de San-Spirito, porte close ; nous nous promenons dans la ville pour nous distraire de ce petit mécompte, et je vais finir la journée dans le quartier du Marché-Vieux, que je recommande aux amateurs du pittoresque, car c'est, selon moi, une des plus curieuses localités de l'ancienne Florence.

Quand on pénètre dans la rue de la Vicaria, on n'aperçoit qu'une double file de vieilles maisons basses, bornant cet étroit passage qui se dirige parallèlement à la rue Calzaioli, dans la direction du Marché-Vieux. Ce ne sont partout que sombres échoppes ouvertes et qu'obstrue en partie l'étalage pantagruélique des comestibles les plus variés. Je pense que toute la charcuterie bolonaise, tous les fromages abominables qu'on fabrique dans l'agro romano, tous les fruits savoureux du Midi, toute la marée de Livourne et toute l'épicerie du Levant se sont donné rendez-vous dans ces antres culinaires, où la friture à l'huile est en permanence, et dont il s'échappe des « parfums » à renverser un gendarme. – Quelques lampes fumeuses éclairaient ces intérieurs rabelaisiens, aux parois noires et gluantes, décorées au dehors de guirlandes de jambons, de pendentifs d'agneaux en quartiers, de pyramides d'oranges et de grenades, de festons de harengs, et cent autres choses encore. On dirait ici qu'on a renversé à plaisir des charretées de victuailles devant chaque porte. Au dehors, la foule des passants s'écoule sans désordre et se renouvelle sans cesse, les chalands font leurs emplettes, les consommateurs sur place attendent patiemment devant la poêle à frire. Tout le mouvement, tout le pittoresque de la vie ouvrière animent cette scène que, dans le milieu du jour, le soleil, – ce riant soleil d'Italie ! – embellit de ses joyeuses clartés.

  Le soir, à la rouge lueur des feux de cuisine et des lampes de cabarets, la rue de l'Archevêché prend un aspect étrange et fantastique qui ne rappelle en rien les banalités de la vie moderne. Un Rembrandt ferait de ce lieu ses délices, comme aussi un Caravage y trouverait encore ces riches oppositions de lumière et d'ombres vigoureuses qu'il excelle à peindre. Mais le génie qui, seul, sait trouver le beau jusque dans les plus affreux repaires et nous contraint encore de le reconnaître, le génie n'est pas chose banale. Rembrandt ou Caravage moderne, combien en passe-t-il de nos jours dans la rue de l'Archevêché ?

  Je crois que, vers neuf heures du soir, nous sommes retournés entendre *les Huguenots*, dont l'administration théâtrale avait généreusement, à notre première visite, différé le massacre, bien que les conjurés fussent en nombre. Je pensais écouter cette fois sans émotion le chœur de « la bénédiction des poignards. » Je me trompais et mon saisissement a été le même…, on ne s'accoutume pas au sublime.

  13 octobre. – À peine l'aurore, etc…, entr'ouvrant les portes du ciel, se disposait à balayer l'établissement, que je méditais déjà d'aller faire une visite matinale à San-Spirito (j'ai toujours aimé avoir raison des portes fermées). Cependant, il était inutile de se hâter : les églises s'ouvrent assez tard en Italie et les vieux sacristains n'ont, dès longtemps, plus rien à démêler avec l'aurore.

Les belles proportions de San-Spirito frappent le visiteur dès l'entrée de l'église, bien qu'il ait déjà vu dans Florence de magnifiques œuvres architecturales. Quant aux œuvres d'art, dont il se trouve ici un très grand nombre, je cite, dans la sixième chapelle, *saint Benoît et les saintes femmes*, tableau dont l'auteur n'est plus connu et qui doit être de l'école d'Ombrie. Cette peinture est d'une grande beauté, et j'en ai conservé plus particulièrement le souvenir. Je ne dis rien des bronzes et des marbres somptueux du maître-autel, tout cela est très beau, sans doute, ni de la riche ornementation de la sacristie, qui est un intérieur monumental. Une demi-douzaine de prêtres en surplis se disposaient à dépêcher les offices dans les chapelles, et me parurent se récréer, entre-temps, par une causerie joviale et même facétieuse. Je suis heureux de constater ici que ma présence ne vint pas interrompre ces gens de bien. (Règle générale : le prêtre italien croit volontiers que l'étranger est *Inglese* et, comme tel, n'entend pas un traître mot de la langue de Boccace.) D'autre part, ces petits roquets d'enfants de chœur, qui vont et viennent sans façon dans tous les recoins de la maison du Seigneur, avec une si drôle d'importance, animaient la scène. En réalité, je me sentais venir à l'esprit les pensées les plus irrévérencieuses, et, je ne sais pourquoi, j'allai sottement évoquer l'image « du foyer des acteurs. » Il était temps de m'éloigner ! – Je me fis conduire dans les cloîtres dont les fresques intéressantes sont malheureusement très endommagées. Actuellement, me dit-on, une grande partie du couvent de San-Spirito a été convertie en caserne... Hélas ! bon Dieu, quelle triste conversion !

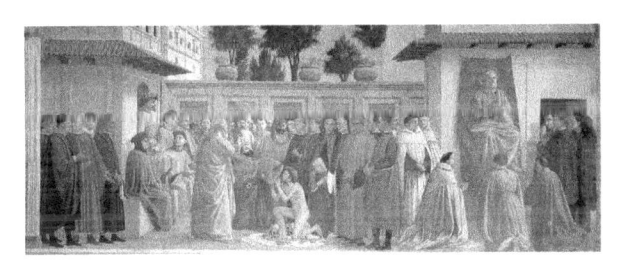

On ne vient pas jusqu'ici sans aller visiter les peintures célèbres de la chapelle dei Brancacci, à l'église del Carmine. Ces fresques, de la première partie du XVème siècle, sont, dit-on, de la plus grande valeur comme monuments de l'histoire de la peinture. Les scènes bibliques qu'elles représentent couvrent toutes les murailles de la chapelle, qui me parut restaurée avec intelligence. Une partie des compositions dont je parle sont de Masaccio (ce ne sont pas, peut-être, les meilleures) ; les autres sont de Filippo Lippi, et, malgré toutes les savantes dissertations de la critique moderne, il est fort difficile de reconnaître la part de chacun de ces artistes dans les fresques dei Brancacci. *La résurrection du fils du roi*, est, selon moi, la plus remarquable : c'est une fort belle peinture. – *Le martyre de saint Pierre* jouit d'une célébrité encore plus incontestée. L'éloge est relatif, sans doute, car, bien qu'on doive constater ici un évident progrès dans l'art de peindre, on est encore bien loin de cette période brillante que tant de grands maîtres devaient illustrer.

En quittant le Carmine, je me rendis aux Offices, – hélas ! c'était ici ma dernière visite, – je voulais revoir, dans la salle de la Tribune, seulement ce qui m'avait le plus charmé. Oui, seulement cela…, et j'y restai plus d'une heure : quand je sortis de ce sanctuaire, il me sembla que déjà je quittais Florence.

Il y a, dans la salle du Baroccio, deux tableaux dont je n'ai rien dit jusqu'ici (les n° 154 et 159). Ils m'ont cependant vivement impressionné : ce sont les portraits de messer Panciatichi et de sa femme, œuvres qu'il faut compter au nombre des plus belles du Bronzino. Le premier de ces tableaux rappelle, je l'avoue, beaucoup de ces belles têtes d'homme de l'école florentine, mais le second est d'une individualité tout à fait remarquable : surtout si l'on se souvient que l'art, dans les dernières années de Michel-Ange, était entré dans une période d'imitation et de décadence. La Panciatichi est une blonde très belle, aux yeux cernés, au teint mat, et dont la *morbidezza* et la mélancolie sont rendues avec une grâce touchante, comme aussi avec une austère simplicité. La tête est presque vue de face, les tons rouges de la robe donnent plus d'éclat à la pâleur des chairs, les mains, très belles, sont celles d'une malade. La jeune femme tient un livre sur ses genoux ; la pose est aussi noble que simple et naturelle. En trois mots, l'ensemble est superbe.

Est-ce là, me disais-je, cette célèbre Éléonore degli Albizzi, que

Cosme Ier quitta pour de nouvelles amours et qu'il fit épouser (un peu tardivement) à Carlo Panciatichi, un des grands seigneurs de Pistoie ?... Question intéressante, mais que je gardai sagement pour moi, un galant homme ne devant jamais, sur un tel sujet, ébruiter sottement ses conjectures. Du reste, en relisant Vasari, dans sa *Vie du Bronzino*, j'ai reconnu que je me fourvoyais et que j'avais fort bien fait de ne pas me vanter de ma découverte. – « *A Bartolomeo Panciatichi fece due quadri di nostre Donne, etc..., e oltrecio, i ritratti di lui e della moglie, tanto naturali che pajono vivi veramente, et che non manche loro se non lo Spirito, etc.* » – Il s'agit donc de la femme de messer Bartolomeo et non d'une autre, et la Panciatichi des Offices n'a rien à démêler avec celle de Cosimo ; *cuique suam*, dirons-nous à l'adresse de tous les maris, l'adage pouvant supporter, au besoin, cette variante.

Je crois que je sortis ce jour-là des Offices avec le dernier custode !

14 octobre. – Pour occuper dignement notre dernière matinée à Florence, nous prîmes, vers neuf heures, le chemin de Santa-Croce. La place est vaste et d'un bel effet théâtral. Au fond de la scène, la façade magnifique de l'église nouvellement reconstruite dans le beau style florentin du XIIIème siècle ; à droite, le vieux palais dell' Antella, avec sa façade ornée de très bonnes fresques de San Giovanni ; au centre, le monument du Dante, dont la statue colossale est une des belles œuvres de l'art moderne et fait beaucoup d'honneur au sculpteur Pazzi. Les édifices, bornant la place du côté gauche, sont sans importance, mais l'ensemble du tableau n'en est pas moins très remarquable.

Il est souvent parlé, dans l'histoire de Florence, de cette localité spacieuse qui dut voir fréquemment les terribles *scaramuccie* des partis populaires. C'est aussi là, sans doute, que venaient parader dans les nuits de carnaval ces célèbres cortèges du « Triomphe de la Mort, » dont l'imagination populaire devait être frappée jusqu'à la terreur. – « C'était un char très grand, traîné de buffles, tout noir et parsemé de peintures d'os de mort et de croix blanches. Sur le char était une Mort, très grande, debout et la faux à la main. Il y avait autour du char beaucoup de cercueils avec leur couvercle, et dans tous les endroits où le Triomphe s'arrêtait pour répéter les chants, ces cercueils s'ouvraient et il en sortait certains hommes vêtus de toile noire, sur laquelle était peinte (en blanc) toute l'ossature du

squelette, avec un masque simulant la tête de mort !... À l'appel de certaine trompe au son rauque et funèbre, tous, s'asseyant sur leur cercueil, chantaient alors sur un air plein de mélancolie cette très noble chanson à la mode d'aujourd'hui :
Nous sommes morts, comme vous voyez,
Aussi morts nous vous verrons.
Nous fûmes autrefois comme vous êtes,
Vous serez un jour comme nous, etc.

« Il y avait, devant et derrière le char, un grand nombre de morts, à cheval sur certaines rosses choisies avec soin parmi les plus sèches et les plus décharnées qu'on avait pu trouver, avec caparaçon noir couvert de croix blanches. Chacun [des cavaliers] avait quatre estafiers, vêtus aussi en mort, et portant des torches noires ou un grand étendard noir avec peinture d'os en croix et de tête de mort... En cheminant, la compagnie chantait d'une voix tremblante, et tous en chœur, le *Miserere*, psaume du roi David, etc. »

Tout cela est fort ingénieux, sans doute, et l'invention de cette « jolie fête de nuit » dut faire le plus grand honneur à l'honnête Pietro di Cosimo, auquel en revenait tout le mérite. Mais, – n'en déplaise à Vasari, qui nous a transmis, non sans exprimer son admiration naïve, tous les charmants détails de cette mise en scène, – le spectacle manque de gaieté (du moins pour moi !), et je comprends fort bien que dans les dernières grandes fêtes, données l'an passé à Florence[1], le Municipe ait renoncé sagement à reproduire cette intéressante manifestation de la jovialité populaire.

L'intérieur de l'église de Santa-Croce est très imposant, soit par sa belle ordonnance architecturale qu'on ne peut trop louer, soit aussi par le respect involontaire qu'on ressent en pénétrant dans ce vaste Panthéon des gloires de l'Italie. Que de grands noms dont ces marbres évoquent le souvenir, mais aussi que de nobles intelligences dont la flamme est pour jamais éteinte.

Et qu'est-ce que la gloire ? Un vain nom répété,
Une dérision de notre vanité.
Un nom qui retentit sur des lèvres mortelles,
Vain, trompeur, inconstant, périssable comme elles,

---
1 Le centenaire de Michel-Ange.

Et qui, tantôt croissant et tantôt affaibli,
Passe de bouche en bouche à l'éternel oubli.

Lamartine a raison, peut-être ! Et cependant, ici la gloire paraît impérissable. La vue des monuments élevés à l'ombre de ce sanctuaire nous fait douter des cruels dédains du poète. À Santa-Croce, il semble que l'oubli ne peut atteindre les grands noms, et, devant la tombe de Michel-Ange, on croit à l'immortalité du génie. Honneur à la nation qui sait perpétuer ainsi dans la mémoire populaire le souvenir de ses grands hommes et peut montrer dans ses villes les nobles témoignages de son admiration pour eux.

Ce monument de Michel-Ange est, à mon avis, le plus remarquable de Santa-Croce. J'ai beaucoup admiré les trois excellentes statues, – Architecture, Peinture, et Sculpture, – qui ornent le fronton. Celle du milieu est d'une beauté de premier ordre. Mais, j'ai moins d'éloges à donner au monument d'Alfieri (encore du Canova !), et quant à celui de la comtesse Albany, son illustre « amie, » comme disent honnêtement tous les petits livres rouges, je ne puis souffrir le « gracieux » comme style d'ornementation sépulcrale. Plusieurs autres monuments, dont je n'ai pas su garder le souvenir, sont cependant très dignes de fixer l'attention du visiteur. Un seul de ces édicules m'a laissé, à Santa-Croce, une impression ineffaçable : c'est le tombeau du graveur Morghen ; car il y a dans l'aspect de cette statue, – portrait d'un homme qui vient d'expirer, – un réalisme que rien, selon moi, ne peut atteindre. Mais d'où vient, me demandais-je, qu'on ne saurait détacher le regard de ce visage aux yeux caves, au nez déprimé, aux lèvres affaissées, de ce corps dont on devine la rigidité sous les plis du linceul ? et d'où vient aussi que cet effrayant réalisme n'a rien de repoussant ? Il faut bien le reconnaître, il y a ici tout autre chose que le « rendu » plus ou moins habile des phénomènes de la mort : l'attrait, le charme invincible de cette œuvre, c'est la pensée de l'éternel repos que l'artiste a su rendre et qui s'impose à notre âme émue ; là est la poésie !... dont cette admirable étude matérialiste n'est ici que l'instrument, le moyen, le docile langage. – C'est, je crois, le sculpteur Fantachiotti qui a fait ce chef-d'œuvre.

« Il doit y avoir certainement, me disais-je, en jetant un dernier regard sur cette figure blanche, étendue sur le marbre, il doit y avoir un grand plaisir à être mort si, de l'autre rive, on peut se voir ici-bas si bien représenté ? » Toutefois, je n'insisterai pas trop aujourd'hui sur cette idée que l'enthousiasme m'inspirait sans doute, et, tout bien considéré, j'admets que l'existence peut paraître encore préférable à de certaines gens obstinés à vivre.

Nous passâmes toute l'après-midi à courir en voiture dans les divers quartiers de la ville : nos dernières investigations ayant pour but, – ou, comme disent les philosophes, pour « objectif, » – les plus beaux palais particuliers de la vieille Florence. Nous visitâmes ainsi le palais Strozzi, dont j'ai parlé précédemment, puis les palais Riccardi, Capponi, Buturlin (celui-ci avec un jardin d'aspect très agréable), et plusieurs autres dont je ne me souviens plus. Tous ces palais ont un caractère grandiose, les uns d'un beau style sévère, les autres richement décorés dans le goût de la Renaissance, d'autres, enfin, dans le goût fâcheux de la décadence architecturale. Par malheur, il pleuvait à verse, et nous avions un temps que le bonhomme Noé eût trouvé propice pour mettre à flot son embarcation de famille. Mon zèle pour l'étude des belles façades souffrait, je l'avoue, de cette circonstance ; mais celui de mon compagnon de voyage paraissait, au contraire, « s'y retremper. » Nous visitâmes encore la façade de l'hôpital de Santa-Maria Nuova, puis un très beau palais d'aspect féodal, situé derrière la place de la Signoria. Encore un singulier caprice de ma mémoire, ce palais, dont je ne sais plus le nom mais que je saurais fort bien retrouver sans guide, est un de ceux dont la vue m'avait cependant le plus frappé.

« Adieu, Florence ! » nous disions-nous, en allant chercher notre dernier dîner au restaurant *della Toscana*. Il faut maintenant songer au départ, bien que nous n'ayons rien vu, – non, rien ! – depuis huit jours que nous parcourons en tout sens musées, palais, couvents, églises ! Consolons-nous, toutefois : il est bon de ne pas vider d'un trait la coupe des plaisirs (vieux style), de ne pas épuiser les itinéraires, et de laisser, partout où nous passons dans cette belle Italie, un peu de cet attrait que rien ne remplace ici-bas, – le charme de l'inconnu !

Le lendemain, nous partions pour Rome.

III. Rome.

15 octobre. – Le paysage est très varié sur le parcours de la voie

FLORENCE – ROME

ferrée Florence-Foligno. On côtoie une suite de collines cultivées, puis un pays montueux. Partout des maisons rustiques, des villas, des cassines à demi cachées dans la verdure, de vastes couvents, de jolies petites villes et des châteaux ruinés qui dominent fièrement la contrée. Puis, le tableau change d'aspect, on suit les bords du lac Trasimène dont les rives solitaires ont la mélancolie du pays où règne la *Mal'aria*. Mais comme je n'écris pas un guide itinéraire à l'usage de MM. les voyageurs, je serai fort sobre aujourd'hui de littérature descriptive.

À Pérouse, nombreuses tours de garde qui donnent encore un caractère féodal à cette vieille cité. À Castiglione, autre grand château d'aspect pittoresque et sombre : celui-ci doit être encore un vestige historique « du bon temps. » Plus loin, nous passons en vue de Quadria. Un habitant du pays, que le hasard a fait pour quelques heures notre compagnon de voyage, et dont la courtoisie s'accommode de mon raboteux italien, me désigne du doigt ce lieu autrefois célèbre par son monastère et dont a parlé le Dante :

Tra duo liti d'Italia surgon sassi
E non molto distanti alla tua patria
Tanto che i tuoni assai suonan piu bassi
E fanno un gibbo, che si chiama Catria.

— C'est, ajouta celui qui me citait ces vers, saint Damien qui parle ainsi au poète dans le vingt-unième chant du *Paradis*.

Et comme je m'étonnais de l'à-propos de la mémoire de mon interlocuteur :

— Ah ! répondit-il en souriant, la pratique de la vie d'avocat ne me laisse plus le temps de cultiver beaucoup cette mémoire, mais, à vingt ans, je crois que j'aurais pu vous citer assez correctement Virgile et même Homère.

La mémoire ! ce trésor inappréciable de l'intelligence, se développe un peu partout par l'étude, nous le savons, mais nulle part assurément plus facilement que chez ces heureuses natures italiennes. J'en appelle à tous les étrangers qui ont eu l'avantage précieux de fréquenter pendant un certain temps dans ce pays les gens suivant les carrières « lettrées. » En vérité, on dirait qu'ici la culture intellectuelle trouve partout un terrain fertile et bien disposé. Cela dit, je persiste à croire, toutefois, que les gens qui peuvent citer à point nommé en passant devant Quadria « celui qui fut dans ce lieu Pierre Damien, » ne se rencontrent pas tous les matins dans le train direct venant de Florence.

Nous franchissons plus loin une rivière assez laide, grossie par les pluies de la veille et dont les ondes limoneuses coulent à pleins bords : c'est le Tibre ! À ce nom fameux, je sens déjà se réveiller tous mes instincts de « vieux Romain, » et j'ai hâte de voir grandir à l'horizon la coupole de Saint-Pierre… dont nous sommes encore à cent quatre-vingt kilomètres ! En attendant, nous passons devant Assise, et déjà le monastère de Saint-François apparaît couronnant la hauteur à l'extrémité de la ville. La situation de cette maison religieuse, – maintenant sécularisée, – est très belle et l'aspect en est aussi très imposant. C'est, m'a-t-on dit, un orphelinat et, je crois, une maison royale d'éducation. À la bonne heure ! cela vaut mieux, assurément, que de faire en trois jours d'un couvent une caserne, d'un cloître un magasin militaire et même d'une église un musée !… toutes choses auxquelles j'avoue que mon esprit retardataire ne peut absolument s'accoutumer.

Des dévotes, – mère et fille, – sont en grande conversation à demi-voix, près de nous, avec un jeune prêtre qui est monté dans notre wagon à la station d'Assise et s'est installé en face de ces dames avec toutes sortes de précautions douceureuses et de façons insinuantes. Ce pèlerin, – car il vient assurément de pèlerinage, – est frais de visage, gras comme une caille en septembre, souriant, béat, et « les yeux ardents comme braise. » Il donne à nos compagnes de voyage « des roses de Saint-François, » cueillies par lui-même dans le cloître (!) en disant un *Ave (!)*, et ce souvenir d'Assise est accueilli par la mère et la fille avec une joie douce et pieuse. Hou !… ces jeunes prêtres à large encolure, ces beaux bruns aux regards émerillonnés sont encore bien dangereux en Italie. Qu'on se le dise ! Du reste, le galant dont je parle ne m'a pas offert de ses roses, – je dois l'avouer, – et peut-être c'est seulement un dépit jaloux qui me fait parler.

À Foligno, dix minutes d'arrêt. Dix minutes de pillage dans un infime et sale restaurant-gargotte où se précipite le flot des voyageurs affamés, altérés, exténués, traînant leur volumineux « bagage à main » et demandant à grands cris un restaurateur qui les restaure. Mais le tohu-bohu indescriptible d'un tel engagement culinaire et les incidents grotesques de cette lutte entre le temps et la nécessité échappent à toute analyse. Disons qu'à Foligno, – à l'exception de quelques heureux combattants emportant, de haute lutte, un sandwich, une aile de poulet rôti, hors de la mêlée, – le voyageur ne se nourrit que d'illusions décevantes, ne se repaît que de chimérique espoir, ne s'abreuve que de ses ennuis. Quand la cloche sonne, qu'il se retrouve en wagon, et que le train s'éloigne, rien n'empêche le touriste affamé de croire qu'il a été le jouet d'un de ces rêves fallacieux où l'on se réveille toujours au moment de se mettre à table.

Nous passons Spoleto, Terni, Narni, jolies petites villes dont je ne sais absolument que le nom. Le torrent de la Nera, grossi par de récents orages, fait bondir ses eaux limoneuses dans les gorges que nous traversons en tunnel ou que nous franchissons à ciel ouvert. De belles forêts couvrent toutes les pentes des montagnes de ce pays sauvage où plus d'un site rappelle les tableaux de Salvator Rosa. Je pense que tout ce territoire pittoresque doit être aujourd'hui parfaitement à l'abri des *birbanti*, depuis surtout que le chemin de fer a remplacé le classique *vetturino*. Ces messieurs ont dû émigrer en masse (que diantre un brigand peut-il faire toute la journée, dans un endroit où il ne vient jamais personne ?). On m'assure, toutefois, que quelques voleurs n'ont pu se décider à quitter la contrée, – sans doute par patriotisme ; – ceux-ci, en apparence, sont maintenant restaurateurs, d'autres font semblant d'être aubergistes, d'autres ont l'air d'être ciceroni. « Selon le vent, la voile, » dit le proverbe.

Nous passons en vue de Monte-Rotondo, ce repaire féodal des Orsini[1], et quand je dis *en vue* c'est une hyperbole, car la nuit a

---

[1] Vers le milieu du XVIème siècle, un des derniers combats en champ clos, mais non à la barrière, fut donné au pied de cette colline. « Au voyage que fit feu Monsieur de Guise le Grand en Italie, il se fit près de Rome, à Monte-Rotondo, un combat entre un capitaine italien estant au service du Roy et un capitaine gascon nommé Prouillan… Pour lors toute l'armée était campée et logée à Monte-Rotondo, où le camp était assigné… Estant entrez dans le camp, la fortune voulut que l'Italien donna un grand vilain coup d'espée sur le jarret de Prouillan, qui tomba par terre sans se pouvoir plus relever, et luy (le vainqueur) usant de courtoisie… se contenta et ne le poursuivit jusqu'à la mort, comme il eust pu (comme il en avait le droit). Ayant pris les armes de son ennemy, il sortit hors du camp et avec son Parrain, ses confidans et amis… s'en alla à Rome dans un coche et y entra avec grande réjouissance et applaudissements, etc… Prouillan se fit panser, mais non si bien, que je ne l'aye veu depuis fort boiteux. Il avait esté en son temps un fort bravasche soldat à la Gasconne, mais, à ce coup, la braveté lui passa (Brantôme, *discours sur les duels*, t. X, 69).

peu à peu envahi la contrée, tandis que nous suivons la vallée du Tibre, et je ne puis pas même entrevoir cette campagne romaine que je n'ai pas vue depuis vingt-cinq ans et dont je rêve depuis trois jours ! Par moment quelques ombres humaines apparaissent sur un tertre solitaire, ce sont les gardiens des immenses troupeaux dont on entend les bêlements lointains dans ces solitudes. Le ciel est tout scintillant d'étoiles, mais l'humidité très pénétrante de l'atmosphère nous invite à ne pas trop prolonger à la portière cette étude contemplative de la voûte céleste, et il est prudent de fermer tous les châssis vitrés de notre wagon, car nous traversons maintenant les domaines de la Mal'aria, – ce sinistre génie qui, surtout la nuit, plane aux alentours de la Ville éternelle. – Bientôt les lueurs du gaz apparaissent dans l'éloignement, puis voici des coupoles ! (laquelle est Saint-Pierre de Rome ?), des silhouettes de palais ! (laquelle est celle du Vatican !). Je crois que nous passons près de Porta Maggiore, mais j'avoue que lorsque le train s'arrête enfin dans la gare centrale, je ne saurais dire dans quel quartier de la ville nous a conduit la destinée. Mais qu'importe ! Nous sommes à Rome ! et maintenant il suffit d'appeler un cocher de cabriolet... Enfant de Quirinus ! touche à l'*Hôtel de New-York !*

16 octobre. – Il me faut ici confesser une folie : hier soir j'ai couru la ville à l'heure où les honnêtes gens vont se coucher, à l'heure où les touristes fraîchement débarqués, et venus de Florence tout d'une traite, n'ont d'autre souci que de se reposer dans un bon lit. Oui ! j'ai voulu, sans différer, revoir la place d'Espagne, l'escalier de la Trinité-du-Mont, et la place Barberini, et la rue montante des Quatre-Fontaines, et surtout la petite maison n° 17 dont on sait que je fus l'hôte... il y a vingt-cinq ans ! Il pleuvait, le ciel était noir, le vent soufflait du scirocco, et par moment un éclair faisait resplendir sa lueur sinistre dans les rues désertes. En vérité, cette excursion nocturne était parfaitement absurde, et je ne saurais trop admirer ici la modération de mon complaisant compagnon de voyage, lequel s'est contenté (je le suppose) de m'envoyer cent fois, mentalement, à tous les diables, et a bien voulu me suivre jusqu'au bout dans cette pérégrination excentrique, désordonnée, et sans aucun précédent connu dans l'histoire des voyages. Disons d'emblée que je n'ai pas su retrouver la maisonnette où fut mon cher atelier de peinture[1]. Je chercherai tout cela demain, me disais-je en quittant la place, un immeuble numéroté ne peut pas s'égarer ainsi dans une ville bien administrée. – Je n'ai pas trouvé davantage l'enseigne *del Lepre*, via Condotti : cette classique gargotte, qui pendant plus d'un demi-siècle hébergea des légions d'artistes de bon appétit. J'apprends aujourd'hui que cet établissement fameux a fait faillite. Les marmitons sont partis, les camériers ont quitté la place. Où est Angelo ? qu'est devenu Gaëtano ? Le pauvre lièvre lui-même a dû s'enfuir en serrant les oreilles devant une meute de créanciers affamés. Enfin, me disais-je en entrant au café *del Greco*, ce vénérable et sale établissement existe encore. Eurêka ! Oui, j'ai retrouvé les tables de domino, les tabourets de bois et les banquettes en vieux velours éraillé de « l'omnibus, » cette chambrette sous vitrine où nous avons passé de si joyeuses soirées. Mais que sont devenus tous mes compagnons de jeunesse ? et moi-même ?… – On le voit, il était grand temps de m'arrêter sur cette pente où m'entraînait la rêverie. Je suivis cette fois les conseils de la sagesse humaine : nous rentrâmes au gîte vers onze heures, et peu après le sommeil m'avait fait tout oublier.

Ce matin, je déclare qu'aucune réminiscence du passé ne peut m'atteindre, qu'aucune sensibilité déraisonnable ne viendra plus me troubler. J'ai cédé hier soir à l'émotion dont l'homme n'est pas toujours le maître en se retrouvant dans les lieux qui furent les témoins de sa jeunesse, mais je n'entends pas abuser du droit de chacun à regretter ce qui n'est plus, je ne vais pas sottement évoquer ici l'élégie, – cette muse pleureuse, et que je ne puis souffrir. – Adieu donc, temps passé ! la vie présente me paraît encore assez bonne pour en jouir, et je vais en profiter maintenant pour le mieux possible.

Notre première matinée à Rome devait être employée, non pas à visiter en détail quelque monument célèbre, mais à faire une simple course d'orientation dans cette ville où j'ai le plaisir inappréciable de me retrouver « chez moi. » Nous commençâmes par nous rendre au Forum, dont l'aspect général offre toujours le plus saisissant tableau de Rome antique. On a fait, chacun le sait, de grands travaux de déblaiement dans cette partie de la ville :

---

1 Cette maison et celles adjacentes ont été démolies par la spéculation. Sur leur emplacement s'élève aujourd'hui le *Grand Hôtel d'Italie* !

presque toute la Basilique Julia, et tout le Forum romanum, de la colonne de Phocas au temple de César, ont été découverts jusqu'au pavé antique, et le voyageur qui, ainsi que moi, cherche à rassembler ses souvenirs du temps de la dernière occupation française, a peine à se reconnaître dans ce qui fut l'ancien Campo Vaccino. Où stationnent maintenant ces hautes charrettes venues d'Ostie, montées sur leurs grandes roues, composées d'un large disque de bois ! Où sont les grands bœufs gris clair accouplés sous le joug par de lourds anneaux de fer, et que sont devenus ces bergers à cheval, ces porchers, ces moutonniers qu'on rencontrait ici jouant à *la morra*, et ces *guardianti* fièrement drapés dans leur vieux manteau bleu ?... – Je ne sais, mais peut-être l'amateur du pittoresque a-t-il un peu perdu à ces transformations qui sont, il est vrai, la joie, de l'archéologue. En réalité, les travaux considérables exécutés depuis quatre ans dans l'intérêt de la science historique font ici beaucoup d'honneur au gouvernement de Victor-Emmanuel, car ils donnent à l'étranger, dès sa première visite au pied du Capitole, l'idée la plus favorable de la sollicitude de l'Italie moderne pour la recherche et la conservation des monuments de l'antiquité.

Du Forum au Colisée rien n'est changé, sinon qu'on a mis au jour quelques substructions à niveau de la Voie triomphale, dans le voisinage de l'Arc de Titus. Ici déjà nous pouvons nous croire hors de la ville... et même à cent lieues des crieurs de – *La Capitale ! Il Pungolo ! Il Popolo romano ! La Voce della verità !* – le chant des petits oiseaux, que rien ne vient troubler dans les ruines colossales de la Basilique de Constantin, est, du reste, beaucoup plus agréable à entendre que les retentissantes litanies de ces industriels. Puis, l'aspect abandonné de la petite église de San-Francesco, sur la hauteur voisine, et la vue des blanchisseuses étendant leur linge sur ces pelouses solitaires, tout, – semble-t-il, – doit faire oublier qu'on est encore si peu éloigné du Corso. Le contraste que je signale est bien toujours le trait distinctif de cette ville unique au monde : la civilisation çà et là, le pittoresque partout, les ruines et la solitude à cent pas des lieux fréquentés.

Au Colisée, – dont j'aurai soin de ne rien dire, – je remarquai avec plaisir qu'on avait fait sagement disparaître ces mesquins petits oratoires dont le moindre défaut était d'être parfaitement déplacés dans cette enceinte. C'est ici que les jeunes artistes, songeant de bonne heure à faire leur salut, venaient, ainsi que moi, entendre certains jours les prédications fougueuses d'un capucin convertisseur. Que de groupes superbes, que de figures expressives et sérieuses dans cet auditoire de *popolane* ! Quels types admirables de Madones parmi ces jeunes femmes agenouillées ! et combien de Fornarina... Toutes réflexions faites, je commence à regretter un peu mes oratoires.

Du Capitole, – dont pour cette fois nous avons franchi la colline sacrée, en vrais bourgeois de Saint-Flour en Auvergne, et sans nous y arrêter, – nous avons été au palais Farnèse. Cet édifice imposant est une des plus belles œuvres architecturales de l'époque de Michel-Ange, et je ne sais si je ne préfère pas encore, pour la pureté du style, la façade du côté des jardins à celle qui s'élève devant la place. Quoi qu'il en soit, le portique à trois nefs de cette dernière est assurément du plus bel aspect.

On me dit que c'est maintenant l'ambassade de France qui loge dans le palais d'Alexandre Farnèse, et, – ce qui me touche bien davantage, – on ajoute que les visiteurs étrangers ne sont plus admis comme autrefois à pénétrer dans les appartements splendides que décorent les fresques du Carrache. Si le fait est vrai, cette innovation est très regrettable. Heureux le temps, dirai-je ici, où les artistes et les curieux étaient admis dans tous les palais romains aussi facilement qu'ils le sont encore aujourd'hui dans la galerie Borghèse !

Une rue sans fin, au moins en apparence, nous a conduit au pont Saint-Ange dont les vieilles et colossales statues, maniérées et de mauvais goût, n'ont pas changé, que je sache, mais sont encore malgré leurs défauts d'exécution d'une grande allure décorative. Les deux perspectives que la vue embrasse, – en amont et en aval du fleuve, – sont d'un singulier charme, et pour un homme qui vit de *far-niente* et de rêverie, une station quotidienne sur le pont Saint-Ange doit être très agréable. Malheureusement, les touristes d'aujourd'hui n'ont guère le temps de philosopher ainsi en plein soleil et à tous les coins de rue. Il faut suivre hâtivement son itinéraire, tout voir à la course, et se charger la mémoire d'impressions mal digérées, d'images confuses, de notions incomplètes ou fausses. Tout cela sous prétexte qu'on fait un voyage de plaisir et qu'il faut utiliser ses vacances. Quelle pitié !... Il est vrai que Scribe

a dit un jour :
Amis, hâtons-nous, le temps presse,
Sachons, sachons en jouir, etc.
mais n'est-il pas évident, tout au contraire, que si le temps presse, on ne saurait jouir de rien ? Après cela je suis prêt à reconnaître, si le lecteur l'exige absolument, que Scribe a dû tous ses succès dramatiques à la pureté de sa morale, à la profondeur de sa philosophie !

Nous voici maintenant engagés dans la cité Léonine qu'on a très judicieusement agrandie, je le vois, en faisant disparaître certaines vieilles maisons particulières qui, autrefois, obstruaient l'entrée des rues voisines. Ici, tout est connu d'avance : l'obélisque d'Héliopolis, les belles fontaines de Maderna lançant dans les airs leurs gerbes épanouies, les quadruples colonnades de Bernin, la façade imposante de « la plus grande église du monde, » et jamais site d'une célébrité universelle n'a inspiré, je pense, plus de pages enthousiastes à la littérature descriptive. Quelle belle occasion de garder le silence ! et comment n'en pas profiter ? Quant à l'intérieur de Saint-Pierre (sujet qui n'est pas moins rebattu pour tout lecteur), j'ai été ravi, en me retrouvant sous ces voûtes immenses, de la parfaite harmonie de tous ces marbres précieux et devenus introuvables composant un ensemble décoratif que rien n'égale. On s'arrête à chaque instant pour jouir à loisir de cette vue ravissante, et quel que soit le côté où le regard se plonge rien ne le fatigue, rien n'est en désaccord avec le ton local dont la finesse aérienne donne ainsi à tous les motifs de l'architecture du Bramante une grandeur tranquille. On ne retrouvera cette impression délicieuse nulle part, selon moi, – même à Rome.

Mais j'ai été très frappé, je l'avoue, du délaissement, – pour ne pas dire de la complète solitude, – dans lequel j'ai retrouvé le sanctuaire du catholicisme. Quoi ! ces vingt pèlerins agenouillés autour de la crypte de Saint-Pierre et murmurant d'un air distrait des litanies ; quoi ! ces trois dames françaises et ce cavalier, – décoré, et à fortes moustaches retroussées, – qui baisent dévotement le pied de l'apôtre ! c'est là ce qui représente aujourd'hui la foule des fidèles ! À peine quelques prêtres en costume passent-ils furtivement près de nous, et ceux-ci seulement plient encore le genou devant les chapelles. Où sont les pompes d'autrefois, les brillants costumes

FLORENCE – ROME

des dignitaires de l'Église, l'excellente musique des chanoines et ses *singuliers* chanteurs. Où sont aussi les gens de toute classe qu'on voyait ici agenouillés matin et soir ?

On me dira peut-être que le jour où le hasard nous avait conduit ici n'était sans doute pas favorable et qu'il fallait revenir à Saint-Pierre un jour de fête pendant les offices ! Eh bien ! je l'ai fait, et mon impression est à peu près demeurée la même. La foule s'est détournée, on ne saurait le nier. Il y a moins de monde aujourd'hui dans Saint-Pierre de Rome pendant une solennité religieuse que dans les montagnes du canton de Schwytz, à Notre-Dame d'Einsiedeln. Où vont les croyances ? me demandai-je en quittant enfin ce lieu solitaire[1].

Après déjeuner, – et notons en passant qu'on déjeune fort mal dans ce quartier dévot, où quand on demande un restaurant les gens vous indiquent un marchand de cierges, – nous sommes montés en voiture pour traverser la ville et nous rendre à Sainte-Marie Majeure. Les abords de cette basilique fameuse ont été bouleversés par la spéculation depuis qu'on entend à quelque distance le sifflet des locomotives. Maintenant ce ne sont partout, en se rapprochant de la station centrale, que maisons démolies, clôtures abattues, terrains sans culture, et çà et là de grandes maisons locatives, hâtivement construites (moitié plâtre et moitié carton !), et garanties une année, je le suppose. Rome moderne, le progrès, la vie sociale, l'industrie s'affirment…, et le mauvais goût, la bêtise, le mépris de l'art s'affirment aussi dans toutes ces bâtisses dont je ne puis exprimer le fâcheux aspect. Nous passons au grand trot, et ce n'est qu'à Saint-Jean de Latran que je revois enfin ce qu'on trouvait partout autrefois dans la Ville éternelle : la poésie des grandeurs passées, le charme des sites que le temps a marqué de son empreinte et que n'a pas encore bouleversé l'homme dans sa folie.

D'ailleurs, la vue qu'on a du péristyle de la Basilique sur les monts

---

[1] On peut encore opposer, il est vrai, au triste tableau de l'indifférence romaine, le fait de ces retentissants pèlerinages de dévots étrangers conduits par milliers, sous la houlette de leurs chefs spirituels, au pied du trône de Saint-Pierre, et très récemment (octobre 1876) on peut citer l'invasion de six mille Espagnols dans la Ville éternelle. Mais cet enthousiasme étranger qu'on organise, ces manifestations préparées plusieurs mois à l'avance, ces cotisations laborieusement recueillies, tout cela n'en contraste peut-être que davantage, pour l'observateur désintéressé, avec l'attitude réservée, l'abstention significative de l'Italie moderne en présence de la Papauté.

Albains et la campagne romaine suffirait seule pour rendre ce lieu cher au voyageur. On aime à suivre des yeux ces grandes lignes d'aqueducs fuyant à l'horizon dans les plaines verdoyantes et dont la chaude coloration se détache sur un fond bleuâtre. C'est ce tableau qui m'a le plus charmé à Saint-Jean de Latran. Quant à l'église, la lumière était peu favorable dans l'intérieur à cette heure trop avancée de l'après-midi, mais nous comptons bien y revenir !

Notre cocher paraissait fort content de nous mener grand train et par tous les chemins praticables. Il a contourné le mont Cœlius et nous a conduit d'abord aux thermes de Caracalla (encore une ruine-musée, sous la protection du gouvernement, et celle-ci donne bien une juste idée de la recherche voluptueuse et de la magnificence des mœurs romaines, au déclin de l'empire). Puis notre automédon en jaquette nous a fait traverser tout le quartier du Transtevere pour voir le panorama de Saint-Pierre in Montorio, et c'est à peine si ce cocher dilettante a daigné ralentir l'allure de son coursier quand déjà nous gravissions, par la belle route neuve, les pentes du Janicule.

C'est ici que tout voyageur, pressé ou non pressé, devrait se faire conduire dès son arrivée pour contempler dans son ensemble cette cité imposante dont les illustres destins sont consignés à chaque page, et depuis deux mille ans, dans les annales de l'humanité.

Au sud, une nappe d'or où se reflètent déjà les feux du couchant nous indique le rivage de la mer, le cours du Tibre et le pays fiévreux du côté d'Ostie ou de Paterna. Le mont Albain et le Monte-Cavo, puis les collines de Frascati, et, plus au nord-est, le groupe des monts de la Sabine forment une chaîne accidentée qui se profile sur un ciel d'une pureté admirable. Toute la ville s'étale en pleine lumière au-devant de ces fonds vaporeux. J'ai d'abord eu quelque peine à me reconnaître en contemplant cette fourmilière humaine ; cependant la vue de plusieurs monuments dont j'avais gardé distinctement le souvenir ne tarde pas à me venir en aide. Voici, au centre du tableau, la Trinité-du-Mont et ses deux tours jumelles, – puis la villa Médicis et la promenade du Pincio, – un peu plus, et l'imagination aidant, je verrais là-bas la rue des Quatre-Fontaines et mon logis, n° 17, dont on sait que je suis en cherche. Voici, plus au sud, le Quirinal et la haute tour du Capitole, et le Colisée, qui paraît en effet un colosse de pierre, même à cette distance. Enfin, du Vatican, – dont on ne voit ici que la gigantesque coupole, – jusqu'à la pyramide de Sextius, jusqu'à Saint-Paul hors les murs, un si vaste panorama se déroule aux regards émerveillés, qu'on est contraint par moment d'en détourner la vue pour ne pas être pris d'éblouissement et de vertige. Ce tableau est splendide… on ne peut le décrire.

Le soleil se couchait derrière nous, – soit, si je ne me trompe, dans la direction de la porte Saint-Pancrace et du Bel-Respiro. – Les grandes ombres des collines gagnaient les bas quartiers de la ville : le Ghetto, le Transtevere, le Champ-de-Mars, Ripetta, et tout ce que le regard embrasse, – de la porte du Peuple au palais de Venise. – Comme des îles lumineuses émergeant d'une mer aux flots sombres, l'Aventin, le Cœlius, le Palatin, puis l'Esquilin, le Quirinal et le Pincio apparaissaient encore avec leurs coupoles et leurs frontons, leurs palais magnifiques, leurs terrasses superposées, leurs jardins toujours parés de verdure et, çà et là, leurs grandes ruines antiques, de couleur fauve, que le roi du jour colore de ses divins rayons comme au temps de leur splendeur.

Tandis que nous jouissions de cet émouvant spectacle, – j'allais dire de cette fête de la nature, – un couple d'étrangers : une jeune dame anglaise et son mari étaient, ainsi que nous, sous le charme de cette vue qu'on ne peut oublier. Mais, hélas ! ce grand jeune homme au teint mat, au visage amaigri par la fièvre et qui s'enveloppait frileusement dans un plaid bariolé, ne traînait-il pas ses derniers jours dans ce pays où il est si doux de vivre ? et la tendre sollicitude, la tristesse de sa compagne ne venaient-elles pas confirmer ces pénibles conjectures ? – Voilà ce qu'on rencontre aussi, et trop souvent en Italie !… Puissent mes tristes prévisions ne s'être pas réalisées et le Destin épargner encore les amours de ce jeune couple solitaire et que je n'ai jamais revu.

À quelques cents pas de l'esplanade, on va voir l'acqua Paola, ou, comme dit le populaire, *Il Fontanone*. C'est un cours d'eau magnifique s'échappant en nappe, en jets et en cascatelles d'une beauté surprenante. On m'apprend ici que c'est l'ancienne Acqua Trajana venant du lac Bracciano, et je m'empresse de répéter après quantité d'honnêtes gens cette assertion historique qui ne peut, je crois, scandaliser personne. Puis il est bon, quand on vient en ce pays, de se donner ainsi et à peu de frais l'air d'un savant homme. Cela impose, me dit-on, beaucoup de confiance au lecteur.

À la nuit close, nous étions de retour, – place d'Espagne, – et sans doute notre première journée dans Rome avait été assez bien occupée. Si les chevaux de cabriolet avaient des idées (eh ! pourquoi n'en auraient-ils pas ?), le nôtre devait être assurément de cet avis.

17 octobre. – Le jour dominical n'est pas, je crois l'avoir dit, un jour bien favorable pour parcourir une ville étrangère et surtout pour visiter les intérieurs d'églises. Mais j'avais hâte, et je faisais fête à mon compagnon, tout en déjeunant au *café de Rome,* d'une promenade le dimanche matin à la petite place Montanara, dans le Vélabre. Je comptais retrouver là des gens de campagne et les brillants costumes des belles filles d'Albano et de Frascati. Je citais même, pour soutenir mon dire, l'autorité de M. About, que je ne connais pas personnellement mais dont je ne me lasse pas de relire les charmantes descriptions de *Rome contemporaine.* Malheureusement, l'écrivain spirituel dont je parle aurait bien à modifier aujourd'hui sa peinture d'il y a quinze ans ! le pittoresque s'en va décidément de tous les côtés, les coutumes locales sont abandonnées, je le devine. Quant au costume... on verra tout à l'heure ce qu'il en reste !

Nous traversâmes la place Colonna, puis la place della Dogana. – Cette douane est un temple superbe dont la colonnade est misérablement engagée dans une bâtisse à tuyaux de poêle et à contrevents verts. L'ancien propriétaire se nommait Antonin le pieux, et c'est un drôle de nom pour un propriétaire. – Notre chemin nous conduit ensuite en face du Panthéon, dont nous avons franchi les belles portes de bronze. Nous étions maintenant dans l'enceinte de Sainte-Marie della Rotonda ou, si on le préfère, de Sainte-Marie des Martyrs.

L'intérieur circulaire de cet imposant édifice, éclairé seulement par le centre de la coupole, cette énorme voûte en blocage, et le bel effet décoratif des colonnes cannelées supportant deux à deux l'architrave, forment un ensemble architectural que n'offre aucun autre monument, de ceux que les siècles ont respecté. Celui-ci est en quelque sorte intact, et les modifications que le culte chrétien lui a fait subir n'ont pas changé son caractère. On est bien ici dans le temple d'Auguste et d'Agrippa, dans le « Dodécaton » des grands dieux de l'empire, « temple construit en forme ronde, disait Lucien, pour éviter entre eux toute fâcheuse dispute de préséance. » Il est vrai qu'on n'y vient plus admirer la grande Minerve d'ivoire, le chef-d'œuvre de Phidias, – ni cette Vénus portant, nous dit-on, à chaque oreille, la moitié de la perle fameuse dont Cléopâtre avait fait dissoudre la semblable dans du vinaigre (je ne sais pourquoi l'exactitude de ce trait de mœurs *dissolues* ne m'a jamais inspiré qu'une très médiocre confiance). Enfin, les niches antiques subsistent encore. C'est quelque chose, et il faut savoir s'en contenter.

Ce que je n'ai pu voir sans ressentir une émotion respectueuse et sincère c'est, vers le troisième autel à gauche, le tombeau de Raphaël d'Urbino, mort à trente-sept ans !... et dans toute sa gloire, mort le jour anniversaire de sa naissance, le vendredi saint 6 avril de l'an 1520 ! « Il commanda qu'on restaurât à ses dépens une chapelle à Sainte-Marie Rotonde, nous dit Vasari, et qu'on y fît une statue en marbre, de Notre-Dame, chapelle qu'il se choisit pour sépulture et lieu de repos... Lui, misérable et la mort sur les lèvres, on l'étendit dans la salle où il travaillait le tableau de *la Transfiguration*, qu'il venait d'achever pour le cardinal de Médicis. Laquelle exposition, – à voir ce corps mort et cette peinture vivante, – brisait de douleur l'âme de ceux qui les contemplaient. »

Quand on sort du Panthéon d'Agrippa, je crois qu'on ne songe plus beaucoup à l'antiquité... ni même aux temps modernes ! Le nom de Raphaël, ce peintre glorieux et sympathique entre tous, a pour un instant tout fait oublier.

Il est temps de conduire ceux qui veulent bien nous suivre sur cette fameuse place Montanara, où l'auteur de *Rome contemporaine* nous a promis de revoir, – surtout le dimanche, – ces groupes pittoresques de *contadini* qui charmaient encore les peintres il y a vingt ou trente ans. Je déclare avec amertume que cette visite ne peut faire naître aujourd'hui qu'une déception insigne : femmes et hommes venus de la campagne romaine se vêtent maintenant de la friperie bourgeoise, qu'ils trouvent chez les brocanteurs du Ghetto ou de la place Navone. Ces pauvres gens, fagotés ainsi dans leurs vêtements d'emprunt, sont, en réalité, d'une laideur grotesque. Adieu l'élégance de la pose, la noblesse et la grâce du maintien ! Je crois même que la beauté de la physionomie se ressent de cette mascarade. Il existe bien encore, nous dit-on, des « porteurs de costumes, des modèles posant dans les ateliers, » c'est encore pis !

selon moi, mais cela doit être charmant pour les photographes ! Quant à l'étude de la nature, ici, il n'y faut plus songer du tout : l'ombre irritée du grand artiste qui peignit les *Moissonneurs* a dû s'enfuir depuis longtemps du Vélabre[1].

Nous avons visité, pour nous distraire de ces fâcheuses réalités, le palais des Conservateurs dont les collections d'antiques et de peinture sont très importantes ; mais, comme c'était le jour du repos, je me suis dispensé de prendre des notes dans mon carnet, afin de n'apporter aucun trouble à l'observation des règlements de la « Société du Dimanche. » – *La Madeleine* de l'Albane, une *petite figure d'homme*, par le Titien, et, dans une seconde salle, un très beau Pérugin m'ont surtout charmé. Je cite encore de mémoire un portrait par Van Dyck, représentant deux seigneurs, – l'un, vêtu de noir et assis, une main pendant sur le bras d'un fauteuil ; l'autre, debout et vêtu de satin blanc, – cette peinture est superbe. Enfin, la *sainte Pétronille exhumée devant son fiancé* ; on cite ce tableau du Guerchin comme étant, malgré son manque d'unité et son réalisme, une des plus belles œuvres de l'école bolonaise. Je m'étais arrêté devant *le baptême du Christ*, peint par le Titien, et je ne sais combien de temps je serais demeuré devant cette toile, mais j'aperçus dans le voisinage des Guido Reni ! et même au-dessus d'une porte un *saint Jérôme*, qui semblait m'attendre au passage. Je m'éloignai... ; j'ai dit ailleurs ce que je pense de cette peinture du Guide.

---

1 Léopold Robert, né le 13 mars 1794 à la Chaux-de-Fonds (canton de Neuchâtel), mort à Venise le 20 mars 1835. « Il se pénétra vivement de ces types et de ces mœurs des paysans romains que le premier il fit connaître, qu'il mit à la mode, et que nul plus que lui n'a rendu avec vérité. – « ... Les Moissonneurs, datés de Rome 1830, furent exposés à Paris au salon de 1831. Ce tableau fut payé huit mille francs par Louis-Philippe qui en fit don au musée du Louvre. C'est le meilleur des ouvrages de Robert et le plus simple... » (Michaud, *Biographie universelle*, d'après MM. Feuillet de Conches, Toré, Planche, etc.).

FLORENCE – ROME

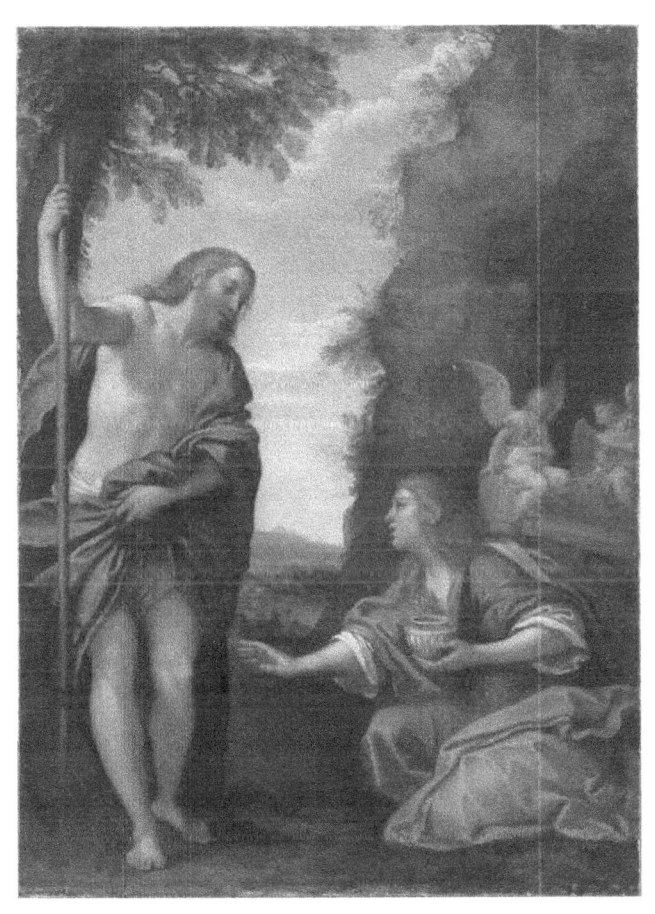

Je ne veux pas cependant quitter le sujet qui m'occupe sans dire que j'ai « trouvé, » dans une sorte de corridor du palais, une collection d'excellentes petites gouaches représentant des vues de Rome, peintes par Van Vitelli[1], avec un esprit, une légèreté, une intelli-

1 « Van Vitelli (Gaspard Van Vittel), peintre hollandais, né en 1658 à Amesfoort, près d'Utrecht, mort le 13 septembre 1736 à Rome. Cet artiste n'appartient que par sa naissance à l'école hollandaise, le caractère de son talent le rattache complètement à l'histoire de l'art italien. Il avait commencé à travailler avec son compatriote Mathias Withoos, habile peintre de fleurs et de fruits, lorsqu'il alla s'établir à Rome en 1679. Il y rencontra Abraham Genoch, qui peignait des paysages et s'essaya dans le même genre, mais il montra beaucoup plus de gaieté dans le coloris et de vivacité dans l'exécution. Les Italiens, qui le considérèrent bientôt comme un des leurs, l'avaient surnommé *Gasparo degli Occhiali*, « Gaspard aux lunettes. » Il voyagea, s'arrêta à Venise, fit un long séjour à Naples, et revint se fixer à Rome. Ses tableaux,

gence des ressources dont dispose cette peinture, trop méconnue de nos jours, que je ne puis assez louer. Mais qui songe maintenant à jeter un coup d'œil, même en passant, sur ces œuvres distinguées ? et quel touriste prodigue de son temps s'attarde à regarder les gouaches de Van Vitelli ! Je le vois, et dans quelques jours je l'éprouverai moi-même, dans ce pays où les pierres précieuses scintillent de tous les côtés, on en vient vite à ne plus estimer que les diamants gros comme des œufs de poule : les autres ne valent pas la peine de se baisser..., après cela, courez encore les musées !

Cependant, le même jour, nous avons encore visité la galerie du Capitole, et c'est bien à l'impression de satiété dont je parle qu'il faut attribuer mon peu d'empressement à rendre mes hommages à *la Vénus* de ce palais. Que cette œuvre grecque soit une imitation ou une réminiscence de *l'Aphrodite*, de Praxitèle, j'ose dire que la tête m'a paru trop forte, les genoux sans rondeur féminine, les hanches d'une étroitesse conventionnelle, enfin j'ose dire encore que *la Vénus de Milo* est, pour moi, cent fois préférable, et si quelqu'un me blâme à ce sujet, je maintiens qu'un homme de goût n'est pas tenu, en voyage, d'exprimer une banale admiration pour toutes les Vénus qu'il rencontre sur son chemin.

J'ai été ravi en retrouvant ici *l'Antinoüs*, – *le jeune Faune*, – *le Gladiateur*, – et en y voyant aussi l'*Hercule*, en bronze doré, récemment découvert au Forum Boarium. Et cependant, malgré la valeur inappréciable de cette galerie, elle me paraît encore bien inférieure à celle des Offices.

Vers le soir, nous avons été nous reposer de la fatigue des musées à la promenade du Pincio, très fréquentée le dimanche, et j'étais curieux, je l'avoue, de savoir ce qu'il reste de l'animation d'autrefois dans la foule des promeneurs qui se rassemblent ici les jours de fête. Ce jardin de ville a été très embelli, je le reconnais, et sa position magnifique sur la hauteur, dominant la place du Peuple et la

---

dans lesquels l'architecture se mêle au paysage, représentent des vues de monuments, des places publiques, des intérieurs de ville, qu'animent de nombreuses figures très pittoresquement traitées. Habile dans la peinture à l'huile, il semble plus à son aise encore dans la gouache, où il a fait paraître une grande dextérité de pinceau. Le Louvre possède de Van Vitelli deux vues de Venise qui ont longtemps été attribuées à Canaletti, la galerie de Vienne, une vue de Saint-Pierre de Rome, et le musée de Florence deux gouaches représentant, l'une, la villa Médicis, l'autre, le château Saint-Ange » (Michaud, *Biographie universelle*).

villa Borghèse, en fait toujours un site enchanteur. Quant à la foule endimanchée, venue pour entendre au rond-point la musique du régiment (eh ! quelle musique !), j'ai trouvé les Romaines du *mezzo ceto* beaucoup moins généralement belles que lorsque j'avais vingt-cinq ans ! Mais quoi ! on sait assez qu'il n'est pas besoin de venir jusqu'à Rome pour faire, à cinquante ans, ces fâcheuses découvertes. En réalité, on a grand tort de n'être pas toujours jeune, et si l'on apprécie ce qui fait vraiment le charme de la vie : l'illusion, on devrait s'arranger pour ne jamais vieillir.

18 octobre. – J'avais une lettre d'introduction pour le commandeur Rosa, directeur des fouilles à Rome, et, pour avoir l'honneur de faire sa connaissance, nous nous rendîmes dans la matinée aux anciens jardins Farnèse, – soit aux palais des Césars, – occupant, comme on sait, tout le mont Palatin, ce lieu sacré où furent la cabane du berger Faustus et le berceau du fils de « la Louve. » À mon grand regret, l'archéologue distingué dont j'avais espéré faire ici la connaissance était absent, mais la courtoisie de tous les employés de la Direction nous rendit, néanmoins, aussi facile qu'instructive et agréable, une excursion complète dans les ruines célèbres que nous désirions connaître. Ici, et très heureusement pour les curieux, on ne peut pas dire que tout soit connu d'avance, car, – pour ne parler que des fouilles les plus récentes, – les travaux de déblaiement et d'excavation ont mis à découvert bien des monuments inconnus jusqu'à ce jour, et sans doute le vieux Pallatin réserve encore de grandes surprises à l'archéologie romaine. Il est vrai que le poète Ovide ne retrouverait plus ici cette cabane de Romulus, avec ses murs de terre battue et son humble toit de roseaux, que « les gardiens des choses sacrées » étaient, encore de son temps, chargés d'entretenir (on en a, dit-on, reconnu la place !). Mais les temples de Jupiter-Stator et de Jupiter-Victorieux sont maintenant désignés par des vestiges assez reconnaissables, malheureusement beaucoup d'autres ont complètement disparu ou n'ont pas encore été retrouvé. Qu'est devenu le sanctuaire de la déesse Viriplaca, modératrice des ménages (!) et qui nous donnera des nouvelles du « Dieu inconnu » Aïus Locutus, dont la voix malencontreuse ne se fit entendre qu'une seule fois[1], nous dit-on, et encore c'était pour

---
1 « Je me retournai, ajouta-t-il avec émotion, mais sans voir personne, seulement j'entendis une grande voix qui disait ; – Marcus Seditius, cours au point du jour dire à nos tribuns militaires que voici les Gaulois ! » (Cité par Mary Lafon, *Rome*

annoncer l'invasion gauloise ? En vérité, ce pauvre Locutus, dont se raillait Cicéron, n'a jamais dû jouir d'une bien grande popularité, et le mérite d'avoir annoncé le premier un prochain désastre ne dut pas longtemps faire sa fortune auprès des Romains contemporains de Camille. Même aujourd'hui, je ne saurais conseiller à personne de répandre une telle nouvelle à sensation pour assurer la vogue d'une agence de publicité.

Les ruines du palais de Caligula furent les premières qu'on nous fit visiter. C'est un édifice dont les murs énormes, les ouvertures béantes du côté du Forum, et le pittoresque fouillis de ronces et de lierres formaient un très bel ensemble pour les artistes. On l'a sans doute un peu trop déblayé au gré de ces promeneurs difficiles à satisfaire, mais le repaire de Caïus, ce monstre à face humaine dont les sanglantes folies firent oublier bientôt Tibère, – sera toujours un lieu dont le voyageur gardera longtemps le souvenir. Ici, les cris des victimes égorgées, les chants de l'orgie et les hymnes sacrées, chantées par les enfants grecs à la louange de l'Empereur, ne se font plus entendre. Et cependant il semble que le lieu, souillé par tant de crimes et de débauches, est encore hanté par les ombres éperdues de ceux qui, en tombant, acclamaient César. Je vais, à propos de ce terrible fou couronné, transcrire ici le récit de Dion Cassius, de Nicée, d'après un ancien traducteur dont le naïf langage est toujours, selon moi, d'un grand charme :

« Il avait fait édifier une maison au Capitole pour habiter, comme il disait, avec Jupiter ; mais du depuis par desdain et courroux de ce que demeurant avec Jupiter il n'avoit que le second lieu d'honneur… il quitta ce sien temple et en fit à grande haste construire un autre au Palatin. – Il consacra aussi et fit prestre son cheval et lui sacrifiait tous les jours les oiseaux les plus frians et exquis, et de plus grand prix qu'on pouvait trouver, et pour bien ressembler à Jupiter il avait un certain engin par lequel il répondait en faisant grand bruit aux coups de tonnerre, et, toutes les fois que la foudre tombait, il prenait une pierre et la lançait vers le ciel, disant à chasque coup ce vers d'Homère :

« Tue moy ou je te tue ! »

« … – Une fois qu'il estait déjà nuict il envoya quérir à grande haste, comme si c'eut esté pour quelque affaire fort pressée, tous les

---

ancienne et moderne).

principaux seigneurs du sénat, et eux estant venus à son commandement il se mit à sauter et dancer en leur présence. »

Jusqu'ici l'historien grec ne nous montre que les caprices d'un insensé, mais d'autres passages du même auteur nous révèlent inopinément la frénésie du monstre dont la puissance illimitée se livrait à tous les transports et faisait partout planer la terreur :

« Il fit un acte le plus mauvais et détestable qu'un homme put faire, car il contraignit son ayeule à soi faire mourir, pour ce qu'elle le tançait et reprenait de ses fautes... – Il était si extravagant et si dissemblable et plain d'une rage et forcennerie en toutes ses actions, que personne ne savait que dire, ni que faire, ni comment se comporter en son endroit... – Si, avait ce Caïus un désir insatiable de voir respandre le sang des hommes pour lequel rassasier il faisait combattre à outrance un grand nombre [de citoyens] les accouplant un à un, ou plusieurs ensemble, tellement qu'il y eut en un jour vingt-six chevaliers romains d'égorgés, et si grande fut sa cruauté que le nombre de ceux qui estoient condamnés à estre jettés aux bestes venant à défaillir, il fit prendre par force quelques-uns de ceux d'entre le peuple qui estaient appuyés sur les estaux de l'amphithéâtre pour voir l'esbattement des jeux, et les fit jeter aux bestes, et pour leur oster le moïen de crier contre lui il leur fit premièrement couper la langue... – En certains jeux et combats qu'il fit, il y eut cinq cents ours de tuez en un seul jour, et le lendemain tout autant de bestes sauvages de la Lybic. »

Mais ces grandes tueries dans le cirque des Flaviens et les vapeurs sanglantes qui planaient sur l'arène ne suffisaient plus à enivrer Caïus Caligula qui, certains jours, inventait des cruautés plus raffinées.

« ... Il fit mettre à mort Cassius Vitullinus et contraignit son père Capito d'assister en personne à l'exécution, et pour ce que celui-cy demanda s'il ne lui serait point permis de baisser la vue et clore les yeux, il le fit pareillement mettre à mort pour cette seule demande et sans qu'il eut commis aucune autre forfaiture. »

Il est temps d'abandonner l'histoire et de sortir du palais de ce fléau de l'empire. Caligula devait enfin succomber, on le sait, sous le fer qui punit les tyrans, dans ces murs qu'il avait ensanglantés par sa démence.

« Caïus célébrait quelque feste au Palatin, pour laquelle il avait convié plusieurs sénateurs. Après le festin il voulut baller, dancer et faire jouer une tragédie. Chaerea, qui espiait soigneusement le point et l'occasion..., voyant qu'il sortait hors du théâtre..., sortit pareillement après luy et l'ayant atteint en un petit passage estroit il le tua. Cela fait, tous les conjurés qui estaient présents se jetèrent dessus et détaillèrent cruellement son corps à coups d'espée, et quelques-uns même mangèrent de sa chair, et puis incontinent après occirent sa femme et sa fille. Telle fut la mort de Caïus qui, après avoir jouy de l'empire trois ans neuf mois et vingt-huit jours, connu à l'épreuve qu'il n'était pas dieu ; et se moquait-on de lui pour la souvenance de ces paroles qu'il avait dites au peuple de Rome : *À la mienne volonté que vous n'eussiez tous qu'une tête !* car ils lui firent cognaistre que luy-même n'avait qu'un col et eux plusieurs mains[1]. »

J'avais dessein de décrire en conscience le palais de Tibère et la maison de Livie, avec ses jolies peintures et ses belles guirlandes décoratives, puis le palais des Flaviens, l'Aula Regia, la Basilique, la Bibliothèque et le Pædagogium, et cent autres choses. Mais ce serait pour ne jamais finir ! Disons seulement qu'une des choses les plus intéressantes sur le Palatin, c'est le rapprochement des monuments de la grandeur romaine et de ceux qui furent les témoins des premiers faits dont a parlé Tite-Live. On montre ici l'emplacement de la maison de Tarquin, puis les débris du mur d'enceinte de la *Roma quadrata*, enfin le Lupercal, où la tradition prétendait que vint se réfugier la louve dont quelques bergers découvrirent les singuliers nourrissons abrités sous un figuier sauvage. Les gens qui croient à l'histoire de la louve feront toujours bien de se faire montrer le Lupercal, c'est, pour eux, un sanctuaire dont la vue est très émouvante. Pour les autres, – dont je suis, – ce n'est absolument qu'un vilain trou.

En sortant du Pædagogium, du côté de l'Aventin, on nous a montré, pour finir joliment, l'autel de ce *dieu inconnu*, dont nous étions en peine avec d'autant plus de raison qu'on était depuis fort longtemps sans aucune nouvelle de cette divinité mystérieuse. Eurèka ! les archéologues sont dans la joie, le dieu ne peut pas être bien éloi-

---

[1] *L'histoire de Dion Cassius de Nicée*, translatée de grec en françois par M. Anthoine Canque, conseiller du Roy, etc. Paris, 1588.

gné de son autel, et cette fois toutes les mesures sont prises pour l'arrêter avant qu'il soit peu.

Du palais des Césars nous nous sommes rendus au Vatican. Quel contraste ! mais il faut bien se familiariser avec les impressions les plus diverses quand on parcourt cette ville unique au monde et où toutes les grandeurs déchues ont laissé leurs ruines. Après les formalités d'usage pour les visiteurs du palais, nous nous sommes fait conduire tout d'abord à la chapelle Sixtine. J'avais assisté autrefois avec la foule des privilégiés, admis ce jour-là dans le sanctuaire, aux offices du vendredi saint : quand le souverain Pontife, assisté de tout le sacré Collège, vient ici entendre chanter « Ténèbres, » et ces souvenirs sont de ceux qu'on ne peut oublier. Maintenant la chapelle était déserte, les stalles inoccupées, les beaux chants de l'Église ne s'y faisaient plus entendre. On eût dit qu'on entrait dans un musée. Seules, les peintures murales de Michel-Ange faisaient encore de ce lieu un sanctuaire, et les sublimes œuvres de ce génie austère resplendissaient dans cette vaste Sixtine, – nue, silencieuse, abandonnée, et qu'un homme remplit de sa gloire.

On sait que la voûte de la chapelle Sixtine, que Jules II fit peindre par l'artiste florentin avec tant de hâte[1], représente les principales scènes bibliques d'après la Genèse, puis la vie de Moïse, puis encore dans les pendentifs douze prophètes et sybilles, enfin des scènes de la vie domestique, et sous l'entablement un très grand nombre de figures d'enfants en cariatides. « Ici la grandeur résulte de la simplicité, » a dit excellemment un des maîtres de la critique moderne, M. Gustave Planche. – Il y a je ne saurais dire quelle naïveté majestueuse dans l'interprétation de tous ces sujets dont plusieurs, tels que *la création d'Ève* et *le sacrifice d'Abel*, se distinguent encore par une grâce exquise. Quant aux figures colossales des prophètes et des sybilles, l'ampleur et l'énergie du dessin, la puissance du relief, et même la vivacité de coloris qu'on a reprochée parfois à l'artiste, produisent une impression voisine de la crainte et qu'on ne peut rendre. « L'énergie et la pensée, inscrites sur chacune de ces physionomies prodigieuses, sont tellement au-dessus des spectacles ordinaires qu'on n'a plus que de l'indifférence pour la beauté purement

---

1 « Quand finiras-tu cette chapelle ? lui demanda un jour le pape. – Quand je pourrai, répondit-il. – Quand je pourrai ! reprit en se récriant Jules II : *Tu hai voglia ch'io ti faccia gettare giù di quel palco ?* » (Anecdote rapportée par Condivi, Vasari, etc. Le plafond de la Sixtine fut peint en vingt mois et achevé en 1511).

humaine[1]. »

Abaissons maintenant nos regards sur cette peinture murale qui recouvre tout le fond de la Sixtine, du côté de l'autel. Nous sommes en face de la fresque du *Jugement dernier*.

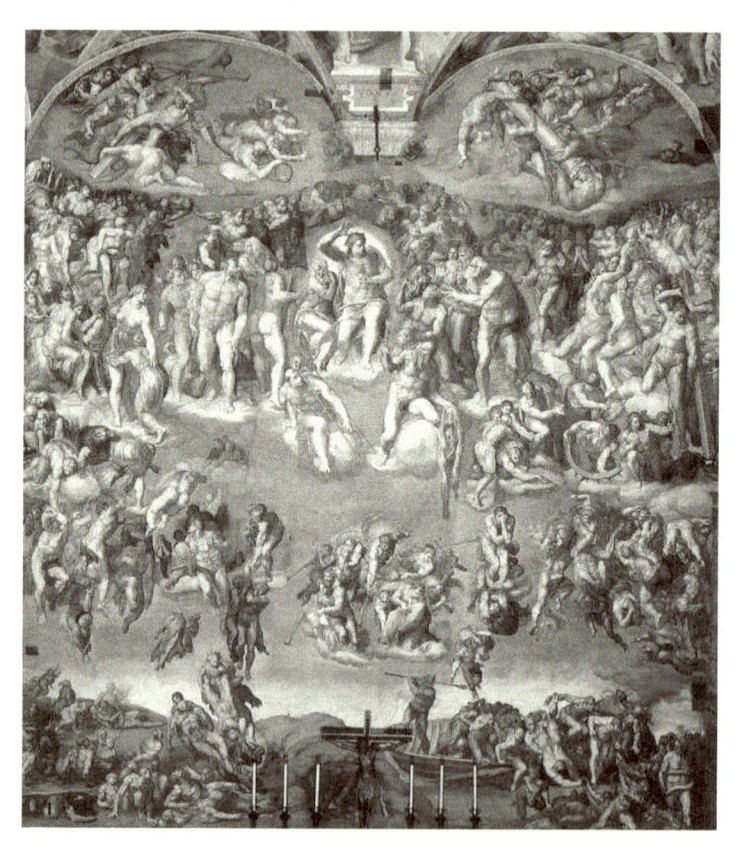

Peu d'œuvres du génie humain ont, peut-être, depuis quatre siècles plus impressionné la foule, aucune n'a plus soulevé les élans de l'enthousiasme, mais aussi n'a été plus discutée et, disons-le avec assurance…, moins comprise à toutes les époques de la plupart de ceux qui l'ont contemplée. En effet, le nombre considérable des figures de cette vaste composition, leur entassement étrange, puis les mouvements tourmentés de ces corps musclés avec une sauvage énergie, et jusqu'à la couleur incertaine et bleuâtre de cette peinture que le temps, hélas ! n'a pas respectée, en voilà plus qu'il

---

1 Gustave Planche, *Revue des Deux-Mondes*, janvier 1834.

n'en faut pour disposer fort mal l'esprit du visiteur à une admiration spontanée. Je reconnais avec franchise avoir subi, la première fois que je visitai la Sixtine, cette impression de révolte contre des beautés étranges, et, sur ce point, je ne prétends pas à l'honneur d'être séparé des esprits les plus vulgaires. Mais il y a temps pour tout ! et je sais revenir de loin quand j'ai fait fausse route. Lorsque, après quelques instants de contemplation et de recueillement, l'esprit s'est familiarisé avec cette trilogie qui heurte si profondément toutes les lois de la composition artistique, on ne peut se défendre d'un sentiment bien différent du premier qu'on a ressenti. Le groupe de Jésus et de Marie, le geste du souverain Juge, puis, au-dessous, ces archanges terribles sonnant aux quatre vents du ciel de leur trompe éclatante, et ces chétifs enfants de la terre qui se dressent dans la tombe, et cet enfer dantesque, et ces légions de réprouvés tombant dans l'abîme, voilà qui est d'une beauté grandiose, d'un dramatique auquel on ne peut résister. Là est la poésie ! là aussi le triomphe !

« Michel-Ange, – écrivait il y a quarante ans Eugène Delacroix, – c'est le père de l'Art moderne, comme Homère est chez les anciens la source féconde où ils ont tous puisé, Raphaël et toute l'école romaine, celle de Florence et de Parme, avec André del Sarto et le Corrège, celle de Venise avec le Titien, le Tintoret et Véronèse, jusqu'à celle de Bologne et des Carrache, toutes ! ne sont que des expressions variées de l'influence de Michel-Ange... » – Ainsi, ajouterai-je, devaient s'accomplir un jour les prophétiques paroles que, dans sa vieillesse solitaire, inspirait au maître florentin son âpre génie : « Mes enfants ! ce sont mes œuvres : elles vivront quand moi je ne serai plus[1]. »

Si nous avions eu plusieurs mois, et non quelques jours seulement à consacrer à l'étude des chefs-d'œuvre de l'art, nous serions sorti du Vatican après cette visite à la chapelle Sixtine ; les facultés de l'esprit, plus encore que les forces corporelles, doivent être ménagées dans un tel voyage, un trop grand labeur les excède, et, si l'on

---

1 « Un prêtre, son ami, lui dit : – C'est péché que vous n'ayez pas pris femme, parce que vous auriez eu beaucoup d'enfants, et vous leur auriez laissé le fruit honorable de vos travaux. – À quoi répondit Michel-Ange : – Je n'ai que trop pris femme ! la mienne, c'est cet art qui m'a donné tant de tribulations, et mes enfants ce sont les œuvres que je laisserai, qui, lorsque je ne serai plus rien, vivront encore (Vasari, *Capricci e aneddoti*).

n'y prend garde, l'heure vient où toute impression est émoussée. Cependant nous n'en étions pas là, et notre curiosité était grande, – même après avoir vu l'œuvre de Michel-Ange, – de pénétrer dans cette partie du palais, « les Stanze, » ancienne habitation des Borgia, dont Raphaël aussi a fait un sanctuaire. Ces fresques sont universellement connues. À partir de la publication des gravures sur cuivre d'Agostino Veniziano, en 1524, auxquelles succédèrent celles de Marc-Antonio, jusqu'aux produits modernes de la photographie, le monde entier des collectionneurs, des artistes et des curieux, s'est initié à tous les détails de ces compositions savantes et parfaitement belles : *L'École d'Athènes, l'incendie del Borgo, la Dispute du saint Sacrement,* puis Héliodore chassé du temple, Attila devant Rome, et le Miracle de Bolsène. Je n'ai donc rien à décrire, l'amateur des arts qui ne quitta jamais Lons-le-Saulnier en sachant sur ce point autant que les gens qui vont à Rome.

La Dispute du saint Sacrement, malgré la dualité du tableau, est, pour moi, celle de ces fresques dont on ne se lasse pas d'admirer la belle ordonnance, bien que je n'ose dire qu'elle soit supérieure en mérite à *l'École d'Athènes.* La noblesse des figures assises et leur expression « plus qu'humaine, » a dit Vasari, captivent le regard et disposent l'esprit au recueillement, à l'étude attentive. Ces têtes d'apôtres, de martyrs, de docteurs de l'Église, semblent, en vérité, animées par le souffle du génie. La curiosité, le doute, la méditation, la foi convaincue, se manifestent avec une grande diversité sur ces belles physionomies. Et cependant tout est simple, rendu sans effort ; c'est l'épanouissement de l'art dans les procédés d'exécution, – procédés qu'on oublie si bien qu'on n'en a plus même conscience. – En réalité, ce qui charme uniquement la pensée c'est la manifestation du beau moral dans sa signification la plus haute. Telle m'est apparue, et telle je vois encore en écrivant ces lignes, *la Dispute du saint Sacrement.* Le protégé de Bramante, l'Urbinate, venu de Florence et qui débutait à Rome par cette incomparable peinture, avait alors vingt-cinq ans !

J'ai, peut-être, un peu moins observé attentivement *l'École d'Athènes.* La lumière était moins favorable à ce tableau, mais assez toutefois pour y retrouver les mêmes qualités magistrales d'harmonie dans la variété et de beauté majestueuse qui apparaît ici comme une divination des gloires de la philosophie antique. Les études historiques poursuivies depuis trois siècles ne nous ont rien appris des Platon, des Aristote, des Socrate et des Pythagore, que le peintre de *l'École d'Athènes* ne paraisse avoir deviné.

Dans la salle d'Héliodore, *la Délivrance de saint Pierre* est une peinture d'un effet surprenant, bien qu'elle soit exposée dans les conditions les plus défavorables, c'est-à-dire au-dessus d'une fenêtre. Mais le peintre qui décora « les Stanze » était doué d'une puissance irrésistible, et c'est comme en se jouant qu'il a rendu le double effet d'intérieur éclairé et de fuite nocturne. J'ai été très frappé de la beauté de cette fresque, et bien que je fusse entré dans cette salle pour admirer, – comme tout le monde, – *Héliodore chassé du temple par les cavaliers célestes*, c'est, en réalité, le *saint Pierre en prison* dont j'ai gardé le souvenir. Qu'on explique, si l'on peut, ces caprices de l'intelligence, quant à moi je renonce à le faire.

En sortant des « Stanze » on est conduit dans les Loges, cette belle galerie vitrée, au-dessus de la cour de Saint-Damas, et qui suit la façade, ainsi qu'on en voit dans la plupart des grands palais d'Italie. Les Loges, accessibles au public chaque jour et presque à toute heure avec la plus large hospitalité, communiquent, je crois, avec les appartements particuliers du souverain Pontife dont une simple grille défend l'entrée (encore c'est à peine si elle est close !).

Avec quel ravissement on revoit, après bien des années, ces petites compositions d'une conception si pure et si naïve et où se déroulent, comme un fleuve de poésie biblique, les grandes scènes racontées dans les saints Livres, – depuis les temps génésiaques jusqu'à la Passion du Sauveur ! – *Dieu créant le monde*, est, dit-on, la seule de ces fresques qui ait été peinte par Raphaël lui-même (j'ai lu cela dans les petits livres rouges), les autres ayant été exécutées d'après ses cartons. Mais il ne m'importe guère, et je ne sais voir ici aucune différence de facture, au moins dans les dix ou douze premières compositions dont je parle. *La création de l'homme* est même celle qui m'a le plus frappé, mais toutes sont d'une beauté ravissante, on en compte, je crois, une cinquantaine.

Quant à toutes ces charmantes arabesques dont Raphaël, Jean d'Udine et Pierino del Vaga ont enrichi ces galeries, c'est avec une abondance dans l'invention, une élégance, une grâce dans la facture vraiment inimitables. Ce riche décor est assurément un des plus curieux monuments artistiques de la Renaissance, et l'interprétation des « grotesques » antiques est exécutée avec une liberté individuelle qui lui donne un très grand charme. « C'est de la peinture amusante, » qu'on veuille bien me passer ce mot vulgaire mais juste : celui-ci est un ressouvenir du langage des ateliers.

À la fin du jour, nous sommes sortis du Vatican. On me croira si je dis que cette fois nous étions rompus de jouissances, lassés d'admiration et que nous avions la tête pleine de souvenirs, d'images, de pensées nouvelles, ne sachant encore où se loger. En vérité, l'Anglais Burnett, – ce vertueux clergyman, ce touriste sensé venu des premiers jusqu'ici, – il y a deux cents ans, avait bien raison d'écrire à je ne sais quel mylord de ses amis : « Un homme qui aimerait les antiquités, la peinture, les statues, la musique, *passerait aussi bien son temps à Rome qu'en aucune autre ville de l'Europe*, mais s'il n'y donne point il sera bientôt las d'y demeurer[1] ! »

Heureusement que « nous y donnons. »

19 octobre. – Rome, cette ville qui ne change pas, disait-on autrefois, me paraît au contraire avoir bien changé, pensais-je en courant la ville ce matin-là pour faire quelques emplettes. Les magasins du Corso et de la via Condotti ont une meilleure apparence, quelques-uns ont de riches étalages, et ceux de la quincaillerie de luxe, des « bibelots » de salons bourgeois, sont, je le vois, très achalandés. La circulation des passants est beaucoup plus animée dans cette partie centrale de la cité, bien qu'il y ait actuellement très peu de touristes dans « cette ville toujours rapiécée d'étrangers, » comme disait Montaigne. Je ne vois de prêtres nulle part, – on dirait qu'ils se dérobent, – et partout je rencontre des militaires. Les officiers, qu'on voit en gants blancs dès le matin et dont la tenue et le savoir-vivre sont irréprochables, ne témoignent ni raideur, ni arrogance, et leur présence dans les endroits publics n'a rien d'incommode. Peu d'artistes, – ceux-là aussi s'en vont, peut-être ! – ou tout au moins ils vivent entre eux et sont moins en vue. Quant à ces beaux carrosses de Monsignori, ces valets de pied en livrée, ces jeunes garde-nobles toujours bottés en écuyers, et ces conteurs de rues, ces *pifferari*, ces frères quêteurs, et ces mendiants à peine couverts de haillons sordides, on ne voit plus ces choses-là qu'en rêve, m'a dit un honnête boutiquier de la via Condotti, avec lequel j'avais pris plaisir à parler du temps passé. Mais il reste ici deux

---

[1] *Voyage de Suisse, d'Italie, et de quelques endroits d'Allemagne*, 1687.

choses seulement de ce qui caractérisait les mœurs populaires : le culte de la Madone, et celui du loto, encore le premier a-t-il beaucoup perdu de la faveur publique, si j'en juge par le petit nombre de boutiques d'épicerie et de comptoirs d'*acquavita*, où brille encore un modeste luminaire devant l'image sainte. – Quand au loto, les bureaux des percepteurs ne désemplissent pas, et l'on en trouve de tous les côtés. J'admire singulièrement, je l'avoue, la beauté de cette institution bienfaisante qui repaît, pendant trois cent soixante-cinq jours de l'année, un grand peuple de ce que l'homme a de plus précieux ici-bas : l'espérance, – et cela, moyennant la plus modeste obole : trente ou quarante millions, – en vérité, c'est pour rien !

Le nombre des gens oisifs est toujours considérable, et dans les cafés, où les amateurs du far-niente ne jouent, ne lisent, ni ne consomment, la taciturnité est du meilleur ton. « On entendrait ici voler… un mouchoir ! » comme dit un plaisant dans je ne sais plus quelle parade. Ce silence de chartreux, que chacun s'impose, ne donne pas beaucoup d'attrait, selon moi, aux établissements dont je parle, cependant ils sont très fréquentés et le sont à toute heure : c'est encore un trait de mœurs qui n'a pas changé. Enfin, l'on voit maintenant ici des brasseries et des débits de « gazeuse, » – chose absolument inconnue il y a vingt ans, – le Romain boit donc de la bière « comme à Paris, » et même il s'efforce de se persuader qu'elle est bonne, en réalité elle est partout détestable.

Mais, ce qui est tout à fait nouveau pour moi, c'est l'importance de la presse quotidienne dans l'existence de chaque particulier : on se croirait toujours au lendemain d'un des plus grands événements de l'histoire, et si l'on n'assassinait pas encore quelquefois les journalistes à Rome[1], ce pays serait pour eux la terre promise. La meute des porteurs de journaux, courant pieds nus dans le Corso, en aboyant leur marchandise, semble, matin et soir, être spécialement chargée de mettre à l'envers l'esprit des citoyens par la publication des plus émouvantes nouvelles. Chacun achète son journal dans la rue, le parcourt en chemin, le dévore à son bureau, à sa boutique, à son atelier ou, ne pouvant attendre, va en savourer la prose dans le premier café qu'il rencontre. Cette habitude est même si générale que les établissements publics ont supprimé tout

---

1 Allusion à l'affaire Sonzogno qui se jugeait à Rome et dont on attendait alors le dénouement.

abonnement direct à ces périodiques dont la dépense est en effet très inutile : chaque habitué venu pour prendre son *caffè-latte* ou son *bicchierino* ayant déjà son journal en poche. Il est vrai que ce mode de vivre, auquel ne sont pas faits MM. les étrangers, peut amener parfois pour eux les plus singulières méprises. Je puis citer, à ce propos, l'anecdote suivante : Un touriste de mes amis lisait un matin, au café Colonna, je ne sais quel journal qu'il venait de trouver sous sa main. On était alors aux beaux jours du procès Luciani-Sonzogno, et la lecture devait être assurément très intéressante. Cependant un monsieur, voyant qu'elle ne finissait pas, – après avoir attendu avec beaucoup de patience, – dit enfin : « Permettez, Monsieur, c'est mon journal que vous lisez là. Je me serais fait un plaisir d'attendre que vous eussiez fini, bien que je ne l'aie pas encore lu, malheureusement j'ai un rendez-vous pour affaires, et suis obligé de partir sans retard, c'est une disgrâce ! Vous voudrez bien, Monsieur, recevoir toutes mes excuses. »

Les bouquetières d'autrefois ont presque complètement disparu, et je ne vois plus que les touristes, – surtout les professeurs allemands en vacances, – qui se « fleurissent » dès l'aurore, comme des bergers d'opéra toujours prêts à chanter :

Ah ! quelle fête !

Pour nous s'apprête !

La belle jeunesse romaine, – celle qui porte si noblement des faux-cols en papier moulé, – paraît avoir abandonné cette innocente manie dont ne s'accommodait plus, je suppose, la gravité des temps modernes.

À la dernière heure du jour les promeneurs se pressent, – mais sans aucune rudesse incivile, – sur les trottoirs du Corso, dont la largeur est maintenant tout à fait insuffisante. Les voitures de luxe passent et repassent à la file, tandis que les représentants du sexe fort, ornés d'une paire de gants et d'un monocle, s'alignent en haie et s'étalent en espaliers devant le café Colonna pour voir passer les dames en brillants équipages. À la bonne heure ! voici encore un petit trait de mœurs locales qui me rappelle les honnêtes Romains de ma jeunesse. Quant à ces jolies dames…, mais, toutes réflexions faites, je pense que je puis abandonner ici cette esquisse inachevée des mœurs populaires. L'heure nous presse et nous avons hâte de reprendre le chemin du Vatican, où nous appellent aujourd'hui des études esthétiques assez importantes pour nous faire oublier pendant plusieurs heures la vie moderne.

On a dit que l'immense richesse des collections du Vatican, – surtout pour la statuaire, – en faisait le premier musée du monde, et qu'il y avait là de quoi absorber la contemplation et les études d'une longue vie. La capitale de l'empire romain devait contenir au temps d'Auguste, s'il faut en croire les conjectures modernes, près de soixante-dix mille statues ; et, malgré les dévastations des Barbares et le zèle des iconoclastes, tant de chefs-d'œuvre ont été rendus à l'admiration des hommes, depuis trois siècles, et recueillis par les soins des Jules II, des Léon X, des Clément XIV, des Pie VI et des Chiaramonti, qu'on ne peut se faire à distance quelque idée de ces collections immenses. L'impatience gagne insensiblement l'esprit de l'observateur en reconnaissant l'insuffisance de sa mémoire et la faiblesse des ressources intellectuelles dont il dispose pour apprécier un tel nombre d'objets remarquables, et c'est une impression dont il est bien difficile de se défendre lorsqu'on se trouve engagé depuis un certain temps dans les vastes galeries Pio-Clementino, du Braccio-Nuovo, et du musée Chiaramonti. Aussi faut-il ici prendre conseil de la philosophie, emporter ce qu'on peut de cette inépuisable mine de souvenirs, et ne pas prétendre tout mettre au pillage en quelques heures. Je consens donc à ne rien dire, – non, rien, – de quantité de choses (dont, en réalité, je n'ai pas su garder le moindre souvenir). C'est là, pour un voyageur « retour de Rome, » un très grand sacrifice ! et si mes contemporains n'en apprécient pas tout le mérite, la postérité viendra qui me rendra, je l'espère, un jour plus de justice, la continence de Scipion l'Africain, dont on parle tant aux écoliers, n'étant qu'une bagatelle au prix de l'abstention que je m'impose !

L'Amour, attribué à Praxitèle, le *Mercure*, soit l'*Antinoüs du Belvédère*, puis le *Laocoon*, « ce miracle de l'art, » dont le moulage, fut-il même excellent, ne donne pas la moindre idée, sont, – dans la galerie Pio-Clementino, – les trois œuvres qui m'ont le plus charmé. La première de ces statues n'est qu'un torse d'adolescent, avec un seul demi-bras, mais ce marbre mutilé n'en est pas moins d'une beauté divine. Je ne connaissais pas encore l'*Hercule*, en bronze doré, qui fut découvert, je crois, en 1864, près du théâtre de Pompée. Cette statue colossale est aujourd'hui la merveille de la Salle ronde. Le dieu est appuyé sur sa massue, tout le corps reposant sur la jambe droite, il tient des fruits de la main gauche, l'un des bras se dégage d'une draperie pendante. La musculature n'est pas saillante et n'a rien de conventionnel. La force au repos et l'élégance caractérisent cette œuvre magnifique et jusqu'ici assez peu connue, qui a quelque analogie de style, selon moi, avec le *Germanicus*. – Je n'ai pas été plus charmé cette fois qu'il y a vingt-cinq ans en me trouvant en présence de *l'Apollon du Belvédère*, bien que j'aie fait en toute occasion de louables efforts pour y parvenir. « L'homme-femme, » – même très beau, ne m'inspira jamais qu'une médiocre estime. J'admire encore moins les œuvres de Canova, qui sont ici exposées à deux pas des plus immortels chefs-d'œuvre de l'antiquité. Cet honneur m'a toujours paru excessif, puis le style de Canova dans toutes ses œuvres n'est, pour moi, qu'une réminiscence de *l'Apollon* dont je parle si librement, car j'avoue que je ne sais pas en apprécier les beautés.

Ce que j'admirai sans réserve, dans la salle du Bige, c'est *le Discobole*, dont il n'est pas un musée de province qui ne possède le moulage, puis le *Phocion*, – qu'on dit aussi être un *Épaminondas*, à moins qu'on n'ait voulu représenter un *Aristomène* ! – Quoi qu'il en soit, ce guerrier nu, recouvert d'un demi-manteau court, et coiffé du casque grec, est d'un bel aspect, d'un grand style et d'un beau travail. Mais pourquoi donc est-il nu, s'il convient d'avoir un manteau ? et pourquoi ce manteau, si la température est assez agréable pour se produire *in naturalibus* ?... mystère ! Quant à moi, je ne puis croire que ce soit là un costume de ville : même au temps d'Épaminondas les militaires ne se permettaient pas ces excentricités.

Après midi, nous avons visité le musée étrusque soit Grégorien, que j'ai trouvé, dans son ensemble, beaucoup moins remarquable que celui de Florence. Peut-être les études archaïques ont-elles un moindre charme, quand on vient de contempler à loisir ce que la recherche du beau a produit de plus pur dans les grands siècles de l'antiquité. Aussi ne nous sommes-nous presque pas arrêtés au musée égyptien, dont les idoles de basalte et de porphyre ont été repolies à outrance par les marbriers modernes. Rien n'est plus maladroit que ces prétendues « restaurations, » mais les Romains sont de nos jours de terribles gens pour cette politure.

Dans la galerie Chiaramonti, où presque tous les marbres ont aussi le brillant des œuvres modernes, on se trouve encore au milieu d'un peuple de statues. – On en compte plus de sept cents, – dont je pense qu'une cinquantaine au moins mériteraient d'attirer particulièrement l'attention du visiteur. Néanmoins je serais très embarrassé, je le reconnais avec confusion, pour retrouver ici mes souvenirs. Passons donc ! je serai plus heureux en parcourant le Braccio-Nuovo, car je crois avoir encore devant les yeux le magnifique *Athlète* se raclant le bras gauche avec son strigile de bronze. Mais cette statue, trouvée en 1839 dans le Transtévère, est-elle de Lysippe ou d'un autre ? Je n'en sais rien et ne donnerais certainement pas mon étui à cigarettes pour m'en instruire ; telle qu'elle est, cette œuvre est superbe.

Je ne veux pas quitter le Braccio-Nuovo sans signaler les délicieuses statues, demi-nature, entourant l'hémicycle : toutes sont d'un grand attrait et cependant on n'en parle guère. Ces petits athlètes sont des œuvres de cabinet qu'on voudrait emporter chez soi... Cet éloge doit suffire ! je ne saurais rien dire de plus, mais sans doute je serai compris des collectionneurs.

Nous sommes montés ensuite dans la salle de la Bibliothèque contenant, dit-on, vingt-quatre mille manuscrits, dont plusieurs précieux palimpsestes, et plus de cinquante mille imprimés parmi lesquels un grand nombre d'incunables. Montaigne, lorsqu'il vint ici en 1581, conduit par M. l'ambassadeur de France, admira fort « cette librairie. » Il vit le manuscrit de Sénèque et celui des opuscules de Plutarque, et le bréviaire de saint Grégoire et le livre de controverse religieuse, envoi d'auteur, du roi Henri VIII à propos des sacrements de Luther, il vit encore la Bible polyglotte de Plantin, et même « un lopin de l'ancien papyrus où il y avait des caractères incongnus. Ils tiennent que c'est la membrane pellucide de quelque arbre du païs, » nous dit en terminant l'auteur des *Essais*. Un gentilhomme qui le conduisit partout « l'ayant convié d'en user à sa commodité et quand il le voudrait. » Quant à moi, je n'ai rien su voir de tout cela, – sinon deux vitrines couvertes et un grand nombre d'armoires fermées à clef. – C'est ce que l'on montre ici au vulgaire, et si la foi est à Rome la première des vertus, cela doit suffire, je pense. Ces armoires m'ont paru très bien aménagées, l'air circule partout, la lumière est bonne, et je ne vois pas pourquoi s'il existe réellement une bibliothèque, comme on le dit, elle ne serait pas très intéressante !

Les dames, en passant dans la grande salle, sont je crois bien moins préoccupées de palimpsestes et d'incunables que de tous les présents princiers offerts aux derniers souverains pontifes depuis une cinquantaine d'années, et dont les plus remarquables ont été réunis dans cette partie du palais. Ces choses-là sont, à mon avis, les grandes niaiseries de la vie de voyage, et j'estime que ce n'est pas la peine d'y prendre garde : ni le vase en porcelaine de Sèvres, donné par Charles X, ni les candélabres offerts par Napoléon Ier, ni la croix en malachite du prince Demidoff, ne m'ont arrêté deux minutes. Une seule chose est très remarquable : la collection des albums renfermant les adresses de dévouement qui, de toutes les parties du monde, ont été adressées au Saint-Père par les fidèles depuis quelques années, occupe seule une des petites salles. Cela donne beaucoup à réfléchir, selon moi, sans rien infirmer de ce que j'ai dit au sujet du refroidissement des croyances religieuses dans l'Italie moderne. – Oui ! Saint-Pierre de Rome est désert, le Vatican paraît abandonné, le pape, – ce solitaire chancelant de vieillesse, – se dérobe à tous les regards, mais la Papauté n'est point abattue, et les racines de ce chêne puissant qui tient tête à l'orage couvrent encore la terre entière, il faut bien le reconnaître, et ceux qui nient cela ou l'oublient pourront un jour s'en souvenir !

Le hasard, ce dieu cher aux voyageurs, nous gardait pour la fin de cette visite au Vatican la vue d'une des plus intéressantes collections que, selon moi, on puisse avoir sous les yeux : je veux parler des objets qui ont été recueillis, – depuis quelques années seulement, – dans les catacombes romaines, dont on connaît maintenant, au moins en partie, les soixante-douze régions cimétériales. En général, les bijoux, objets de culte, ornements funéraires, les dyptiques, les croix, les lampes d'autel rassemblés pieusement dans ces vitrines du musée chrétien, ont très peu de valeur artistique. On sait assez que les martyrs, les catéchumènes, et les confesseurs de la foi nouvelle, étaient presque tous de la classe sociale la plus infime, puis les grands siècles de la persécution, qui pendant deux cent trente-sept ans, et de Tibère à Galérius et Valère alimentèrent ces nécropoles, amenaient insensiblement la décadence de tous les arts. Mais c'est l'imagination, c'est le cœur qui ressentent ici vivement l'impression des grands souvenirs : ces fioles, soit ampoules, ont contenu le sang des martyrs, ces anneaux de bronze au monogramme du Christ ont été la dernière parure des vierges chrétiennes traînées dans l'arène, ces lampes de terre où se voit l'empreinte de la colombe de l'arche, signe d'espérance, ont éclairé les scènes les plus douloureuses des derniers adieux... Je le confesse, moi qui me raille assez volontiers d'une sensiblerie exagérée, – c'est avec un grand respect qu'on contemple ici tous ces humbles vestiges des épreuves sanglantes du christianisme à sa naissance. L'héroïsme dans la mort, l'intrépidité de la foi, le mépris glorieux de tout ce qui nous enchaîne ici-bas, oui ! ce sont là de grands spectacles.

« *Marius, tribun militaire, mourut jeune, il vécut assez* (dit son épitaphe) *en donnant, sous Hadrien, sa vie pour le Christ*[1]. »

En sortant du Vatican où, de bon compte, nous avions passé toute la journée, nous nous sommes jetés dans la première voiture de place que nous avons rencontrée devant nous, en disant au cocher de nous conduire où il lui plairait. L'homme nous a menés dans le parc de la villa Borghèse, que le soleil couchant embellissait alors de ses riches clartés. – Il est bon, après une telle journée d'études, de courir ainsi au grand air dans la campagne et de reposer ses yeux fatigués sur les massifs de verdure, les prairies ondulées, les cascatelles, et tous les charmants motifs d'architecture décorative d'une si belle promenade. À la nuit close, nous étions enfin débarqués au restaurant de *la Minerve*.

20 octobre. – On a beaucoup parlé du contraste qu'offrent à Rome la grandeur et la magnificence des palais particuliers avec la simplicité bourgeoise, – même pour les princes, – des conditions de la vie moderne. Cette réflexion peut être aussi juste qu'elle est banale ; toutefois, ce qui me frappe bien davantage c'est ici le glorieux privilège de certaines familles[2] de se transmettre de père en fils des collections d'œuvres d'art admirables, conservées intactes au prix d'onéreux sacrifices, et rendues accessibles à tous avec une si noble générosité que ces trésors, orgueil de Rome et sujet de convoitise

---

1 Rapporté par Mary Lafon, *Rome ancienne et moderne*, excellente et consciencieuse étude, d'un grand charme littéraire et d'une vaste érudition.
2 Borghèse, Doria, Barberini, Sciarra, Rospigliosi, Spada, Pamfili, Corsini, Colonna, etc.

du monde entier, peuvent être considérés comme des propriétés nationales. Un très grand nombre de copistes, – jeunes et vieux, hommes et dames, – travaillent à toute heure dans certaines galeries où leur chevalet d'étude est en permanence, et où se trouve en outre toléré dans un coin, s'ils savent gagner la bienveillance du custode, l'étalage des humbles produits de leur industrie. Que deviendraient tous ces pauvres gens dont c'est ici l'unique gagne-pain si quelque jour il prenait fantaisie au *padrone della casa* de leur fermer sa porte, et que deviendrait aussi le flot des touristes venus passer quelques jours en ce pays afin d'avoir le droit de parler toute leur vie du *Moulin* de la galerie Doria, de la *Cenci* du palais Barberini, de *la Sybille* du palais Borghèse, et de la *Galathée* de la Farnésine ? Mais ces révolutions dans les mœurs romaines ne sont pas encore à craindre, très heureusement, et cette ville est toujours la première du monde pour les amateurs et les artistes, bien qu'on puisse, – je le reconnais, – signaler depuis peu d'années quelques restrictions fâcheuses à l'accès de certaines collections privées et que, d'autre part, plusieurs chefs-d'œuvre, tels que *le Joueur de violon*, du palais Sciarra, aient laissé, me dit-on, un vide irréparable dans d'autres galeries.

Ces réflexions m'étaient venues à l'esprit en parcourant ce matin les premières salles de la galerie Borghèse, dont les visiteurs de passage et les nombreux habitués avaient déjà pris possession, bien que, depuis un quart d'heure à peine, on en eût ouvert les portes. La galerie renferme, si je ne me trompe, sept cents tableaux (je ne les ai pas comptés, et peut-être n'y en a-t-il en réalité que six cent quatre-vingt-dix-neuf). Quoi qu'il en soit, j'étais résolu à ne m'arrêter ici que pour me donner le plaisir de revoir d'anciennes connaissances. Quant aux belles œuvres que je n'ai pas su remarquer autrefois ou dont je n'avais pas gardé le souvenir, je ne m'en mettais pas trop en peine. Ainsi fait le voyageur qui, au retour d'une longue absence, cherche dans un salon les figures amies et n'a pour les visages étrangers qu'une respectueuse indifférence.

Raphaël n'avait, dit-on, que vingt-trois ans quand il peignit *la Déposition de la Croix*, du palais Borghèse ; cette œuvre capitale est donc un peu antérieure aux fresques du Vatican. Cependant, le style du peintre a déjà toute l'ampleur et l'aisance de ses plus grandes œuvres. Les attitudes variées des principales figures, –

trois hommes à gauche et quatre femmes à droite, – ont également la noblesse et la parfaite élégance dont j'ai parlé à propos de *la Dispute du saint Sacrement*. On a reproché à cette composition d'exprimer faiblement le réalisme dans la douleur humaine, sentiment que des modernes, – dont on ne saurait faire cependant des Raphaëls, – ont, dit-on, su rendre avec beaucoup plus d'énergie. Cette critique peut être très fondée, et cependant elle ne me touche guère : le drame ne gagne pas toujours beaucoup à ce réalisme de l'expression, bien que celui-ci soit de nos jours très en faveur et, pour plusieurs Aristarques, le dernier mot du génie. Les grands maîtres de toutes les écoles me paraissent, au contraire, avoir fait prédominer leur conception poétique sur la recherche de l'imitation. Ici, c'est l'âme de Raphaël qui donne à chaque figure l'expression de la vérité morale, et jusque dans ce pâle visage, où il nous peint la douleur maternelle, c'est la poétique interprétation du grand artiste, – non l'étude servile du réel, – qui nous charme, nous entraîne, et nous oblige à croire devant sa toile au sublime spectacle auquel il nous fait assister[1].

L'amour sacré et l'amour profane, du Titien, puis aussi les trois Grâces, de ce maître, sont comptés au nombre des plus célèbres tableaux de cette galerie. Avec quel plaisir, même quand on vient d'admirer Raphaël, on retrouve ces belles peintures de l'école vénitienne, où tout est fait pour le plaisir des yeux et si peu de chose, il est vrai, pour la *faculté raisonnante* ! L'expression sérieuse et paisible de ces superbes créatures aux blonds cheveux crêpés ou ondulés, la fermeté des carnations, leur éclat, leur richesse, et l'ampleur des formes, et la simplicité des contours, tout élève la pensée

---

1 Plusieurs copistes habiles assiègent cette toile matin et soir. – J'allais dire nuit et jour. – Il en est qui peuvent faire quatre *Descente de Croix* par année, sans trop se fatiguer, et dont les reproductions sont toujours parfaitement semblables entre elles, conformes à l'original et identiques à la précédente. Ce travail régulier ne paraît pas abréger la vie, et il est à Rome des copistes qui parviennent à un âge avancé. C'est à ces messieurs que le peintre Raphaël (d'Urbino) doit d'être connu maintenant assez avantageusement des amateurs de tableaux à l'huile des deux Amériques et même de l'Océanie. – Mais enfin ! me disait quelqu'un, certain jour que nous comparions ces copies à l'original, quelle différence y trouvez-vous, puisque vous reconnaissez vous-même leur parfaite ressemblance ? – Je ne sus que répondre et m'avouai vaincu, tant il est vrai que le sentiment ne peut se défendre des attaques d'une logique impitoyable. *Qu'est-ce que cela prouve ?* disait le géomètre sortant d'entendre la *Phèdre* de Racine.

dans la sphère du beau idéal et rien n'éveille la licence ou ne provoque l'imagination.

C'est dans le même ordre d'idées qu'il faut chercher, je pense, l'attrait si séduisant de *la Chasse de Diane*, qui est ici, pour moi, le triomphe du Dominiquin : dans ce paysage héroïque, le naturel et la grâce du groupe féminin, et le charme juvénil, et la franchise d'allure de toutes les suivantes de la déesse des forêts, sont rendus avec une heureuse simplicité. On l'a dit bien avant moi, et je regrette, – tant le mot est juste, – de n'être pas des premiers à le dire, le Dominiquin est le contraire du Guide : d'une part, la sérénité, l'originale interprétation de la nature, de l'autre, le fatigant abus de l'habileté et du savoir qui va parfois jusqu'au charlatanisme. Pauvre Domenico Zampieri ! l'heure de la justice est venue bien tardivement pour ta gloire, que les Lanfranc, les Espagnolet et le Guide lui-même, ont trop longtemps obscurcie ! Cependant cette gloire n'est plus contestée, elle brille aujourd'hui d'un grand éclat, et ceux qui furent ses heureux rivaux ont bien perdu de leur antique renommée. *La Chasse de Diane*, *la Sybille de Cumes*, les fresques superbes de Saint-André della Valle, et bien d'autres œuvres encore, ont enfin reconquis au Dominiquin cette palme du génie, qui, pour les artistes malheureux tels que lui, ressemble trop souvent il est vrai à la palme du martyre !

Un dernier mot au sujet de *la Chasse de Diane* : il y a, en premier plan de ce tableau, certaine fillette de quinze ans, à demi renversée sur la grève, au corps dru, à l'air espiègle, et dont le pied mignon effleure en se jouant l'eau qui baigne la rive. On ne peut rien rêver de plus charmant.

J'ai remarqué, dans une autre salle, *une sainte Famille*, d'André del Sarto, – un des maîtres pour qui j'ai toujours le plus de sympathie, – puis une petite *Madone*, en voile bleu, du Garofalo, et plus loin la célèbre *Sybille de Cumes*, dont j'ai parlé ci-dessus, enfin j'ai pris plaisir à voir encore une autre *Sybille*, bien moins célèbre, – de Poli, selon le catalogue du musée, – et, comme ce nom m'est inconnu, je crois que c'est peut-être Polo[1] qu'il faut lire. Quoi qu'il en soit, cette peinture est très belle. – Quant au portrait de *César Borgia*,

---

1 Polo (Jaques), dit « le jeune, » né à Burgos en 1620, mort à Madrid en 1655. Il s'appliqua à imiter les grands maîtres vénitiens, dont il a pris la couleur (Michaud, *Biographie universelle*).

par Raphaël, – cette toile d'une si riche couleur et d'un superbe aspect, – bien que certains critiques allemands prétendent aujourd'hui que ce n'est là ni le portrait du « Valentinois, » ni même une peinture de Raphaël, je me borne à exprimer mon admiration sans réserve pour cette œuvre contestée, mais dont la valeur artistique ne peut être mise en doute. Pour les gens qui, ainsi que moi, se soucient peu d'un nom, cela doit suffire.

Nous quittâmes la galerie Borghèse un peu hâtivement et sans avoir donné une attention suffisante, je le reconnais, à tous les chefs-d'œuvre qu'elle renferme : aussi, me garderai-je bien d'en parler davantage. Le motif qui nous engageait à abréger cette visite, pourtant si intéressante, c'est que j'étais fort désireux d'aller à la recherche de Sainte-Marie de la Victoire, dans le quartier des Thermes. C'est dans cette petite église attenant au couvent des Carmélites que se trouve, comme on sait, le groupe fameux de *l'extase de sainte Thérèse*.

Disons deux mots, chemin faisant, de la patronne des Espagnes et des Carmélites déchaussées, de la sainte fille d'Avila, qui inventa « la dévotion contemplative, » ou, plus exactement, qui remit en honneur (car il n'y a rien de nouveau sous le soleil !) les extases des illuminés du Vème siècle de l'Église : ce « fondant séraphisme, » dont la vogue devint si contagieuse, à diverses époques, surtout dans les couvents de filles.

Sainte Thérèse, béatifiée en 1614, – canonisée en 1622, – enfin reconnue « docteur de l'Église » en 1627, – fut plus heureuse assurément que le pauvre Michel Molinos, cet autre Espagnol qui vint, cinquante ans plus tard, dire absolument la même chose. En effet, Molinos, après avoir été tenu à Rome en grand honneur, après avoir vécu dans l'intimité de plusieurs cardinaux, et même avoir logé chez Sa Sainteté Innocent XI, qui n'entendait pas malice à « la méthode contemplative, » Molinos, disons-nous, éveilla les soupçons de l'Ordre tout-puissant des Jésuites. Ceux-ci flairèrent un dangereux réformateur du catholicisme dans cet apôtre convaincu de la communion directe entre Dieu et la créature. Qu'allaient devenir la confession et le sacrement de la pénitence ? ces armes redoutables du sacerdoce et le boulevard de sa puissance souveraine ! Puis, le délaissement des pratiques d'oraison n'allait-il pas conduire à l'abandon de toutes les formes extérieures du culte ?

Qu'allaient devenir tous ceux qui vivaient de l'autel[1] ?

Molinos fut jeté entre les mains des inquisiteurs, et le 3 septembre 1687 on le revêtit du San-Benito jaune à croix rouge. Le prêtre espagnol fut conduit par les sbires sur un échafaud, devant le couvent des Dominicains de la Minerve, et s'entendit condamner à une prison perpétuelle.

« Quand il fut sur la place, a écrit un voyageur contemporain, il fit la révérence aux cardinaux fort dévotement. On ne voyait paraître [en lui] aucune marque de peur ou de honte. Il était enchaîné et avait une chandelle de cire en sa main, pendant que deux moines... lisaient son procès tout haut. On avait donné ordre qu'à mesure que quelques-uns des articles seraient lus, tout le monde crierait : « Au feu ! au feu ! » Quand on le ramena en la prison, il entra en sa cellule avec beaucoup de tranquillité, l'appelant « son cabinet, » et prit congé de son prêtre en prononçant ces paroles : « Adieu ! père, nous nous reverrons encore au jour du Jugement, et il paraîtra en ce temps-là de quel côté est la vérité, – du vôtre ou du mien[2]. »

Tout en discourant, me voici près du Panthéon d'Agrippa, sur la place de la Minerve, où se passa ce que je viens de raconter, tandis que je comptais aller du côté des Thermes de Dioclétien, et tout d'une traite, faire mes dévotions devant sainte Thérèse ! C'est *la guide spirituelle* de Molinos qui m'a perdu, je le vois, mais pour me venger de cet hérésiarque, je veux encore rappeler un des plus curieux incidents de cette affaire. – Dès le commencement de l'année 1686, les prisons du Saint-Office étaient pleines, la terreur régnait

---

1 « Et en même temps que l'on remarquait que ces gens-là devenaient plus réglés dans leurs mœurs, etc., ils faisaient aussi paraître beaucoup moins de zèle en ce qui regardait l'extérieur de la religion. Ils n'étaient plus si assidus à la messe, ni si ardents à faire dire des messes pour leurs amis, ils n'allaient point si souvent à confesse ni dans les processions ; en sorte que le trafic de ceux qui vivent de cette marchandise avait fort diminué » (Burnet, *lettres sur le Quiétisme*, 1637).
2 Molinos mourut dans les prisons du Saint-Office, le 29 décembre 1696, étant âgé de soixante-neuf ans. Un jésuite, Martin de Esparsa « disparut » à cette époque, pour avoir été entaché de cette hérésie. L'ordre, a-t-on écrit, le fit passer par les oubliettes.
– Dans l'espace d'un mois plus de deux cents personnes furent emprisonnées et mises à l'Inquisition, parmi lesquelles le comte de Vespiniani et sa femme, don Paolo Rochi, confesseur du prince Borghèse, un grand nombre de prêtres et de gens de distinction. « Je ne saurai vous exprimer, dit un contemporain, la consternation qui est dans Rome et en plusieurs autres lieux d'Italie » (*Voyage de Burnet*, etc.).

à Rome dans les familles – même des gens « de la première considération. » – Trois cardinaux : Petrucci, Caraffa et Ciceri, n'osaient plus paraître, et Don Livio, duc de Ceri et neveu du pape, s'était enfui à sa maison des champs près de Cività-Vecchia, ne se croyant pas en sûreté, disait-il, dans la ville pontificale. Enfin, le 13 février, « l'Inquisition donna commission à quelques-uns de son corps, dit l'auteur des *Lettres au sujet des Quiétistes, d'examiner le pape et de lui faire rendre raison de sa foi,* » – non en qualité de vicaire du Christ ou de successeur de saint Pierre, mais simplement comme étant Benoît Odescalchi. – Je ne prétends pas, ajoute notre narrateur, pénétrer en ce qui se passa à cette audience : la chose a été trop secrète, mais cependant il se fit sur cela plusieurs contes étranges à Rome ; et comme nous autres hérétiques nous demandions à cette occasion où était donc l'infaillibilité du pape, je me souviens d'une jolie réponse qui nous fut faite un jour, etc... La réponse : c'est que le pape, en qualité de vicaire du Christ, ne peut faillir et compromettre l'Église, mais qu'il peut, comme particulier, être hérétique ; ce qui n'a d'autre fâcheuse conséquence que de le damner lui-même. Il est vraisemblable que le pauvre Innocent XI en fut quitte pour une admonestation sévère et peut-être menaçante, car l'affaire n'eut pas d'autres suites apparentes, au grand regret des amateurs de scandale. « Ç'aurait été assurément quelque chose de fort plaisant si, sur les réponses du pape, l'inquisition l'eût déclaré hérétique et l'eût fait mettre dans [les prisons de] la Minerve ! » dit en terminant le récit de cette anecdote notre chroniqueur anonyme. Mais, heureusement pour lui, le pape n'était pas d'humeur à se heurter imprudemment contre l'Ordre des Jésuites, quand tout pliait alors devant leur puissance, et le 19 novembre 1687 il confirmait pleinement l'arrêt de l'Inquisition contre les damnables hérésies des 86 propositions condamnées de Michel Molinos. Le temps n'était plus où le Souverain Pontife laissait paraître visiblement qu'il serait avantageux, pour augmenter la bonne opinion qu'on avait de lui, d'être regardé comme un ami de Molinos[1]. *Perinde ac cadaver,* a dit saint Ignace.

Revenons maintenant à sainte Thérèse, dont j'ai fini par trouver le domicile.

Les maux nerveux dont cette carmélite respectable souffrit toute

---
1 Lettres au sujet du Quiétisme, etc.

sa vie, selon sa légende, les excès du jeûne et les écarts de son imagination ardente, suffisent amplement, selon moi, pour expliquer ces ravissements mystiques dont elle-même a révélé les extases dans son autobiographie. « J'apercevais près de moi, du côté gauche, un ange, sous une forme corporelle, il n'était point grand, mais petit et très beau… – Je voyais dans ses mains un long dard qui était d'or et dont la pointe en fer avait à l'extrémité un peu de feu ; de temps en temps il le plongeait au travers de mon cœur. – En le retirant, il me laissait toute embrasée de l'amour de Dieu ; cet indicible martyre me faisait goûter les plus suaves délices, etc. »

Tel est le sujet, assez étrange, que le Bernin a rendu à sa manière et sans trop s'embarrasser l'esprit de l'idéal séraphique à l'usage des carmélites espagnoles qui ont passé la quarantaine. Son groupe de sainte Thérèse et de l'ange est une œuvre de boudoir, dans le goût décoratif Louis XIV. Ce marbre est traité d'un style galant et chiffonné, spirituel, gracieux, et, pour tout dire, assez expressif pour faire rougir un gendarme. Peut-être est-ce là son grand mérite pour la plupart des touristes venus à Rome « pour s'amuser. » Ces gens-là ont ici toute liberté de se récréer la vue, et peuvent donner carrière aux plus aimables plaisanteries. – Je suppose qu'on ne conduit pas ici les demoiselles à marier. – En résumé, *la sainte Thérèse*, du Bernin, ne saurait inspirer le moindre enthousiasme artistique et n'aura jamais, selon moi, qu'un succès de grande curiosité. La statuaire de genre, le maniérisme et la recherche outrée de l'expression, ce sont là (on ne saurait trop le dire de nos jours) tous les fâcheux caractères de l'art en décadence.

Dans l'après-midi, nous nous sommes fait conduire au musée de Saint-Jean de Latran, car tout ce que nous avions vu la veille d'antiquités chrétiennes au Vatican nous donnait un vif désir de connaître la nouvelle galerie lapidaire dans laquelle ont été recueillis, sous les auspices de Pie IX, tous les vestiges des temps de la primitive Église, – de ce monde encore si peu connu, malgré les excellents travaux scientifiques de M. de Rossi et de ses illustres prédécesseurs. – Mais je ne vais pas, à propos d'épigraphie chrétienne, me risquer dans le champ des conjectures, – ce domaine n'est pas le mien, – et d'ailleurs les remarquables études, publiées depuis dix ou douze ans par M. Ch. de Rémusat et M. Gaston Boissier, ont fait connaître et « vulgarisé » le résultat d'inductions historiques que maintenant chacun possède. – Je me borne donc à noter ici ce que j'ai cru voir de plus remarquable dans la galerie lapidaire.

Le style encore païen de la plupart des tombeaux sculptés, qu'on a trouvés dans les catacombes, m'a beaucoup frappé, et le grand nombre de symboles destinés à exprimer le dogme de la vie future m'a paru aussi très remarquable : ce qu'on voit le plus ici, c'est la colombe de l'arche, signe d'espérance, c'est la feuille de lierre à l'éternelle verdure, c'est le petit poisson (mystérieux emblème des eaux du baptême). La consolante pensée de la Providence et celle de la Rédemption paraissent aussi avoir été toujours présentes à l'esprit des premiers fidèles. – Dans les peintures à fresque, dont plusieurs ont encore une grâce pompéienne bien éloignée de la raideur archaïque de l'école byzantine, comme dans les sculptures sépulcrales, c'est le bon Pasteur, c'est Moïse frappant l'eau du rocher, c'est Jonas dans la baleine, c'est aussi la vigne du Seigneur qu'on voit le plus souvent représentés. – La Vierge ne me paraît avoir eu, dans la primitive Église, qu'une part fort restreinte de l'adoration des fidèles, et quant au dogme de la Trinité je n'ai rien su voir dans la galerie qui me signalât évidemment son existence. Mais peut-être faut-il s'en prendre sur ce point à mon ignorance du symbolisme, et je me garderai bien de rien conclure d'une observation hâtive et qui n'a point la valeur d'une sérieuse étude[1].

Un nombre beaucoup moins considérable d'épigraphes qu'on ne peut le supposer est caractérisé par la palme du martyre. Cela s'explique si, comme le disent les archéologues, il n'y a jusqu'ici en réalité qu'un très petit nombre de ces monuments du passé qui soient antérieurs au règne de Constantin le Grand. Si cette assertion est vraie, la plupart des inscriptions funéraires de Saint-Jean de Latran indiqueraient simplement l'ensevelissement d'un chrétien, selon les formes tolérées et même légalement reconnues de sa religion. Dès l'an 310 de notre ère, le temps des martyrs était passé, et même on croit pouvoir avancer aujourd'hui avec une grande vraisemblance que plusieurs de ces « palmes » ont été ajoutées

---

1 « L'unitarisme, d'après les déclarations formelles de Tertullien et de saint Hippolyte, possédait encore les sympathies de la masse chrétienne, » a écrit M. Albert de Réville, et plus loin il ajoute : « L'unitarisme de Sabellius, que saint Victor, Zéphirin et le pape Calixte soutinrent publiquement, supprimait complètement toute distinction de personne entre Jésus et Dieu, entre le Fils et le Père, etc. » (*Revue des Deux-Mondes*).

longtemps après l'inscription sur les pierres sépulcrales désignées par la tradition à la vénération des fidèles. Enfin, l'absence des désignations de « maître » et « d'esclave » sur toutes ces épitaphes, est aussi très singulière. Faut-il en conclure que les chrétiens de la classe patricienne, – et l'on sait qu'il y en avait dès le IIème siècle, – s'empressaient d'affranchir leurs esclaves ? Je n'en crois rien : toute l'histoire du christianisme montre qu'il s'est, dans tous les temps, accommodé de cette iniquité, et nous savons assez que, – même à l'époque contemporaine, – les prétendus « chrétiens » de certains pays n'ont pas renoncé volontiers à « l'institution domestique. » Mais peut-être l'égalité devant la mort était-elle au moins reconnue dans les catacombes, et l'esclave chrétien n'était-il plus jeté dans les *puticulla*, ces tristes hypogées de la servitude antique. C'est seulement dans ce sens très restreint qu'il faudrait entendre alors les belles paroles de Lactance, citées à ce propos par M. Gaston Boissier : « Il n'y a chez nous aucune différence entre le pauvre et le riche, l'esclave et l'homme libre. Nous nous donnons le nom de frères parce que nous croyons être tous égaux. »

Un dernier mot sur une des grandes curiosités du musée chrétien : la statue assise de saint Hippolyte, recueillie par fragments dans les catacombes de Saint-Laurent est, dit-on, par le fait de son inscription grecque du canon Pascal, d'une grande valeur historique. Elle n'en est pas moins au-dessous du médiocre, à mon avis. Puis, on sait aujourd'hui qu'il y a eu trois et même *quatre* Hippolyte, tous gens de bien à ce qu'on nous assure, tous également célèbres dans les fastes de l'Église. Est-ce donc bien réellement le chef des soldats commis à la garde du diacre Laurent, lequel se convertit en voyant le martyre de son prisonnier ? ou l'auteur des *Philosophoumèna* ? ou l'évêque de Portus, dont on a ici la triste figure ? – Mais je ne veux point me faire une affaire avec MM. de l'archéologie sacrée, *genus irritabile*... Va donc pour saint Hippolyte[1] !

La visite du musée chrétien de Saint-Jean de Latran nous avait mis

---

[1] Le 13 août 258, après que le diacre Laurent, arrêté à la suite du pape Sixte II, eut expiré sur un gril brûlant, un des officiers de la garde impériale nommé Hippolyte recueillit ses restes et les ensevelit près de la voie Tiburtine, dans le champ de la veuve Cyriarque, puis il communia avec d'autres chrétiens. Arrêtés presque aussitôt et sommés de sacrifier aux idoles, ils refusèrent, furent battus de verges et décapités. Hippolyte fut tiré à quatre chevaux, etc. (De Rémusat, d'après Baronius et les *Acta sanctorum*).

en goût d'antiquités chrétiennes : nous nous rendîmes en sortant de cette basilique fameuse à une autre qui n'est pas moins célèbre, – à Saint-Paul-hors-des-murs, – qui est bien, si je ne me trompe, la première « église » construite par Constantin en remplacement du petit édicule que les fidèles avaient, selon leur coutume, élevé sur la crypte où le corps de l'apôtre-martyr avait été déposé par Lucine.

Malheureusement pour nous, Saint-Paul-hors-des-murs n'est plus une antiquité, un monument témoin des premiers siècles de l'Église. On sait que cette basilique vénérée, et pour laquelle on avait sans scrupule dépouillé le môle Hadrien de ses plus beaux marbres, fut détruite en 1823 par un incendie. On l'a reconstruite, il est vrai, – sur le même plan, dit-on, et avec plus de grandeur. – Les offrandes pieuses de la chrétienté ont été recueillies dans ce but pendant plusieurs années. Le pacha d'Égypte lui-même (!) a donné son obole, et quelle obole ! six colonnes du plus beau marbre africain. – L'empereur schismatique de Russie a envoyé un maître-autel en malachite, enfin ce ne sont partout que des matériaux admirables, des mosaïques dans le style byzantin d'une grande richesse, des doubles files de colonnes corinthiennes de dimensions colossales, et comme autrefois on reste surpris de l'étonnante grandeur de la croisée de la nef et de l'arc triomphal de Galla-Placidie. Mais tout cela est neuf, tout cela est brillant d'une somptuosité toute moderne. À l'exception d'un petit nombre de mosaïques qui ont échappé aux ravages du feu, telles que *le Christ et les saints*, de l'abside, rien ne rappelle la basilique des empereurs d'Orient et des grands papes du moyen âge : on ne refait pas les souvenirs, et Saint-Paul-hors-des-murs, dans cette plaine des eaux salviennes où une seule chose d'autrefois est restée, – *la Mal'aria*, – n'aura jamais, en dépit des plus coûteuses réparations, que la valeur artistique et historique d'un facsimile… et ce n'est guère !

Évoquons donc le passé, puisque c'est là seulement que l'imagination peut retrouver aujourd'hui le poétique intérêt qui s'attache encore aux lieux où nous sommes.

Quand les bourreaux les séparèrent, saint Paul dit à saint Pierre : « – Paix à toi, fondement des Églises, pasteur des agneaux et des brebis du Christ ! – Va, lui répondit saint Pierre, va en paix, prédicateur des bons, chef des justes, et médiateur du salut ! » – Après cet adieu, saint Paul, qui était citoyen romain et ne pouvait périr d'un supplice infamant, eut la tête tranchée dans la plaine des eaux salviennes, le 29 juin de l'an 66. Le même jour saint Pierre, attaché à une croix, la tête en bas, sur le sommet du Mont-Doré (Montorio), rendait témoignage à son Maître[1]. »

Il faut que je fasse maintenant un aveu, avant de finir la journée : je me sens pris d'une fièvre galopante de visiter, moi aussi, les catacombes. Je demande à tous les marchands d'antiquités, ce qui est presque introuvable ici, des objets de culte ou de dévotion recueillis réellement dans les tombes des martyrs, enfin je rêve tout éveillé de Rome souterraine. J'ai bien fait du chemin, dira-t-on, depuis que j'ai vu ce matin *la Chasse de Diane*, à la galerie Borghèse, et le singulier *ravissement de sainte Thérèse* ne paraît pas m'avoir laissé de bien dangereux souvenirs !

21 octobre. – Ce qui donne un attrait particulier au séjour de cette ville, c'est, pour le simple curieux des choses d'art, l'étonnante variété des impressions quotidiennes ; pour l'artiste, l'archéologue, le littérateur, c'est la diversité des études : nous sommes retournés ce matin pour la dernière fois au Vatican, dont il nous restait à visiter la *Pinacothèque*.

Cette collection de peinture est peu considérable, et les œuvres excellentes qu'elle renferme n'ont pas à souffrir du voisinage toujours fâcheux de trois ou quatre rangs de bons tableaux de toutes les écoles. – Je me suis arrêté avec un grand plaisir devant une *Adoration des bergers*, peinte par Murillo, et offerte il y a quelques années au souverain Pontife par « l'innocente Isabelle. » C'est une œuvre très belle, d'une riche couleur, d'une large et simple facture, mais dont on perd bientôt le souvenir quand on pénètre dans la seconde salle où se trouvent réunis trois tableaux qu'il suffit de nommer : *la Transfiguration, – la Madone de Foligno, – la communion de saint Jérôme.* – Cette salle sans ornements, sans meubles, pavée de briques rouges, comme un dortoir d'hôpital, et dont la nudité serait complète sans la présence de ces trois immortels chefs-d'œuvre, est en réalité un sanctuaire. C'est bien ici que le voyageur, avant de quitter Rome *où il a tout vu*, Rome où tant de précieux tableaux ont frappé ses yeux, doit venir se recueillir et prendre congé de l'art, dont il a maintenant sous les yeux la manifestation la plus haute. Qu'il s'abreuve donc en silence à cette source pure de

---

[1] Mary Lafon, – d'après les *Acta sanctorum*, Ruinart, et saint Jean Chrysostome.

la beauté idéale !... – Dans dix ans, – dans vingt ans, – et quelle que soit sa destinée, le souvenir de ces trois tableaux sera toujours présent à sa mémoire. On n'oublie jamais, quoi qu'il arrive, qu'on a passé certain jour, un quart d'heure dans cette salle.

Je ne vais rien décrire à ce propos, et j'admire la fatuité de ceux qui se hasardent à ces descriptions des œuvres d'art d'une très grande beauté, d'une poésie divine. Autant vaudrait analyser le parfum des roses, le chant du rossignol, et l'infinie profondeur de la sphère étoilée ; et d'ailleurs qui n'a pas eu sous les yeux les compositions dont je parle ! – Honneur et joie à Messieurs de la photographie ! honneur aussi aux peintres-copistes, – sur bois, sur toile, sur cuivre et sur papier. – Il en est ici de très habiles (je ne sais pourquoi, depuis deux jours, je me sens pris pour eux d'une tendresse particulière). On les trouve, excepté le dimanche, tous les jours que Dieu fait, de neuf à quatre heures, devant *la Transfiguration* ou devant *la Madone* ; il en est aussi qui n'ont jamais quitté *saint Jérôme*, et ne sauraient se plaire dans une autre compagnie que celle de cet aimable vieillard. Lorsque un copiste vient à mourir, – ce qui n'est point absolument sans exemple qu'on pourrait citer, – un autre prend sa place et continue paisiblement sa petite *Communion*. Jamais de chômage, jamais de vacances ! Vous, qui entrez pour voir en liberté l'œuvre du maître, laissez toute espérance de l'étudier à votre aise. Ici, les chevalets des copistes sont toujours dressés et au « bon jour. »

Maintenant que j'ai soulagé mon ire, disons quelques mots seulement à propos du dernier tableau de Raphaël.

L'écrivain qui en a le mieux parlé, selon moi, c'est le président de Brosses, – un homme de son siècle, qui ne se piquait ni d'esthétique savante, ni de poésie abstraite ou sentimentale et n'entendait rien absolument aux choses du métier de peintre. – Néanmoins, c'est encore à cet esprit fin, charmant, alerte, et d'un grand sens, qu'il faut revenir lorsqu'on veut connaître les meilleurs jugements de la critique sur plusieurs des plus grands peintres de l'Italie.

« Ce célèbre ouvrage... est de la plus parfaite correction de dessin, les attitudes en sont admirables, tout y est plein d'âme, de vie, d'action, dans la partie inférieure représentant l'enfant tourmenté du malin esprit que son père et sa mère amènent aux apôtres. Cela se peut voir dans les belles estampes que nous en avons ; mais ce qui ne se peut voir, c'est la partie supérieure représentant *la Transfiguration de Jésus-Christ entre Moïse et Élie*. Le sublime de cette figure de Jésus qu'on voit monter en l'air par sa propre gravitation, et l'air céleste de son visage, sont des choses qui veulent être vues et non décrites. Quel feu n'y a-t-il pas aussi dans l'attitude des deux prophètes qui l'accompagnent... – Au reste, le tableau n'est pas sans défaut : l'action est double. À la vérité, Raphaël a sauvé cette difficulté le plus ingénieusement du monde, en liant les deux actions l'une à l'autre par un des apôtres qui montre du doigt Jésus-Christ transfiguré au père de l'enfant malade et paraît lui dire que c'est là qu'il faut s'adresser pour obtenir la guérison de son enfant. Le Mont-Thabor ne paraît qu'un petit tertre trop voisin du devant du tableau, mais peut-être Raphaël en a-t-il usé de la sorte pour ne pas trop diminuer les figures de Jésus-Christ et des deux prophètes, et ne pas tenir dans un trop grand éloignement de l'action principale... – Voudriez-vous, au prix d'une plus grande perfection dans l'ordonnance, perdre cette seule figure merveilleuse de la mère agenouillée ?... C'est ce qui fait dire avec raison que ce ne sont pas les défauts d'une composition qui la rendent mauvaise, mais bien plutôt le manque de beauté. »

Tout cela est dit excellemment, en sorte que, – bien que la citation soit un peu longue, – je n'ai pas à m'excuser, je le sens, de rapporter ici ces réflexions précieuses, dont la clarté, la justesse et l'intelligence du Beau seront toujours appréciées des connaisseurs.

La Madone de Foligno ou *du Donataire*, est une de ces œuvres de prédilection dites « de chevalet, » que l'Urbinate peignit pendant son séjour à Rome, et simultanément avec les fresques du Vatican et de la Farnésine. J'hésite à fixer mes préférences entre *la Transfiguration* et ce dernier tableau, et s'il fallait absolument me déterminer, je crois que c'est bien *la Vierge au Donataire*, à laquelle j'attacherais le plus grand prix. Ce choix est, du reste, assez puéril et je n'en parle ici que pour rappeler l'embarras dont on ne peut se défendre quand on contemple de telles œuvres, l'une près de l'autre. – La Madone est assise sur la nuée, son divin Fils dans ses bras, « son humilité, sa modestie sont véritablement de mère du Christ, » dit Vasari. À ses pieds, d'un côté, messer Conti[1] et

---

1 Secrétaire des chiffres ou camérier de Jules II. C'est pour lui que fut peint ce tableau destiné au maître-autel de Santa-Maria in Aracœli, – transporté en 1565 « aux

son patron saint Jérôme ; de l'autre, saint François et saint Jean-Baptiste : celui-ci montrant le Christ à la foule soit au spectateur. C'est bien là les conditions du tableau « commandé, » au commencement du XVIème siècle, et cette naïve peinture traditionnelle des anciennes écoles que l'élève du Pérugin n'oublia jamais tout à fait, quelle que fût sa puissance magistrale et la spontanéité de sa conception individuelle. Mais l'ampleur, l'énergie, la largeur d'exécution n'ont plus rien de la timidité charmante dans « le faire » des œuvres raphaëlesques dites « de Florence, » et la peinture romaine de l'Urbinate est évidemment l'épanouissement de son génie ; en sorte qu'on peut sans trop de hardiesse mettre en doute, après avoir vu ce tableau, qu'une plus longue existence de l'artiste eût développé davantage ce talent sublime. – Ce tableau fut peint en 1511. On a fait remarquer qu'à cette époque Sébastien del Piombo venait d'arriver à Rome et que la belle couleur vénitienne de cet élève du Giorgione pouvait avoir impressionné Raphaël. Cette conjecture me paraît d'une grande vraisemblance : les qualités séduisantes de la peinture vénitienne se retrouvent, en effet, dans *la Madone de Foligno*, mais quand le génie d'un tel maître emprunte, il s'assimile et transforme, c'est là sa gloire. Qu'on ne s'exagère donc pas ici l'influence du Pérugin, de Michel-Ange, ou de Sébastien del Piombo : l'œuvre de Raphaël ne relève jamais que de lui-même.

Quant à la *communion de saint Jérôme*, ce n'est pas assurément un médiocre éloge d'avouer que ce tableau n'est pas déplacé dans cette salle et « se tient bien, » comme on dit dans les ateliers. Si les contemporains du Dominiquin ont cruellement méconnu ses titres à la célébrité, la destinée a bien réparé cette injustice : le *saint Jérôme* en face de *la Transfiguration !* et le flot des visiteurs, *ser vum pecus*, – obligé de confondre le souvenir de ces peintures dans la même admiration respectueuse, c'est la plus belle réhabilitation qu'eût pu rêver le génie méconnu. – Mais n'est-ce pas aussi une chose bien étrange que le rapprochement de ces deux tableaux : l'œuvre du Dominiquin, le plus malheureux des grands peintres, à deux pas de la dernière œuvre de Raphaël, l'artiste heureux par excellence !... – Laissons cela, je reconnais que je ne suis pas venu ce matin au Vatican pour méditer, à l'imitation de Bossuet, sur les vicissitudes humaines. Parlons plutôt du *saint Jérôme*.

Comtesses » de Foligno, – en 18..., à Paris, – en 1815, restitué au Souverain Pontife.

Le corps chétif et miné de vieillesse que la mort réclame, puis l'expression de la foi, de la céleste ardeur qui éclairent le visage décharné du fougueux Dalmate, forment un contraste sublime. La couleur est d'une simplicité austère, l'ensemble d'une vigoureuse harmonie ; et, contrairement à l'opinion de certains critiques, je ne trouve rien à reprocher à cette nudité misérable du vieil anachorète, comme aussi dans le groupe des saints anges suspendus au-dessus de la scène et qui paraissent appeler saint Jérôme à la gloire céleste. La figure de femme qui soutient le moribond et presse sa main de ses lèvres est aussi fort belle (je ne sais si c'est Paula ou Eustochie, la nièce ou la tante, mais il n'importe guère), le mouvement passionné de cette figure est d'un grand effet dramatique.

On revient à deux ou trois reprises devant le *saint Jérôme*, comme on est revenu devant *la Madone* et devant *la Transfiguration*. Quand on parvient enfin à s'éloigner de cette salle, on peut quitter sans hésiter la *Pinacothèque*, bien qu'elle renferme encore, je le reconnais, des œuvres d'une très haute valeur. Mais après les tableaux dont j'ai parlé ce qu'on a de mieux à faire, selon moi, c'est de recueillir ses impressions personnelles, s'il est possible, et de vivre quelques heures en sainte paix avec ses souvenirs.

Au retour du Vatican, nous avons traversé le quartier populeux du Panthéon, et nous nous sommes trouvés, sans l'avoir cherchée, sur la place Navone, en face de l'église de Sainte-Agnès, de l'obélisque de Domitien et des fontaines sculptées par le Bernin. Tout cet ensemble est d'un bel effet théâtral, – il faut bien le reconnaître, – bien que la statuaire décorative et « machinée » du Bernin, ses faux rochers, ses palmiers de pierre, ses dieux jouflus et à grosse panse, soient, en réalité, de l'art complétement dégénéré. Mais la largeur d'exécution, la *furia* de la gouge et du ciseau, le colossal de l'ensemble imposent l'admiration, ou tout au moins (car je n'aime pas à prodiguer cette épithète) font naître un étonnement qui doit en tenir lieu. L'œuvre du Bernin, sur la place Navone, n'est pas du premier ordre assurément, mais on ne peut contester qu'elle ne soit très remarquable.

Ma pauvre place Navone d'il y a vingt-cinq ans, comme on me l'a changée !... – C'était ici, non seulement le marché séculaire aux fruits et aux légumes de la grande ville, mais encore l'entrepôt général de toute sa friperie. Toutes les boutiques entourant la place étaient des échoppes de regrattiers ornées des plus pittoresques étalages. D'autres « négociants » étaient installés sans façon au milieu du carrefour dont le pavé disparaissait sous l'incohérent assemblage de toutes les épaves de la civilisation moderne. On trouvait là des nippes et des haillons de toutes couleurs, des lots de ferraille et de bouteilles cassées, des portraits de famille dont l'aspect pitoyable disait les mésaventures, des livres d'église rongés des rats, des casseroles et des lampes romaines, des romans français dépareillés, des piles de chaussures rapetassées, des outils de tous les métiers, des ustensiles de toutes les cuisines, des meubles de tous les ménages. Il fallait enjamber, nécessairement, sur ces objets d'art, pour traverser la place où les artistes de l'école contemplative venaient de temps en temps, ainsi que moi, pour philosopher sur la fragilité des biens de ce monde et se récréer la vue par le tableau toujours animé de cette vieille place, encombrée d'acheteurs et de vendeurs, de *popolane*, de paysans, de prêtres quêteurs, d'enfants demi-nus, de belles filles au corsage rouge, de laquais, de bourgeois, de militaires, et où se révélait à toute heure et en plein soleil la vie romaine.

Tout cela n'existe plus que dans mes souvenirs. – Le marché a été transféré ailleurs, les magasins ont remplacé les échoppes, les costumes ne se voient plus nulle part, et le Capharnaüm du bric-à-brac se cache honteusement dans les galetas et ne s'étale plus au soleil. En réalité, la place Navone a pris un aspect correct et ennuyeux. Je crois me souvenir qu'on y a tracé des carrés de gazon avec de petites grilles et des trottoirs pour les promeneurs. On se croirait à Lyon !... – Dieu me garde d'en médire ! je ne serais compris de personne. Proclamons bien plutôt la marche triomphante du progrès, et chantons son action bienfaisante sur la lyre à trois cordes en nous aidant du plectrum antique :

Vents, retenez votre haleine, et toi, Terre, prête l'oreille !...

Les améliorations que je signale font le plus grand honneur à la municipalité romaine !

Après midi, nous sommes sortis de la ville par la porte Saint-Sébastien aux deux tours colossales. Notre but était de visiter les tombeaux de la voie Appienne et toutes ces ruines mystérieuses, but préféré des promenades du peintre et de l'archéologue. Sans nous arrêter en chemin à la petite église *Domine quo vadis*, où l'on montre sur la pierre l'empreinte des pieds du Seigneur (!), nous prîmes, à droite, un chemin de traverse bordé d'enclos à demi cultivés, de masures et de champs en friche. Rien n'est plus triste et ne ressemble moins à la banlieue d'une grande cité que ces alentours de la Ville éternelle : le désert est toujours à ses portes, le vent souffle sans cesse dans ces chemins poudreux et solitaires. Des voitures de *forestieri*, stationnant devant l'enclos d'une vigne, nous désignèrent la localité d'où l'on pénètre dans les catacombes de Saint-Calixte.

Disons d'abord, qu'on descend ici dans la cité des morts absolument comme dans une cave, et que cette entrée vulgaire doit disposer assez mal l'esprit aux poétiques souvenirs. Un employé de l'administration des fouilles se met à la disposition des visiteurs, et après avoir allumé « son rat » les introduit dans un labyrinthe sans fin d'étroits corridors, de petits caveaux et de carrefours souterrains dont plusieurs reçoivent quelque clarté des « lucernaires » percés au-dessus de la voûte. Chacun de messieurs les touristes est du reste pourvu, comme le guide, d'une mince bougie et, lorsqu'on vient à rencontrer d'autres visiteurs errant aussi sur les pas d'un cicérone, ces ombres humaines se suivant à la file, et ces petites lueurs dispersées dans l'obscurité font un effet assez étrange.

On ne reste pas ici cinq minutes sans être parfaitement convaincu que jamais les *cimiterii* de la primitive Église n'ont été des carrières, et cette hypothèse, longtemps accréditée, ne soutient pas de visu le moindre examen. Ces hypogées n'ont eu d'autre destination que celle que nous leur voyons encore, et, d'une part, – les rites judaïques qui s'imposaient toujours au christianisme naissant, de l'autre, – la coutume romaine des associations de pauvres gens pour s'assurer, à frais communs, une sépulture honorable, ont dû avoir assez de puissance pour créer et entretenir longtemps ces immenses fourmilières humaines. – Trois ou quatre rangs d'excavations, toutes semblables et sinistrement vides, pour le plus grand nombre, bordent la voie dont, çà et là, les parois sont couvertes de *graffiti* tracés en grec et en latin par les pèlerins que, depuis quinze siècles, la dévotion pour les confesseurs de la Foi a conduits dans les catacombes. Mais ces « dortoirs » ont-ils jamais été des lieux d'asile ? J'ai beaucoup de peine à le supposer, en pensant que nous ne sommes pas descendus à plus de trente pieds du sol, qu'une corporation nombreuse ne dissimule pas ainsi son existence, au milieu d'une multitude hostile et fanatisée, puis que ces galeries tortueuses et basses, ces *cubicula* si peu spacieux, n'ont jamais pu donner asile pour longtemps à de nombreux fugitifs. Cependant, et dans certains cas particuliers, – tels que la persécution sous Dioclétien, qui fut terrible, – je reconnais que le fait contesté par moi a pu se produire. En réalité, les écrivains modernes, qui ont élucidé cette question difficile, sont dans le vrai lorsqu'ils nous disent que le culte chrétien, – même persécuté par la populace, méprisé par l'opinion publique et proscrit sévèrement par les lois de l'empire, – eut toujours pour sa défense ce respect superstitieux pour le culte des morts, qui est un des traits les plus caractérisés de la société païenne de l'antiquité. Je crois donc que nous sommes ici dans un lieu d'asile, connu de tous les contemporains, et comme on l'entendait encore au moyen âge, pour les enclos des communautés religieuses. C'est, selon moi, imaginer une ridicule invraisemblance que de voir dans les catacombes un refuge clandestin pour toute une population de persécutés. S'il est vrai, comme on le prétend, que ce fut seulement sous l'empereur Valérien, – c'est-à-dire en l'an 257, – qu'on défendit aux sectateurs « du crucifié » de se réunir dans les catacombes, leurs petites assemblées « le jour du soleil, » et leurs agapes fraternelles auprès des tombes de ceux dont ils honoraient la mémoire, étaient donc bien connues de leurs concitoyens, et une certaine tolérance habituelle avait protégé leurs *cimiterii*.

Les chrétiens désobéirent sans doute aux ordres des empereurs qui leur furent hostiles, ils furent poursuivis par les gardes, par les prêtres du paganisme et par la populace furieuse, et il est vraisemblable qu'un certain nombre d'entre eux, – tels que le pape Sixte II et ses diacres, – trouvèrent la mort auprès de la tombe de leurs premiers martyrs. Mais il ne faut pas exagérer encore l'importance de ces persécutions sanglantes : elles furent toujours d'une courte durée, et le nombre des martyrs ne dut jamais être, – si nous le comparons à celui des simples fidèles qui reposent auprès d'eux, et dont rien ne les sépare, – qu'une infime minorité. Quant à ces derniers, je veux croire que c'étaient tous et sans aucune exception de fort honnêtes gens. Encore, d'être enterré dans les catacombes, cela ne devrait-il pas suffire tout à fait pour être canonisé par l'Église.

Mais ce n'est pas ainsi que l'entendirent jamais les gens d'une foi robuste et d'une dévotion à toute épreuve. « Quand on se fait besoin de quelques reliques en pays étrangers, écrivait il y a déjà cent trente-sept ans le président de Brosses, le pape n'a qu'à descendre ici et crier : – Qui de vous autres veut aller être saint en Pologne ? Alors s'il se trouve quelque mort de bonne volonté, « *il se lève et s'en va…* » C'était, on le voit, un bien mauvais guide dans les lieux vénérés où nous sommes descendus, que ce malicieux petit magistrat au parlement de Bourgogne, venu à Rome pour se gaudir de toute chose et polissonner chemin faisant !

Dans la salle où fut trouvé le tombeau de sainte Cécile, j'ai remarqué avec beaucoup d'intérêt les peintures murales, encore assez bien conservées. Elles ont déjà la raideur de l'école de Byzance, et ne se distinguent plus, comme les fresques qu'on a transportées au musée chrétien, par les réminiscences de l'art antique. La tête du Christ imberbe, tout à fait différente du type admis plus tard par l'Église, est aussi une des curiosités des catacombes. – Plus loin, le guide nous a conduit au tombeau de saint Eusèbe, puis de saint Corneille, et comme nous avions déjà rendu nos devoirs chemin faisant à saint Antère, saint Lucius, saint Fabien et saint Eutychien, je puis dire que je n'ai jamais entendu discourir, en un seul jour, de tant de vénérables personnages dont, à la vérité, je n'avais pas eu jusqu'alors l'occasion de m'entretenir avec quelqu'un qui les connût particulièrement. Remarquons encore que la peinture de Jésus « crucifié » ne se voit nulle part ici, et cela s'explique s'il faut admettre, avec quelques critiques modernes, que l'usage des inhumations souterraines était abandonné des chrétiens depuis longtemps lorsque l'Église admit le nouveau symbole de la Rédemption.

Depuis une heure au moins nous étions en train d'explorer les catacombes (nous n'avions qu'une seule fois rencontré une compagnie de visiteurs), et je ne saurais dire quel chemin nous avions fait dans ce dédale où l'on est absolument à la merci de son guide. Cette pensée peut donner quelque inquiétude, je le reconnais, et cependant ! le même fait ne se produit-il pas dans les voyages en Suisse, lorsqu'on traverse un glacier dangereux ? Mais peut-être l'obscurité ajoute-t-elle quelque chose au sentiment désagréable de notre incapacité personnelle. Il est certain qu'on peut se demander ici ce qu'il adviendrait de nous si l'honnête cicerone qui nous précède se laissait « défunter » de mort subite, ou seulement s'il venait à tomber en défaillance. Aussi je m'explique la réponse un peu brusque de certain quidam de ma connaissance, auquel on demandait un jour ce qui, dans sa visite aux catacombes lui avait fait en réalité le plus de plaisir.

— C'est d'en sortir ! répondit-il.

Le mot n'a rien de précisément romanesque... mais il a l'accent de la vérité !

De la vigne de saint Calixte, – « le cimetière de Calypso, » disait un Anglais, pour se faire bien comprendre de son cocher de cabriolet, – nous avons été au tombeau de Cæcilia Metella, cet édifice gigantesque et qui défie les siècles. Les alentours pittoresques du monument des Cæcillii ont à peu près disparu, tant la voie Appienne a subi de ce côté un complet nettoyage. Maintenant tous les marbres épars sont soigneusement rassemblés, et ceux qu'on veut bien laisser sur place sont rajustés avec beaucoup de vraisemblance, pour la plus grande joie des amis de l'antiquité. Toutefois, au diable les arrangements méthodiques de ce vaste musée en plein vent ! je n'ai pas su retrouver une seule de mes « études » et les agrestes localités où je suis venu si souvent naguère installer mon chevalet et mon vaste parasol de peintre. La physionomie générale du paysage a beaucoup perdu, selon moi, à ces « améliorations » savantes. On me dit que plus loin, – c'est-à-dire dans la direction de Casal-Rotondo, – nous eussions reconnu la vraie campagne romaine, les ruines dispersées dans les champs déserts, les innombrables troupeaux de moutons aux bêlements lamentables, les grands chiens blancs des Abbruzzes, aussi dangereux pour les étrangers que ceux de l'Épire, et ces bergers à l'air toujours un peu équivoque, et qui ressemblent à s'y méprendre à des *birbanti* en disponibilité. Mais le temps dont nous disposions encore, avant la fin du jour, ne nous permettait pas de poursuivre davantage cette excursion à la recherche du pittoresque ; notre intention étant de visiter encore la basilique de Saint-Laurent-hors-les-murs, dont nous étions assez éloignés. Il fallut remonter en voiture et nous rapprocher des murs d'enceinte de la ville, que nous côtoyâmes intérieurement, pour reprendre enfin près de la Porta Maggiore le chemin qui conduit à la basilique.

Comme Saint-Paul, que nous avions visité la veille, Saint-Laurent est un édifice beaucoup trop restauré et « modernisé. » Mais au moins ce précieux monument de l'art roman n'a-t-il pas eu à subir les ravages de l'incendie, et son architrave en mosaïques, ses fresques du XIIIème siècle, sous le porche ; puis, à l'intérieur, ses lourdes colonnades de beaux marbres antiques, ses deux ambons chargés de sculptures, ses galeries, sa charpente peinte et dorée, tout cela forme un ensemble décoratif très complet, en sorte que, – l'imagination aidant, – on peut ici se croire transporté pour quelques instants au bon temps des Savelli et des Frangipani, au temps où les empereurs allemands venaient dévotement demander ici leur couronne, – et où la populace romaine crevait, un jour, les yeux de tous les prêtres tombés entre ses mains, pour donner une leçon à la papauté.

Le pape Honorius III fut, dit-on, le grand « restaurateur » de la modeste basilique construite autrefois par Constantin le Grand sur les tombes de saint Cyriaque et de saint Laurent martyrs, mais l'église construite par Pélasge II ne fut pas modifiée, elle forme encore aujourd'hui l'abside de la grande basilique, et l'on y monte par six ou sept degrés, son pavé étant de deux mètres, au moins, plus élevé que celui de l'autre édifice. Toutes ces irrégularités architecturales et ces discordances dans l'aspect général font de Saint-Laurent-hors-les-murs la plus curieuse des « sept églises » de Rome. Les énormes sarcophages chrétiens, placés sous le porche, sont aussi de remarquables monuments de l'art à sa période rétrograde et la plus barbare du moyen âge. Somme toute, cette dernière visite est très intéressante.

Nous n'avons pas vu la cour du couvent, qu'on dit fort belle, ni le grand Campo-Santo attenant à ce monastère et qui m'a paru, à distance, de l'aspect le plus engageant. Mais il ne faut pas abuser ici-bas des plaisirs, – même des plaisirs funèbres, – et quand on revient des catacombes, on peut donner la préférence à quelque autre honnête récréation.

22 octobre. – À Rome, le palais Doria, sur le Corso, est celui dont les vastes salles ont le mieux conservé le style d'une demeure princière au commencement du XVIIIème siècle : les lambris dorés, les stucs, les girandoles de Venise et les tentures soyeuses, forment un ensemble d'une remarquable élégance. On viendrait ici sans autre but que de parcourir en liberté ces appartements « qui n'en finissent pas » et où se retrouvent, avec le souvenir d'une société disparue, toutes les belles traditions de l'art décoratif au temps de la Régence. Cependant, ce n'est pas à ces bagatelles qu'il faut songer quand on est assez heureux pour visiter une galerie qui renferme assurément les plus beaux Claude Lorrain, des Nicolas Poussin admirables, un très beau Jules Romain, des Corrège, des Garofalo, des Sébastien del Piombo, et, dans la seconde galerie, tout une série de portraits excellents, chefs-d'œuvre des plus grands maîtres.

Parlons donc des Claude Lorrain de la galerie Doria : *le Moulin*, *l'Effet du soir*, *la Fuite en Égypte*, et *la Chasse de Diane*, – aussi bien, on ne sait parler d'autre chose quand on sort de ce palais. – On voit fort peu de paysages dans les musées d'Italie, et les chefs-d'œuvre de l'école hollandaise, qu'on y rencontre parfois : les Ruisdaël, les Van de Welde, les Berghem, y semblent en quelque sorte déplacés. La nature qu'ont représentée ces maîtres n'est pas celle qu'on a sous les yeux, on en a oublié les agrestes détails et l'intime poésie, mais l'esprit est au contraire très heureusement disposé pour goûter les beautés de la peinture du Lorrain dont tous les tableaux se distinguent par le « rendu » de cette impression ravissante que chaque étranger ressent en Italie, je veux dire le charme des belles lignes, l'attrait d'une grande lumière et d'une douce harmonie.

Ici viendraient naturellement se placer bien des réflexions d'artiste sur la part de la composition, de « l'arrangement » et celle de l'étude directe de la nature dans l'œuvre du paysagiste, mais je suis trop discret pour imposer ces dissertations au lecteur qui peut-être ne s'en soucierait guère. Les amateurs de recettes infaillibles pour faire soi-même d'excellents tableaux trouveront ces choses-là dans tous les traités d'esthétique auxquels je les renvoie avec confiance. Disons, en quatre lignes, que ce qui arrêtera toujours le premier venu devant les toiles du Lorrain ce n'est pas assurément le « rendu » de l'étude réaliste (on est devenu beaucoup plus « fort » que cela de nos jours), mais l'éclatante manifestation du beau tel que l'a conçu cet artiste-poète, l'étude du vrai, l'observation du détail pittoresque n'étant ici que l'instrument, le signe extérieur dont un grand génie s'est servi pour nous rendre sa pensée. Voilà tout ! et ce n'est pas plus difficile que cela, Messieurs les paysagistes de toutes les écoles.

Dans l'après-midi, j'ai visité seul la galerie Barberini, dont la collection est bien inférieure à la précédente, quoiqu'il s'y trouve encore plusieurs œuvres exquises ; puis le jour, dans toutes les salles, était très mauvais. Au dehors, le vent du siroco et la pluie faisaient rage sur la Ville éternelle. Ce sont là, chacun le sait, les plus fâcheuses conditions pour voir des tableaux, – même excellents, – et je reconnais qu'il faut avoir tout le zèle studieux d'un amateur en voyage pour goûter encore quelque plaisir dans ces circonstances.

Je ne veux rien dire de la *Fornarina* qu'on voit ici, type vulgaire s'il en fut jamais, peinture qu'on dit avoir été retouchée, et dans tous les cas œuvre bien inférieure à celle de Florence. Le président de Brosses, – ce salé Bourguignon, – en a fait, toutefois, un grand éloge : « Admirable, fini et colorié dans la plus haute perfection. La bonne dame a les traits d'une grande régularité, le teint fort brun, les cheveux noirs, de grands yeux noirs tirant sur le jaune et sur le moresque. » Puis, toutes réflexions faites, notre critique ajoute résolument : « Quoique régulièrement belle, je n'aurais jamais fait la folie de me tuer au service de cette dame maroquine, ainsi que fit le malavisé Raphaël. »

Le portrait de *Beatrice Cenci* est, à mon avis, beaucoup plus sympathique et, si je ne me trompe, c'est en réalité pour beaucoup de visiteurs la grande curiosité de cette galerie ; non pas que cette œuvre du Guide soit d'un mérite exceptionnel, mais parce que la mélancolique figure de jeune fille, coiffée d'un turban blanc, qu'il a représentée, nous rappelle les tragiques infortunes de celle dont le parricide a trouvé grâce dès longtemps devant la postérité.

Le crime des Cenci, dont le scandale émut toute l'Italie pendant les derniers mois de l'an 1599, fut, on le sait, poursuivi à toute rigueur par la justice humaine, mais jusque dans les froides annales de Muratori on retrouve encore l'impression très vive de la commisération populaire. – « Comme les principaux avocats de Rome voulurent entreprendre la défense des criminels, le pape refusa haut la main de les entendre. Le célèbre docteur Farinacio réussit néanmoins à obtenir audience, et, dans un colloque qui dura quatre heures, il sut si bien représenter la scélératesse de l'homme assassiné et les maux insupportables qu'avaient endurés ses enfants [et sa femme], que le Saint-Père se calma et arrêta le cours de la justice. Déjà l'on espérait qu'au moins les accusés auraient la vie sauve, lorsqu'il survint dans une autre maison noble un matricide. Sur quoi, le pape exaspéré, ordonna que la sentence de mort fût exécutée sans délai. Le jour du 11 septembre (1599), les deux femmes[1], puis Giacomo et son frère Bernardo, furent conduits sur la place des Ponts où se dressait un échafaud élevé. Bernardo eut cependant la vie sauve, soit parce qu'il n'avait pas encore quinze ans, soit parce que son frère en mourant déclara encore que cet enfant n'était pas du complot. La mère et la fille eurent la tête tranchée, Giacomo fut abattu à coups de massue. Ce spectacle si tragique éveilla une telle émotion parmi les assistants qui se rappelaient l'iniquité du père..., et, plus encore, considéraient le jeune âge, la beauté, l'extraordinaire courage de la Béatrice montant sur l'échafaud et venant se placer sous la *mannaia*, que plusieurs personnes tombèrent comme mortes, beaucoup d'autres furent suffoquées par la foule, ou blessées et même écrasées par les carrosses, etc. – La relation de cet événement horrible courut bientôt toute l'Italie et fut accueillie par des jugements bien divers... Si l'on eût fait justice de Francesco Cenci [disait-on], alors que par trois fois ce misérable avait été jeté en prison pour ses scélératesses, si l'on n'eût pas composé avec lui pour son élargissement, moyennant deux cent mille écus, une si lamentable infortune ne serait pas arrivée dans sa famille[2]... »

Abandonnons cette lugubre histoire. Je voulais encore admirer dans la même salle un délicieux petit tableau de chevalet, exécuté par Claude Lorrain, d'une grande finesse de coloris et peint *con amore*, mais l'obscurité qui précéda le déluge envahissait décidément la galerie, et, pour ce jour-là, il ne fallait plus songer à poursuivre l'étude comparative des belles peintures... Quand je sortis du palais Barberini, avec le dernier custode, Jupiter-tonnant envoyait aux mortels, pour les réjouir, une pluie bienfaisante mais torrentielle ; il pleuvait des hallebardes, des guisarmes, des bizaigues et des fauchards. La rue des Quatre-Fontaines (fort bien nommée en ce moment) donnait passage à un large ruisseau, descendant sur la place Barberini et « cascadant » de là dans toutes les rues latérales ; les passants se cachaient tant bien que mal sous tous les *portoni* ; quant aux cochers de cabriolet, ces égoïstes avaient depuis longtemps déserté la voie publique, la considération qui s'attache chez

---

1 Béatrice et sa belle-mère Lucrezia.
2 Muratori, *Annali d'Italia*.

les nations civilisées à tous les dévouements généreux leur paraissant, par une telle averse, une gratification tout à fait insuffisante. Enfin nulle ressource ne s'offrait à moi, sinon les consolations de la philosophie pratique, les calmants de la raison, et l'approbation d'une conscience honnête. C'est avec ce léger bagage que, lorsque la première *furia* se fut apaisée, je regagnai en louvoyant sous les gouttières le joli petit *Hôtel de New-York*, où mon entrée fut assurément celle d'une divinité fluviale de premier ordre. – « Il pleut partout, me dira-t-on, et ce que vous nous contez-là n'a rien que de très ordinaire. » – Oui, sans doute ! Mais venez à Rome, cher lecteur, ces averses furieuses ne se voient bien qu'en ce bon pays d'Italie. Et, d'ailleurs, quand on recueille au jour le jour ses impressions personnelles, et qu'on se mêle de rédiger ses notes de voyage pour la postérité, serait-ce faire un récit fidèle que de supprimer le récit des mésaventures « qu'on a essuyées ?... »

23 octobre. – C'est ici la date fatale que nous avions assignée pour notre dernière excursion dans la Ville éternelle. Il faisait ce matin un brillant soleil, et comme les honnêtes gens ne s'en vont pas de ce pays sans visiter beaucoup d'églises, nous pensâmes qu'il convenait d'entreprendre ce pèlerinage pieux en nous laissant guider par le hasard, divinité bienfaisante et méconnue dont j'ai toujours eu beaucoup à me louer en voyage.

Nous descendîmes dans le Corso et, en passant à San-Marcello, nous allâmes voir d'abord la *Création d'Ève*, qui est un des meilleurs tableaux de Perino del Vaga. Notre seconde station fut à l'église del Gesù, près de la place de Venise. Cet édifice est, à l'intérieur, d'une richesse étonnante de décoration, les proportions en sont fort belles, mais c'est bien le plus remarquable spécimen du style galant, magnifique et de mauvais goût, selon moi, qu'on a appelé « le style des Jésuites. » Assurément, les grands seigneurs et les femmes de qualité du temps de Clément XI et d'Innocent XIII devaient trouver le lieu séant pour entendre prêcher les austérités du carême : certaines chapelles sont des boudoirs de grandes dimensions, et l'autel de Saint-Ignace est d'un faste auquel je ne saurais rien comparer, même en Italie. L'argent, le bronze doré, le lapis-lazuli, les marbres africains, l'albâtre oriental, tout resplendit, scintille et chatoye. Cet autel est un bijou d'orfèvrerie, disent les curieux. – Un surtout de table, un bonbon ! disent les plus sensuels, *on en mangerait !* – Quant à la conception religieuse, elle brille dans cette église par son absence ; j'en appelle, pour soutenir mon dire, à tout être pensant qui a promené ses loisirs sous ces voûtes : le « Gesù, » qu'on tient ici, et dont on illumine le palais pendant « les quarante heures, » est celui de l'Ordre dont la glorification devant le monde est, avant tout, la grande affaire. Les gens de néant peuvent aller prier Dieu autre part, s'ils veulent. En résumé, ce lieu de spectacle est fort curieux.

De l'église del Gesù nous avons gagné, par la rue dei Cesarini, Saint-André della Valle, à quelque distance du théâtre du même nom. Mais ces rapprochements n'ont rien qui choque les idées romaines. « Il n'y a pas de sots métiers, » disent les choristes aux sacristains, et les dévots de ce pays n'ont jamais eu le zèle sombre, la piété farouche, qui redoutent jusqu'au voisinage des plaisirs mondains. – La vaste coupole, peinte à fresque, de Saint-André attire d'abord les regards étonnés par ses proportions colossales. J'admirai la perspective aérienne de cette composition grandiose qui me rappelait la célèbre fresque du Corrège à Parme, mais celle que nous avions sous les yeux est loin d'égaler celle-ci. J'apprécie médiocrement d'ordinaire ces grandes revues circulaires des milices célestes se perdant dans « une gloire, » cependant je reconnais que ce motif de décoration donne aux coupoles une grandeur surprenante. Ce qu'il faut admirer ici sans aucune réserve, ce sont les fresques du Dominiquin et particulièrement *les quatre Évangélistes*, peints dans les angles des arceaux. L'artiste a su rendre, dit-on, – la personnalité même – des auteurs inspirés, telle qu'elle nous est connue par leurs œuvres. Sans me hasarder à soutenir cette assertion un peu trop hardie, je dois dire qu'on est réellement frappé de l'individualité passionnée de chacun de ces types divers. Quant aux figures allégoriques de la Tribune, elles charment par le même caractère de personnalité que je signale, en sorte qu'on est tenté de dire ici que toutes ces vertus théologales sont des portraits, des réminiscences de créatures vivantes et nullement des allégories. On peut dire, je crois, que le Dominiquin, dans son œuvre de Saint-André della Valle, s'est rapproché de très près de la manière de Raphaël, tant ces peintures sont excellentes. Le coloris en est partout d'une belle lumière et, – pour la fresque des *Évangélistes*, – d'une éclatante vigueur. Quant au dessin, il est précis, cherché, mais d'une grande largeur d'exécution ; la conception générale savamment méditée, gardant ainsi tout le charme de la spontanéité. Ce sont bien là les artifices du métier pour tous ceux qu'un critique moderne[1] appelle « les fruits tardifs de l'Italie. » En résumé, l'œuvre de Saint-André della Valle, si elle n'a pas pour nous le grand attrait dramatique de *la Communion de saint Jérôme*, n'en reste pas moins celle dont l'étude est la plus intéressante ; car elle nous révèle dans toute sa puissante originalité le talent d'un peintre de premier ordre. – Je l'ai dit : on songe involontairement aux *Sibylles* de Raphaël en présence de ces peintures magistrales qui, toutefois, n'en sont nullement une réminiscence. Je ne saurais faire du Dominiquin un plus grand éloge.

Nous voici parvenus, tout en discourant du Bolonais et de ses chefs-d'œuvre, à Campo di Fiori et devant le grand palais de la Chancellerie, œuvre du Bramante, et l'un des plus beaux édifices de Rome : n'avais-je pas raison de prétendre que le hasard est toujours de mes amis, en voyage ?

On ne peut s'approcher de la Chancellerie sans que le souvenir de l'infortuné Pellegrino Rossi ne se présente à la pensée. On a hâte de pénétrer dans cette cour, on gravit à droite quelques marches du grand escalier. C'est ici que tomba, sous le fer d'un assassin, un des plus intrépides champions du libéralisme, le seul homme d'État capable, en 1848, d'épargner à son pays les excès de la démagogie, le seul aussi qui, à cette heure suprême où le sol tremblait de toute part, pût encore sauver le pouvoir temporel du chef de l'Église. « Deux mois de ministère a écrit un de ses historiens[2] avaient fait sentir partout une main aussi ferme que sûre. Malheureusement, dans la situation brûlante et désordonnée de l'Italie, cette audace tranquille et impérieuse d'un homme tenant seul tête à la révolution ne pouvait qu'attirer sur lui toutes les haines... L'exaspération était telle que, plusieurs jours avant l'ouverture du Parlement, les desseins les plus sinistres ne se cachaient même plus. » – En effet, faut-il ajouter, et jamais en pays civilisé le crime n'afficha avec un cynisme plus révoltant ses projets sanguinaires. Mais le ministre, pénétré de la gravité de son devoir et confiant dans son étoile, n'était pas homme à reculer d'un pas devant le péril qu'on

---

1 M. de Montégut, *Revue des Deux-Mondes*.
2 M. Ch. de Mazade, *Revue des Deux-Mondes*.

lui signalait d'heure en heure. « Le 15 novembre... le comte Rossi quitta le pape à une heure. Il était dans sa voiture avec un seul domestique derrière. En arrivant sur la place, en avant du palais de la Chancellerie, où siège la Chambre des députés, il fut accueilli par des cris et des sifflets... Le cocher fouetta, et la voiture entra au galop dans le palais. Au bas de l'escalier, vingt ou vingt-cinq *reduci* de Vicence et de Venise et quelques Napolitains, dit-on, se tenaient groupés comme à une sorte de spectacle pour voir les personnes descendre ou monter en voiture. À l'instant où M. Rossi descendait de la sienne, un de ces hommes le frappa de côté avec sa canne, le ministre se retourna vivement pour voir l'agresseur, son assassin attendait ce moment et lui enfonça un stylet dans le cou. La carotide était touchée, M. Rossi tomba mort. – L'homme qui a fait le coup ne s'est même pas sauvé, et le groupe des complices est demeuré immobile[1]. »

« Bénie soit la main qui a frappé le tyran ! »

entendait-on publiquement chanter ce soir-là dans le Corso par la foule fanatisée[2].

Quand l'humanité outragée put enfin dans toute l'Europe faire entendre sa voix, on sait que révolutionnaires et rétrogrades se rejetèrent avec passion tout l'odieux de cette journée. Il est très vraisemblable que les premiers armèrent le bras de l'assassin, mais l'indifférence scandaleuse ou, pis encore, la joie mal déguisée de leurs plus ardents adversaires, à la suite de cet événement, montra assez que les deux partis étaient complices. – « C'est ainsi, remarque l'auteur déjà cité, qu'entre ces passions extrêmes se dénouait dans le sang la dernière tentative possible pour réconcilier la papauté temporelle avec l'Italie et la vie moderne. »

Dans l'élise de San Lorenzo in Damaso, attenant au palais, on voit le modeste tombeau de Rossi, mais l'édifice était en réparation quand j'y entrai ; c'était un temple sans divinité et sans poésie, un bâtiment vulgaire envahi par les échafauds des plâtriers et des maçons qui gâchaient le mortier sur les dalles tumulaires de ce lieu sacré. Tous les décors avaient été enlevés des chapelles et mis en sûreté dans les sacristies, les statues, les monuments funéraires étaient grotesquement recouverts de quelques draperies en loques,

1 *Journal des Débats*, Correspondance, novembre 1848.
2 *Journal de Genève*, 27 novembre 1848.

blanchies de poussière et maculées de peinture. Seul, et par le plus heureux hasard, le buste de Rossi, – œuvre excellente de Tenerani, – se montrait à nous dans ce sanctuaire désolé. Le visage amaigri, les traits dantesques, les yeux couverts, les lèvres amincies, puis le fier et mélancolique sourire de cette belle tête italienne sont encore devant mes yeux tandis que j'écris ces lignes, et me semblaient alors comme une révélation de l'homme de génie dont on a dit : « Il savait partout dissiper les défiances et les préventions, il désarmait ses ennemis par la vigoureuse souplesse de son esprit, il se jouait des difficultés de la politique, aimait à se mesurer personnellement avec la fortune adverse, et eut cette étrange destinée de recommencer deux ou trois fois sa carrière, de réussir toujours, et de maîtriser partout le sort ! »

L'épitaphe de Rossi n'a que deux lignes. C'est bien peu en Italie ! Toutefois c'est assez pour sa gloire, assez aussi pour la postérité.

Causam optimam mihi

Tuendam assumpsi, miserebitur Deus.

On a quelque peine, à la suite de ces impressions pénibles, à retrouver à point nommé la sérénité d'esprit du touriste quand on sort du palais de la Chancellerie[1].

Nous voulions encore visiter dans la matinée Saint-Pierre-aux-Liens renfermant, comme on sait, le tombeau « où Jules II n'est pas enterré, » et, à propos de ce cénotaphe, le célèbre *Moïse*, de Michel-Ange. Il faut convenir qu'il y a loin, – très loin, – de Campo-di-Fiori au mont Esquilin, et tous les gens qui connaissent la topographie de Rome vont dire ici que nous avions une façon singulière d'arranger notre dernier itinéraire. Je l'avoue, mais tout est bien qui finit bien, et, après une course laborieuse à travers la ville et quelques spéculations peu satisfaisantes pour abréger le chemin,

---

1 Je me suis laissé entraîner, je le reconnais, par ce douloureux épisode de l'histoire contemporaine. Mais Rossi, dont j'ai l'honneur d'être allié de parenté, n'est un étranger ni pour mes compatriotes ni pour moi, et plus d'un lecteur genevois voudra bien s'intéresser encore, je l'espère, au souvenir de cette noble infortune. – Voici ce qu'on disait de lui, dans le Journal de Genève, le 24 novembre 1848 : « Rossi comptait parmi nous des parents, de nombreux amis, et son nom se rattache aux souvenirs les plus brillants de notre Académie, de notre existence comme canton suisse, ainsi qu'aux progrès les plus réels de notre législation et de nos institutions constitutionnelles. Cette affreuse catastrophe a produit à Genève une sensation profonde et douloureuse. »

nous arrivâmes à point nommé... pour voir fermer les grilles du temple : l'*Angelus* de midi sonnait dans toutes les paroisses. Il était mezzogiorno ! Heureusement qu'à Rome

« Il est avec le Ciel des accommodements, »

car je n'ai jamais rencontré, en ce pays, un sacristain assez cerbère, un custode assez rogne et dépourvu de sensibilité, pour résister en pareil cas au charme... d'un bon procédé. Nous entrâmes.

La première fois que j'avais vu le *Moïse*, c'était il y a vingt-six ans, un jour de décembre. J'étais seul, j'avais été peindre ce jour-là dans les environs du Colisée, et, regagnant mon logis par le quartier des Monts, j'entrai sans but dans cette église inconnue, vide, silencieuse et que l'ombre du soir allait envahir. Le colosse blanc de Moïse, « l'homme à tête de bouc, » se dressait devant moi et dut m'apparaître comme le génie irrité du sanctuaire où j'avais porté mes pas. Le souffle de la vie animait-il cette figure étrangement inspirée et d'une si sauvage énergie ? Je n'aurais su le dire : je demeurai quelques instants immobile de surprise, d'admiration, et comme frappé de vertige. Il va sans dire qu'on n'éprouve ces impressions-là qu'une fois, et encore très peu de gens ont-ils cette heureuse fortune de l'imprévu à propos de chefs-d'œuvre (les chefs-d'œuvre, en Italie, ne sont hélas ! que trop connus à l'avance). Aussi m'étais-je dit sagement, à cette seconde visite, qu'il fallait beaucoup rabattre de mon enthousiasme de jeunesse, et qu'en définitive le *Moïse* que j'allais trouver ici ne pouvait prétendre qu'à une admiration modérée. Eh bien ! il n'en est rien : et cette œuvre de génie fera toujours éprouver à première vue une impression saisissante que je laisse à d'autres le soin d'analyser. – « Moïse a vu Dieu, nous dit M. Ch. Clément[1], il a entendu sa voix tonnante, il a gardé l'impression terrible de sa rencontre au Sinaï ; son œil profond scrute des mystères qu'il entrevoit dans ses rêves prophétiques,... il sent, il souffre, il vit dans un monde moral dont Jéhovah lui a ouvert l'accès, et, quoique au-dessus de l'humanité, il est homme. » – « Il y a, nous dit un autre éminent critique, M. Gustave Planche, il y a dans le *Moïse* une beauté plus qu'humaine, une beauté divine, éternelle..., une puissance inexplicable, le souvenir encore présent de la divine Parole. » – En résumé, c'est la tristesse du génie, l'orage de la pensée, l'inspiration, la force et la grandeur qui caractérisent

---
[1] *Revue des Deux-Mondes*, 1859.

cette œuvre, aussi belle que les plus beaux marbres antiques, et où nous voyons se manifester pour la première fois un sentiment très moderne de la passion humaine. Dirai-je en terminant toute ma pensée ? le grand artiste florentin qui repose à Santa-Croce, « cette âme toujours combattante et souffrante, toujours en tempête, » me paraît s'être, à son insu, personnifiée dans ce type vraiment extraordinaire que nous avons ici sous les yeux : le *Moïse*, c'est pour moi Michel-Ange !

Nous sommes revenus par l'ancienne rue de Subura.

« Latrent Suburanæ canes[1]. »

Mais, à la voix de Canidie, les chiens n'aboient plus dans ce quartier bruyant, selon Juvénal, – mal famé, au dire d'Horace, – et dont la population féminine doit s'être bien moralisée depuis deux mille ans : on n'y rencontre aujourd'hui que des blanchisseuses !

Nous eussions été assez curieux de faire quelques emplettes galantes dans l'antique Subura du temps d'Auguste. Malheureusement les marchands de cythares, de crotales, de systres égyptiens, et de flûtes à la mode de Phrygie, n'habitent plus ce quartier, nous dit-on. On ne trouve plus dans les tavernes des barbiers les cosmétiques venus de l'Inde, le parfum de l'Oronte, le nard, l'odorant cinnamome qu'a recueilli le pâtre de l'Arabie[2]. Le marchand de laine n'a plus ces tissus de Cos « ville si chère à Minerve et patrie d'Eurypile. » Les riches éventails en plumes de paon, les vases murrhins que le Parthe a cuits dans ses fourneaux, les dés d'ivoire, la clepsydre vigilante, et les tablettes enduites de cire qui plaisent à la ménagère ne se voient nulle part à l'étalage. On n'oserait demander à une vieille femme, arrêtée curieusement pour voir passer les *forestieri*, quelques herbes magiques de Thessalie, et je ne sais en vérité où les dames romaines achètent maintenant ces petits globes de cristal, « qu'elles roulent dans la main incessamment pour se rafraîchir[3]. » Nous dûmes renoncer, à notre grand regret, à ces charmantes bagatelles.

Cependant les heures semblaient voler pour nous, dans cette dernière journée : on sait qu'il en est toujours ainsi pour le voyageur quand il va quitter un séjour où il fut parfaitement heureux. Que

---
1 Properce, Élégie XIII.
2 *Id.*, chant V.
3 Martial.

d'impressions diverses nous avions ressenties dans cette grande ville d'une éternelle beauté ! que de curiosité satisfaite, que de fêtes ici pour les yeux et l'intelligence ! Il est vrai que nous étions rompus, surmenés, et que les forces physiques, les aptitudes de l'esprit ne sauraient suffire longtemps au labeur volontaire que nous nous étions imposé. Pour oublier ces fatigues et terminer dignement la journée, nous résolûmes, après le dîner, d'aller attendre seigneur Polichinelle, au théâtre Métastase. On jouait ce soir-là : *Haydée dei Scafati* « *con Pulcinella gran generale delle arme egiziane.* »

On ne s'attendait guère

À voir Polichinelle en cette affaire !

Et nous pensâmes qu'il devait y avoir là quelque drame secret et douloureux de la cour des Pharaons de Thèbes ou de Memphis, – postérieur à l'invasion des Hictos, – une page encore inédite de l'histoire de la XIXème dynastie. Les grands enseignements du passé doivent beaucoup gagner, nous disions-nous, à être ainsi présentés au populaire par la voix persuasive de Polichinelle.

Je ne vais pas analyser cette bouffonnerie ; la troupe napolitaine, alerte et sémillante, qui tient en joie le bon public du théâtre Métastase est réellement excellente. À chaque instant, le rire inextinguible des dieux d'Homère emplissait la salle, et bien que tout fut dit dans le pur dialecte qu'on parle à Chiaia[1], rien n'était perdu, soit des allusions à la vie présente et des plaisanteries locales, soit de la parodie du grand opéra de l'illustre Verdi. – Polichinelle, le héros fanfaron et trembleur, égoïste, sensuel et bon enfant, dont un tendre caprice de « la pharaonne » a fait la fortune et qui regrette la tarentelle nationale et son plat de macaroni, le parvenu qui méconnaît à l'étranger ses pauvres compatriotes, le général au casque de pompier, montrant la jactance d'un faux César, les airs vainqueurs d'un favori, enfin l'embarras d'un galant qui retrouve mal à propos « son ancienne, » tout cela était rendu avec un naturel admirable. Le public fit recommencer deux fois toute la marche triomphale du grand général égyptien. On applaudissait jusqu'aux trombones, – et les trombones faisaient la révérence. – enfin nous vîmes le moment où c'était le public de la salle Métastase qui allait emporter sur le pavois l'illustre Polichinelle, à travers les rues de la capitale de l'Italie moderne.

---

1 Quartier de Naples, rendez-vous des pêcheurs et des *marinari*.

Il est bon pour un philosophe, étranger à la politique, de voir ces choses-là avant de quitter Rome, et il y a tel événement mémorable de l'histoire contemporaine dont il comprend mieux la grandeur, telle destinée brillante dont il s'explique mieux le merveilleux succès, quand il a vu de près jusqu'où peut aller en ce pays l'amont du populaire pour Polichinelle, « *gran generale delle arme egiziane !* »

24 octobre. – Le matin de ce jour néfaste, nous quittions Rome pour Naples et les bords du Tibre et du Téverone, pour le rivage fortuné qu'a chanté Lamartine.

Ami lecteur, il me serait facile de promener encore tes loisirs dans la cité parthénopéenne, à Pompéi, à Baïa, et même de te ramener sur les rives de Sorrente et de Castellamare, – facile aussi de te conduire au retour à Pise, au Campo-Santo, – à Sienne, devant son merveilleux campanile, ou, si tu le préférais, rue Ben-in-Casa, au modeste logis de Sainte-Catherine. Nous reviendrions par Florence, où nous avons omis, je ne sais pourquoi, de voir San-Miniato, – par Venise, où cent choses inconnues nous appellent encore, et je ne t'épargnerais pas même une promenade à Murano, le pays où « croissent » les lustres en verres coloriés et les girandoles étincelantes ! Mais il convient de se borner dans la communication des impressions de voyage, – même les plus sincères ! – et l'enthousiasme qui les anime très fréquemment en Italie doit faire un devoir à l'écrivain de restreindre son œuvre, s'il veut éviter à temps un grand défaut littéraire : la monotonie.

Adieu donc ! Quand la bise de décembre secouera le givre sur nos forêts dépouillées, nos champs déserts et nos villes silencieuses, puisse ce livre d'esquisses, peintes au jour le jour et en plein soleil, mais avec entrain et sans retouche, rappeler à ta mémoire qu'il est voisin de toi, ce merveilleux pays d'Italie où il est si doux de vivre ! Et quand le chant du premier pinson, le parfum de la première violette viendront récréer enfin la nature, puisses-tu, comme je l'ai fait, – quitter ta maison, boucler ta valise, laisser au logis toute préoccupation fâcheuse, et diriger aussi tes pas du côté d'où viennent les hirondelles.

C'est ce que je te souhaite cordialement, ami lecteur !

Genève, juin 1870.

ISBN : 978-2-37976-325-0